临床各科
护理要点与管理

LINCHUANG GEKE
HULI YAODIAN YU GUANLI

主 编 薛红香 孙彩芹 钟海燕 冯文静 官昌艳 许晓如

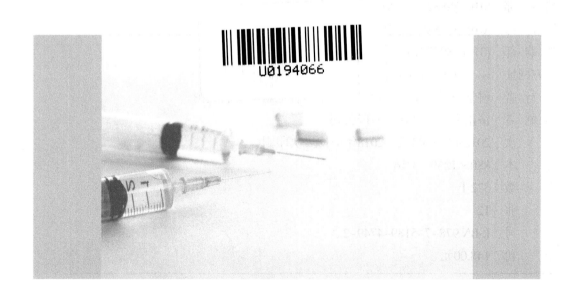

科学技术文献出版社
SCIENTIFIC AND TECHNICAL DOCUMENTATION PRESS
·北 京·

图书在版编目（CIP）数据

临床各科护理要点与管理 / 薛红香等主编. — 北京:科学技术文献出版社, 2018.8
ISBN 978-7-5189-4749-2

Ⅰ. ①临… Ⅱ. ①薛… Ⅲ. ①护理学 Ⅳ. ①R47

中国版本图书馆CIP数据核字(2018)第185028号

临床各科护理要点与管理

策划编辑：曹沧晔　　　责任编辑：曹沧晔　　　责任校对：赵　瑷　　　责任出版：张志平

出 版 者	科学技术文献出版社
地　　址	北京市复兴路15号　邮编 100038
编 务 部	(010) 58882938，58882087（传真）
发 行 部	(010) 58882868，58882870（传真）
邮 购 部	(010) 58882873
官方网址	www.stdp.com.cn
发 行 者	科学技术文献出版社发行　全国各地新华书店经销
印 刷 者	济南大地图文快印有限公司
版　　次	2018年8月第1版　2018年8月第1次印刷
开　　本	880×1230　1/16
字　　数	372千
印　　张	12
书　　号	ISBN 978-7-5189-4749-2
定　　价	148.00元

前　言

现代医疗技术的快速发展势必带动护理技术的不断提高，各科护理的新理论、新技术和新方法不断运用于临床。同时，随着护理模式的转变和整体护理观的确立，护士的专科知识、技术水平、业务素质和人文素养都面临着巨大的挑战。临床医务人员只有不断学习，才能更好地为患者服务。为此，我们组织编写了此书。

全书内容丰富，覆盖面广，除介绍临床护理基本操作及临床各科室常见病、多发病的护理，还详细阐述了手术室护理的相关内容。本书是根据编者多年的临床经验及专业特长，在收集大量的文献和书籍基础上进行撰写的，侧重介绍疾病的护理措施，尤其是对患者的健康指导方面，科学性与实用性强，贴近临床护理工作实际的同时，又紧密结合了国家医疗卫生事业的最新进展和护理学的发展趋势。希望本书的出版对促进临床护士的工作规范化、系统化及科学化起到一定作用。

由于参编人数较多，文笔不尽一致，加上编者时间和篇幅有限，书中疏漏在所难免，望广大同人提出宝贵意见和建议，以便再版时修订，谢谢。

编　者
2018 年 8 月

目　录

第一章

静脉输液与输血技术

第一节　外周静脉通路的建立与维护

一、外周留置针的置入

（1）经双人核对医嘱，对患者进行评估，告知患者用药的要求，征得同意后，开始评估血管，血管选择应首选粗直弹性好的前臂静脉，注意避开关节。

（2）按六步法洗手、戴口罩。按静脉输液，进行物品准备，包括利器盒、6cm×7cm透明贴膜、无菌贴膜、清洁手套、22～24G留置针，要注意观察准备用物的质量有效期。

（3）将用物推至床边，经医患双向核对、协助患者取舒适体位。再次选择前臂显露好，容易固定的静脉。

（4）核对液体后，开始排气排液，连接头皮针时，要将头皮针针尖插入留置针肝素帽前端，进行垂直排气，待肝素帽液体注满后再将头皮针全部刺入，回挂于输液架，准备无菌透明敷料。

（5）用含碘消毒剂，以穿刺点为中心进行螺旋式、由内向外皮肤消毒3次，消毒范围应大于固定敷料尺寸。

（6）将止血带扎于穿刺点上方10cm处。戴清洁手套。再次排气，双向核对，调松套管及针芯。

（7）穿刺时，将针头斜面向上，一手的拇指、示指夹住两翼，以血管上方15°～30°进针，见到回血后，压低穿刺角度，再往前进0.2cm，注意进针速度要慢，一手将软管全部送入，拔出针芯，要注意勿将已抽出的针芯，再次插入套管内。

（8）穿刺后要及时松止血带、松拳、松调节器。

（9）以穿刺点为中心，无张力方法粘贴透明敷料，要保证穿刺点在敷料中央。脱手套，在粘贴条上注明穿刺的时间和姓名，然后覆盖于白色隔离塞，脱去手套，用输液贴以U形方法固定延长管。

（10）调节滴速，填写输液卡。核对并告知患者注意事项。

二、外周静脉留置针封管

（1）按六步法洗手、戴口罩。

（2）准备治疗盘：无菌盘内备有3～4mL肝素稀释液、无菌透明敷料（贴膜）、棉签、含碘消毒液、弯盘。

（3）显露穿刺部位，关闭调节器。

（4）分离头皮针与输液导管后，用肝素稀释液以脉冲式方法冲管，当剩至1mL时，快速注入，夹闭留置针，拔出针头。用输液贴以U形方法固定延长管。

（5）整理床单位，取下输液软袋及导管，按要求进行处理。

三、外周静脉留置针置管后再次输液

（1）经双人核对医嘱后，按照六步法洗手、戴口罩。准备用物，包括75%乙醇、小纱布、输液贴、

头皮针、输入液体、弯盘。

（2）查对床号姓名，对患者说明操作目的、观察穿刺局部，查对液体与治疗单，排气排液。

（3）揭开无菌透明敷料、反垫于肝素帽下，用75%乙醇棉球（棉片）摩擦消毒接口持续10秒（来回摩擦10遍）。

（4）再次排气排液后，将头皮针插入肝素帽内，打开留置针及输液调节器，无菌透明敷料固定肝素帽，头皮针导管。

（5）调节滴速，填写输液卡。整理好患者衣被，整理用物并做好观察记录。

四、外周静脉留置针拔管

（1）按六步法洗手后，准备治疗盘，内装：棉签、无菌透明敷料、含碘消毒液、弯盘。

（2）显露穿刺部位，去除固定肝素帽的无菌透明敷料，轻轻地将透明敷料边缘搓起，以零角度揭开敷料，用含碘消毒液消毒穿刺点2遍。

（3）用干棉签按压局部，拔出留置针，无渗血后用输液贴覆盖穿刺点。

（4）整理床单位并做好拔管记录。

（薛红香）

第二节　中心静脉通路的建立与维护

一、中心静脉穿刺置管术

中心静脉置管术是监测中心静脉压（CVP）及建立有效输液给药途径的方法，主要是经颈内静脉或锁骨下静脉穿刺，将静脉导管插到上腔静脉，用于危重患者抢救、休克患者、大手术患者、静脉内营养、周围静脉穿刺困难、需要长期输液及使需经静脉输入高渗溶液或强酸强碱类药物者。局部皮肤破损、感染，有出血倾向者是其禁忌证。

（一）锁骨下静脉穿刺

锁骨下静脉是腋静脉的延续，起于第一肋骨的外侧缘，成年人长 3~4cm。

1. 选择穿刺点　锁骨上路、锁骨下路。后者临床常用。

2. 穿刺部位　为锁骨下方胸壁，该处较为平坦，可进行满意的消毒准备，穿刺导管易于固定，敷料不易跨越关节，易于清洁和更换；不影响患者颈部和上肢的活动，利于置管后护理。

3. 置管操作步骤　以右侧锁骨下路穿刺点为例。

（1）穿刺点为锁骨与第一肋骨相交处，即锁骨中 1/3 段与外 1/3 交界处，锁骨下缘 1~2cm 处，也可由锁骨中点附近进行穿刺。

（2）体位：平卧位，去枕、头后仰，头转向穿刺对侧，必要时肩后垫高，头低位 15°~30°，以提高静脉压使静脉充盈。

（3）严格遵循无菌操作原则，局部皮肤常规消毒后铺无菌巾。

（4）局部麻醉后用注射器细针做试探性穿刺，使针头与皮肤呈 30°~45°向内向上穿刺，针头保持朝向胸骨上窝的方向，紧靠锁骨内下缘徐徐推进，可避免穿破胸膜及肺组织，边进针边抽动针筒使管内形成负压，一般进针4cm可抽到回血。若进针 4~5cm 仍见不到回血，不要再向前推进以免误伤锁骨下动脉，应慢慢向后退针并边退边抽回血，在撤针过程中仍无回血，可将针尖撤至皮下后改变进针方向，使针尖指向甲状软骨，以同样的方法徐徐进针。

（5）试穿确定锁骨下静脉的位置后，即可换用导针穿刺置管，导针穿刺方向与试探性穿刺相同，一旦进入锁骨下静脉位置，即可抽得大量回血，此时再轻轻推进 0.1~0.2cm，使导针的整个斜面在静脉腔内，并保持斜面向下，以利导管或导丝推进。

（6）让患者吸气后屏气，取下注射器，以一只手固定导针并以手指轻抵针尾插孔，以免发生气栓或失血，将导管或导丝自导针尾部插孔缓缓送入，使管腔达上腔静脉，退出导针。如用导丝，则将导管引入中心静脉后再退出导丝。

（7）抽吸与导管相连接的注射器，如回血通畅说明管端位于静脉内。

（8）取下输液器，将导管与输液器连接，先滴入少量等渗液体。

（9）妥善固定导管，无菌透明敷料覆盖穿刺部位。

（10）导管放置后需常规行 X 线检查，以确定导管的位置。插管深度，左侧不宜超过 15cm，右侧不宜超过 12cm，已能进入上腔静脉为宜。

（二）颈内静脉穿刺

颈内静脉起源于颅底，上部位于胸锁乳突肌的前缘内侧；中部位于胸锁乳突肌锁骨头前缘的下面和颈总动脉的后外侧；下行至胸锁关节处与锁骨下静脉汇合成无名静脉，继续下行与对侧的无名静脉汇合成上腔静脉进入右心房。

1. 选择穿刺点部位　颈内静脉穿刺的进针点和方向，根据颈内静脉与胸锁乳突肌的关系，分为前路、中路、后路 3 种。

2. 置管操作步骤　如下所述。

（1）以右侧颈内中路穿刺点为例，确定穿刺点位，锁骨与胸锁乳突肌的锁骨头和胸骨头所形成的三角区的顶点，颈内静脉正好位于此三角区的中心位置，该点距锁骨上缘3~5cm。

（2）体位：患者平卧，去枕，头后仰，头转向穿刺对侧，必要时肩后垫一薄枕，头低位 15°~30° 使颈部充分外展。

（3）严格遵循无菌操作原则，局部皮肤常规消毒后铺无菌巾。

（4）局部麻醉后用注射器细针做试探性穿刺，使针头与皮肤呈 30°，与中线平行直接指向足端。进针深度一般为 3.5~4.5cm，以进针深度不超过锁骨为宜。边进针边抽回血，抽到静脉血即表示针尖位于颈内静脉。如穿入较深，针已对穿颈静脉，则可慢慢退出，边退针边回抽，抽到静脉血后，减少穿刺针与额平面的角度（约30°）。

（5）试穿：确定颈内静脉的位置后，即可换用导针穿刺置管，导针穿刺方向与试探性穿刺相同。当导针针尖到达颈静脉时旋转取下注射器，从穿刺针内插入引导钢丝，插入时不能遇到阻力。有阻力时应调整穿刺位置，包括角度、斜面方向和深浅等。插入导丝后退出穿刺针，压迫穿刺点同时擦净钢丝上的血迹。需要静脉扩张器的导管，可插入静脉扩张器扩张皮下或静脉。将导管套在引导钢丝外面，导管尖端接近穿刺点，引导钢丝必须伸出导管尾端，用手抓住，右手将导管与钢丝一起部分插入，待导管进入颈静脉后，边退钢丝、边插导管。一般成年人从穿刺点到上腔静脉右心房开口处约 10cm，退出钢丝。

（6）抽吸与导管相连接的注射器，如回血通畅说明管端位于静脉内。

（7）用生理盐水冲洗导管后即可接上输液器或 CVP 测压装置进行输液或测压。

（8）妥善固定导管，用无菌透明敷料（贴膜）覆盖穿刺部位。

二、外周静脉置入中心静脉导管

外周静脉置入中心静脉导管，是指经外周静脉穿刺置入的中心静脉导管，其导管尖端的最佳位置在上腔静脉的下 1/3 处，临床上常用于 7 天以上的中期和长期静脉输液治疗，或需要静脉输注高渗性、有刺激性药物的患者，导管留置时间可长达 1 年。

（一）置管操作步骤

（1）操作前，要先经双人核对医嘱。再对患者进行穿刺前的解释工作，得到患者的理解配合。

（2）对患者的穿刺部位静脉和全身情况进行评估。血管选择的标准：在患者肘关节处，取粗而直，静脉瓣少的贵要静脉、正中静脉或头静脉，要注意避开穿刺周围有皮肤红肿、硬结、皮疹和感染的情况。当血管选择好以后，要再次向患者告知穿刺时可能发生的情况，以及穿刺配合事项，经同意，签署知情同意书。

（3）操作前，要按照"六步法"进行洗手、戴口罩。准备用物，具体包括：治疗盘内装有75%乙醇、含碘消毒液、生理盐水100mL、利多卡因1支。治疗盘外装有三向瓣膜PICC穿刺导管套件1个、PICC穿刺包（穿刺包内装有测量尺、无菌衣、无粉手套2副、棉球6个、镊子2~3把、止血带、大单1条、治疗巾2块、洞巾1块、20mL空针2副、5mL空针1副、1mL空针1副、大纱布3块、小纱布2块。剪刀、10cm×12cm无菌透明敷料1张）、免洗手消毒液。

（4）查对患者床号与姓名，嘱患者身体移向对侧床边，打开PICC穿刺包，手臂外展与身体呈90°，拉开患者袖管，测量置管的长度与臂围，具体测量方法是：从穿刺点沿静脉走行，到右胸锁关节，再向下至第3肋间，为置入导管的长度。接着，在肘横纹上10cm处，绕上臂一圈，测出臂围值，做好测量的记录。

（5）戴无菌手套，取出无菌巾垫于穿刺手臂下方，助手协助倒消毒液。消毒皮肤要求是先用乙醇棉球，以穿刺点为中心，进行螺旋式摩擦消毒，范围为直径≥10cm，当去除皮肤油脂后，再用碘剂以同样的方法，顺时针方向与逆时针方向分别交叉，重复两次进行消毒。建立无菌屏障。铺治疗巾，将止血带放于手臂下方，为扩大无菌区域，还应铺垫大单，铺洞巾。

（6）穿无菌衣、更换无粉手套，先抽取20mL生理盐水2次，再用2mL，最后用1mL注射器抽取利多卡0.5mL。打开PICC穿刺导管套件。用生理盐水预冲导管，用拇指和示指轻轻揉搓瓣膜，以确定导管的完整性。再分别预冲连接器、减压套筒、肝素帽和导管外部，最后，将导管浸入生理盐水中充分润滑导管，以减少对血管的刺激。打开穿刺针，去除活塞，将穿刺针连接5mL注射器。

（7）扎止血带，并嘱患者握拳，在穿刺点下方，皮下注射利多卡因呈皮球状，进行局部麻醉。静脉穿刺时，一手固定皮肤，另一手持针以进针角度呈15°~30°的方向进行穿刺。见到回血后，保持穿刺针与血管的平行，继续向前推进1~2mm，然后，保持针芯位置，将插管鞘单独向前推进，要注意避免推进钢针，造成血管壁的穿透。

（8）松开止血带，嘱患者松拳，以左手拇指与示指固定插管鞘，中指压住插管鞘末端处血管，防止出血，接着，从插管鞘内撤出穿刺针。一手固定插管鞘，另一手将导管自插管鞘内缓慢、匀速地2cm长度推进。当插入20cm左右时，嘱患者头侧向穿刺方，转头并低头，以确保穿刺导管的通畅。在送管过程中，左手的中指要轻压血管鞘末端，以防出血。当导管置入预定的长度时，在插管鞘远端，用纱布加压止血并固定导管。将插管鞘从血管内撤出，连接注射器抽回血，冲洗导管。双手分离导管与导丝衔接处，一手按压穿刺点并固定导管，另一手将导丝以每次3~5cm均匀的速度轻轻抽出，然后撤出插管鞘。当确认预定的置入长度后，在体外预留5~6cm，以便于安装连接器。

（9）修剪导管长度，注意勿剪除毛茬，安装连接器。先将减压套筒套到导管上，将导管连接到连接器翼形部分的金属柄上，使导管完全平整的套住金属柄，再将翼形部分的倒钩和减压套筒上的沟槽对齐锁定，最后，轻轻牵拉导管以确保连接器和导管完全锁定。用生理盐水，以脉冲式方法进行冲管，当推至所剩1mL液体时，迅速推入生理盐水，连接肝素帽。

（10）导管的固定，是将距离穿刺点0.5~1cm处的导管安装在固定翼的槽沟内。在穿刺点上方，放置一块小纱布吸收渗血，使导管呈弧形，用胶带固定接头，撤出洞巾，再用无菌透明敷料固定导管，要注意无菌透明敷料下缘与胶带下缘平齐。用第2条胶带，以蝶形交叉固定于贴膜上，用第3条胶带，压在第2条胶带上，将签有穿刺时间与患者姓名胶带固定于第3条胶带上。用小纱布或输液贴，包裹导管末端，固定在皮肤上。为保护导管以防渗血，用弹力管状绷带加压包扎穿刺处。

（11）向患者交代注意事项。整理用物并洗手。摄胸部X线片，以确定导管末端的位置，应在上腔静脉下1/3处。

（12）最后在病历上填写置管情况并签名。

（二）PICC置管后输液

（1）输液前，要先进行双人核对医嘱和治疗单，按照六步洗手法进行洗手、戴口罩。准备治疗盘，盘内装有：乙醇棉片、无菌贴膜、已经连有头皮针的含20mL生理盐水的注射器、预输入的液体、弯盘、治疗单，以及免洗手消毒液。

（2）进入病房先查对床号姓名，并向患者说明操作的目的，观察穿刺部位，必要时测量臂围。

（3）查对液体与治疗单，常规排气、排液。揭开输液无菌透明敷料反垫于肝素帽下。用75%乙醇棉球，擦拭消毒接口约10秒钟。再接入头皮针，抽回血，确定导管在血管腔内后，以脉冲式方法冲洗导管，当推至所剩液体为1mL时，快速推入。

（4）分离注射器，连接输液导管，松调节器。最后，用无菌透明敷料固定肝素帽和头皮针，在固定头皮针时，固定完毕后，整理患者衣被，调节滴数，交代注意事项并做好记录。

（三）PICC 冲洗与正压封管

为了预防导管堵塞，保持长期使用，给药前、后，使用血液制品，静脉采血后应冲管。休疗期应每周冲洗1次并正压封管。

（1）用六步法洗手、戴口罩。

（2）准备治疗盘，内装贴膜、含10～20mL生理盐水注射器1副、弯盘。

（3）经查对床号姓名，观察穿刺部位，关闭输液调节器。

（4）揭开输液无菌透明敷料反垫于肝素帽下分离输液导管与头皮针，接10～20mL生理盐水注射器，以脉冲式方法冲洗导管。推至最后1mL时，进行正压封管。具体方法是：将头皮针尖斜面退至肝素帽末端，待生理盐水全部推入后，拔出头皮针，用无菌透明敷料固定肝素帽。

（5）整理患者衣被，做好观察记录。

（四）PICC 维护操作

为保证外周中心静脉导管的正常使用，应保证每天对患者进行消毒维护。

（1）要按六步洗手法进行洗手、戴口罩。

（2）准备用物：治疗盘内装有石油烷、免洗手消毒液、棉签、皮尺、胶布、肝素帽、头皮针连接预冲注射器、弯盘、PICC维护包（包内装有无菌手套、2副、75%乙醇、聚维酮碘棉棒各3根、乙醇棉片3块、小纱布1块、10cm×12cm高潮气通透贴膜1张、胶带4条）。

（3）查对床号和姓名，与患者说明导管维护的目的。观察穿刺部位情况，必要时测量臂围。

（4）揭敷料时，要注意由下往上揭，以防带出导管，同时，还要避免直接接触导管。消毒双手，用石油烷擦除胶布痕迹。

（5）戴无菌手套：用消毒棉片消毒固定翼10秒钟。用75%的乙醇棉棒，去除穿刺点直径约1cm以外的胶胨，再用聚维酮碘棉棒，以穿刺点为中心进行皮肤消毒3次，消毒范围应大于无菌透明敷料范围，包括消毒导管。预冲肝素帽，去除原有肝素帽，用75%乙醇棉片，擦拭导管末端。

（6）将注满生理盐水的肝素帽连接导管，用生理盐水，以脉冲式方法进行冲管，当冲至剩1mL液体时，将头皮针拔出，使针尖位于肝素帽内，快速推入，然后拔出头皮针。

（7）更换无菌手套，安装固定翼，随后，将导管呈弧形进行胶带固定接头。用透明敷料固定导管，固定时，要保证贴膜下缘与胶带下缘平齐，第2条胶带以蝶形交叉固定于无菌透明敷料上，第3条胶带压在第2条胶带上，第4条签上姓名与时间后固定于第3条胶带上。用无菌小纱布包裹导管末端，用胶带固定于皮肤，做好维护记录。

三、植入式输液港建立与维护

（一）操作前准备

1. 置管部位的选择　置管部位的选择要综合比较其他发生机械性并发症、导管相关性血流感染的可能性。置管部位会影响发生继发导管相关性血流感染和静脉炎的危险度。置管部位皮肤菌群的密度是造成CRBSI的一个主要危险因素。由经过培训的医生依不同的治疗方式和患者体型来选输液港植入的途径：大静脉植入、大动脉植入、腹腔内植入，输液座放于皮下。输液港导管常用的植入部位主要为颈内静脉与锁骨下静脉。非随机实验证实了颈内静脉置管发生相关性感染的危险率高。研究分析显示，床旁超声定位的锁骨下静脉置管与其他部位相比，可以显著降低机械性并发症。对于成年患者，锁骨下静脉对控制感染来说是首选部位。当然，在选择部位时其他的一些因素也应该考虑。目前临床应用较多的是锁骨下静脉，实际植入的位置要根据患者的个体差异决定。植入位置解剖结构应该能保证注射座稳定，不会受到患者活动的影响，不会产生局部压力升高或受穿衣服的影响，注射座隔膜上方的皮下组织厚度在 0.5～2cm 为适宜厚度。

2. 经皮穿刺导管植入点选择　自锁骨中外 1/3 处进入锁骨下静脉，然后进入胸腔内血管。

（二）输液港的选择

由医生依不同的治疗方式和患者体型做出选择。标准型及急救凹形输液港适用于不同体型的成年人及儿童患者。双腔输液港适用于同时输入不兼容的药物。术中连接式导管可于植入时根据需要决定静脉导管长度。

输液港种类有多种选择：①单腔末端开口式导管输液港或单腔三向瓣膜式导管输液港；②小型单腔末端开口式导管输液港或小型单腔式三向瓣膜式导管输液港；③双腔末端开口式导管输液港或双腔三向瓣膜式导管输液港。

输液港附件——无损伤针的选择：①蝶翼针输液套件适用于连续静脉输注；②直形及弯形无损伤针适用于一次性静脉输注。

（三）穿刺输液操作步骤

（1）向患者说明操作过程并做好解释工作。

（2）观察穿刺点和局部皮肤有无红、肿、热、痛等炎性反应，若有应随时更换敷料或暂停使用。

（3）消毒剂及消毒方法：先用乙醇棉球清洁脱脂，向外用螺旋方式涂擦，其半径 10～12cm。以输液港为圆心，再用聚维酮碘棉球消毒 3 遍。

（4）穿刺输液港：触诊定位穿刺隔，一手找到输液港注射座的位置，拇指与示指、中指呈三角形，将输液港拱起；另一手持无损伤针自三指中心处垂直刺入穿刺隔，直达储液槽基座底部。穿刺时动作要轻柔，感觉有阻力时不可强行进针，以免针尖与注射座底部推磨，形成倒钩。

（5）穿刺成功后，应妥善固定穿刺针，不可任意摆动，防止穿刺针从穿刺隔中脱落。回抽血液判断针头位置无误后即可开始输液。

（6）固定要点：用无菌纱布垫在无损伤针针尾下方，可根据实际情况确定纱布垫的厚度，用无菌透明敷料固定无损伤针，防止发生脱落。注明更换无菌透明敷料的日期和时间。

（7）输液过程中如发现药物外渗，应立即停止输液，并即刻给予相应的医疗处理。静脉连续输。

（8）退针，为防止少量血液反流回导管尖端而发生导管堵塞，撤针应轻柔，当注射液剩下最后 0.5mL 时，为维持系统内的正压，以两指固定泵体，遍推注边撤出无损伤针，做到正压封管。

（9）采血标本时，用 10mL 以上注射器以无菌生理盐水冲洗，初始抽至少 5mL 血液并弃置，儿童减半，在更换注射器抽出所需的血液量，诸如备好的血标本采集试管中。

（10）连接输液泵设定压力超过 25psi（磅/平方英寸）时自动关闭。

（11）以低于插针水平位置换肝素帽。

（12）封管，以加压的形式从圆形注射港的各角度边推注药液边拔针的方法拔出直角弯针针头暂停输注，每月用肝素盐水封管 1 次即可。

（四）维护时间及注意事项

1. 时间　①连续性输液，每 8 小时冲洗 1 次。②治疗间歇期，正常情况下每 4 周维护 1 次。③动脉植入、腹腔植入时，每周维护 1 次。

2. 维护注意事项　如下所述。

（1）冲、封导管和静脉注射给药时必须使用 10mL 以上的注射器，防止小注射器的压强过大，损伤导管、瓣膜或导管与注射座连接处。

（2）给药后必须以脉冲方式冲管，防止药液残留注射座。

（3）必须正压封管，防止血液反流进入注射座。

（4）不能用于高压注射泵推注造影剂。

（薛红香）

第三节　静脉输血的程序

一、输血前准备

（1）认真填写输血申请单，抽血送血库做血型鉴定和交叉配血试验。

（2）根据输血医嘱，凭提血单提血，并和血库人员认真做好"三查十对"。核对完毕，在交叉配血试验单上签上核对者姓名。

（3）血液从血库取出后，勿剧烈振荡，以免红细胞大量破坏而引起溶血。库血不可加温，以免血浆蛋白凝固而引起反应。在输血量多时，可在室内放置15~20分钟后再输入。

二、密闭式静脉输血方法与流程（间接输血、直接输血）

（一）间接输血

操作者应仪表端庄、整洁，洗手、戴口罩。

1. 物品准备

（1）配血用物：治疗盘（安尔碘、棉签、一次性注射器、止血带）、输血申请单、普通干燥管、弯盘。

（2）取血用物：治疗盘（包括治疗巾）、病历提血单。

（3）输血用物：一次性输血器、生理盐水、输血前用药、治疗盘（安尔碘、棉签、止血带）、弯盘、止血钳（视需要而定）、输液卡、静脉穿刺针、无菌透明敷料、输液架。

2. 操作步骤

（1）A 配血

1）洗手、戴口罩，核对医嘱，准备用物。

2）按照患者病历或电脑基本信息填写申请单、贴试管。

3）两名护士至患者床边仔细核对患者姓名、性别、年龄、病案号、科室、床号、血型。核对无误后抽取血标本，抽血完毕，以核对者/执行者形式在申请单背面双签名。

4）将血标本及申请单送至血库。

（2）B 取血

1）洗手、戴口罩，核对医嘱，准备用物。

2）根据医嘱及患者信息填写提血单。

3）携带治疗盘和病历至血库，与血库人员做好交接查对：①交叉配血报告单，受血者科别、姓名、病案号、血型（包括 Rh 因子）、血液成分、有无凝集反应；②核对血袋标签、献血者姓名、血型（包括 Rh 因子）、血液有效期、血袋号；③检查血袋有无破损遗漏、血袋内血液有无溶血及凝块。核对无误后，在交叉配血报告单反面双签名后领回。

（3）C 输血

1）洗手、戴口罩，核对医嘱，准备用物。

2）核对，解释；根据医嘱输血前用药，按周围静脉输液技术进行穿刺，成功后先输入少量生理盐水。

3）由两名护士至患者床边核对，确定无误后，以手腕旋转动作将血袋内血液轻轻摇匀。

4）用安尔碘消毒血袋皮管2次，将生理盐水更换下来，再次核对。开始速度宜慢、观察局部及全身情况15分钟，无不良反应再根据病情调滴速；告知患者及家属相关注意事项（滴速不可自行调节，如有不适要及时告知医护人员）。

— 7 —

5）输血结束，先滴入少量生理盐水，再拔针，按压片刻。

6）协助患者舒适体位，整理床单位，清理用物（血袋及输血器放在专用收集桶内保留24小时），将交叉配血报告单夹在病历中。

（二）直接输血术

是指在供血者与受血者血型（包括Rh）及交叉配血试验确认后，将供血者的血液抽出，立即输给患者的技术，常用于婴幼儿、少量输血或无库血而患者急需输血时。

1. 输血准备

（1）向供血者和患者做好解释工作。

（2）洗手、戴口罩，核对医嘱。

（3）准备用物：静脉注射用物2盒，治疗盘（内铺无菌巾），4%枸橼酸钠等渗盐水适量，50mL注射器及针头数副。

2. 操作步骤

（1）请供血者与患者分别卧于床上，露出一侧手臂。

（2）用50mL无菌注射器抽取抗凝血药5mL后接套管针排气，抽取供血者血液至55mL。

（3）直接将血液缓慢推入患者已穿刺好的静脉中。

（4）输血结束后，拔出套管针，用小纱布按压穿刺点片刻，用无菌透明敷料覆盖针眼。

（5）协助患者舒适体位，整理床单位，清理用物。

三、自体血回输的护理配合

1. 输血准备

（1）输用预存的自身血与一般输全血的护理要求相同。

（2）手术中自身血的采集和回输，根据手术的要求，巡回护士提前准备好自体血回收机、负压吸引装置、3 000mL的静脉用生理盐水、一次性使用贮血滤血装置、肝素或其他抗凝血药等。

2. 操作步骤

（1）检查血液回收机的性能，在500mL生理盐水溶液中加入12 500U肝素。

（2）打开并安装血液回收的无菌用物，包括血液回收器、贮血器、血袋、盐水袋、抗凝血药、废液袋以及各种管道等，连接好全套吸引装置。

（3）手术开始后，用负压吸引（负压<100mmHg）将血液吸入贮血装置中（抗凝血药由抗凝血药袋的滴管滴入）。当贮血装置的血液达到一定量后，驱动泵自动把血液和静脉用生理盐水按一定的比例注入血液回收器中，对红细胞进行洗涤、过滤、浓缩，经浓缩的红细胞经驱动泵注入血袋备用，洗涤后的液体进入废液袋中按医疗废弃液处理。

（4）将吸出的血液经带过滤网的输血器过滤，即可为患者输入。

（薛红香）

第二章

手术室护理

第一节　消毒与灭菌原则、要求及常用消毒剂的应用

一、消毒与灭菌原则及要求

（一）选择消毒与灭菌方法的原则

（1）使用经卫生行政部门批准的消毒药、器械，并按照批准使用的范围和方法在医疗机构及疫源地等消毒中使用。

（2）根据物品污染后的危害程度选择消毒灭菌方法。

（3）根据物品上污染微生物的种类、数量和危害程度选择消毒灭菌的方法。

（4）根据消毒物品的性质选择消毒方法。

（二）实施要求

（1）凡进入人体组织、无菌器官、血液或从血液中流过的医疗用品必须达到灭菌要求，如外科器械、穿刺针、注射器、输液器、各种穿刺包、各种人体移植植入物、需灭菌内镜及附件（腹腔镜、胸腔镜、关节镜、胆管镜、膀胱镜、宫腔镜、前列腺电切镜、经皮肾镜、鼻窦镜等）、各种活检钳、血管介入导管、口腔科直接接触患者伤口的器械和用品等。

灭菌方法：压力蒸汽灭菌；环氧乙烷灭菌；过氧化氢低温等离子灭菌；2%碱性戊二醛浸泡10h。

（2）接触破损皮肤、黏膜而不进入无菌组织内的医疗器械、器具和物品必须达到高消毒水平，如体温表、氧气湿化瓶、呼吸机管道、需消毒内镜（胃镜、肠镜、支纤镜等）、压舌板、口腔科检查器械等。

消毒方法：100℃煮沸消毒20～30min；2%戊二醛浸泡消毒20～45min；500mg/L有效氯浸泡30min（严重污染时用1 000～5 000mg/L）；0.2%过氧乙酸浸泡消毒20min以上；3%过氧化氢浸泡消毒20min以上。

（3）一般情况下无害的物品，只有当受到一定量致病菌污染时才造成危害的物品，仅直接或间接地和健康无损的皮肤相接触，一般可用低效消毒方法，或只做一般的清洁处理即可，仅在特殊情况下，才做特殊的消毒要求。如生活卫生用品和患者、医护人员生活和工作环境中的物品（毛巾、面盆、痰杯、地面、墙面、床面、被褥、桌面、餐具、茶具；一般诊疗用品如听诊器、血压计袖带等）。

消毒方法：地面应湿式清扫，保持清洁，当有血迹、体液等污染时，应及时用含氯消毒剂拖洗；拖洗工具使用后应消毒、洗净，再晾干。

二、常用消毒剂的应用

（一）应用原则

（1）选择消毒剂的原则

1）根据物品污染后的危害程度选择：进入人体组织、无菌器官、血液或从血液中流过的医疗用品

为高度危险性物品，必须选择灭菌剂；接触人体黏膜或破损皮肤的医疗用品为中度危险性物品，选择高、中效消毒剂；仅和人体完整皮肤接触的物品为低度危险性物品，选择去污清洁剂或低效消毒剂（无病原微生物污染的环境和场所不必每天使用消毒剂消毒）。

2）根据消毒物品的性质选择：消毒剂的种类繁多，用途和方法各不相同，杀菌能力和对物品的损害也有所不同。根据消毒物品的性质，选择消毒效果好、对物品损失小的消毒剂。

（2）根据使用说明书正确使用：阅读消毒剂使用说明书，了解其性能、使用范围、方法及注意事项。

（3）通常情况下需结合消毒对象、污染后危害性及物品性质选择：高危险性物品首选压力蒸汽灭菌法，不能压力灭菌的可以选择环氧乙烷或过氧化氢低温等离子灭菌法，化学消毒剂或灭菌剂是最后的选择。一般情况下，消毒剂浓度高、作用时间长，消毒效果增加，但对物品的损坏性也增加；相反，消毒剂浓度降低，作用时间短，消毒效果下降，对物品的损坏也较轻。

（4）加强监测，防止消毒剂及灭菌剂的再污染。

（5）充分考虑对消毒剂消毒灭菌效果的其他影响因素，如时间、温度、酸碱度、微生物污染程度、消毒剂的种类与穿透力等；尤其重视物品清洁程度对消毒灭菌效果的影响，确保物品在消毒灭菌前清洗符合要求。

（6）配置消毒液应使用量杯，根据要求进行配置。

（二）常用消毒剂应用注意事项

（1）消毒剂对人体有一定毒性和刺激性，对物品有损伤作用，大量频繁使用可污染环境，应严格按照说明书规定的剂量使用。

（2）掌握消毒剂的使用浓度及计算方法，加强配置的准确性；配置及使用时应注意个人防护，必要时戴防护眼镜、口罩和手套等。

（3）注意消毒剂的使用有效期，置于阴凉避光处保存。

（4）对易分解、易挥发的消毒剂，应控制购入及储存量。

（5）消毒剂仅用于物体及外环境的消毒处理，切忌内服，不能与口服药品混合摆放。消毒剂和药品应分开存放。

（三）常用消毒剂的杀菌谱及影响因素

（1）高水平消毒剂包括含氯消毒剂、过氧乙酸、二氧化氯、甲醛、戊二醛、次氯酸钠、稳定型过氧化氢、琥珀酸脱氢酶，能杀灭芽孢、分枝杆菌、病毒、真菌和细菌。其消毒效果与浓度、接触时间、温度、有机物的出现、pH、钙或镁的出现有关。

（2）中效消毒剂包括酚类衍生物、碘类、醇类和异丙醇类，能杀灭结核菌、病毒、真菌和细菌。其消毒效果与浓度、接触时间、温度、有机物的出现、pH、钙或镁的出现有关。

（3）低效消毒剂包括季胺类、双胍类，能杀灭细菌繁殖体（分枝杆菌除外）和亲脂病毒。其消毒效果与浓度、接触时间、温度、有机物的出现、pH、钙或镁的出现有关。

（四）常用消毒剂的配置使用及注意事项

1. 戊二醛　灭菌剂，适用于医疗器械和耐湿忌热的精密仪器等的消毒与灭菌。灭菌使用常为2%的碱性戊二醛。

（1）使用方法：用于灭菌，2%戊二醛加盖浸泡10h；用于消毒，2%戊二醛加盖浸泡20～45min。

（2）注意事项

1）本品pH为7.05～8.5时杀菌作用强。

2）对碳钢制品有腐蚀性，金属器械及内镜消毒灭菌时需加防锈剂。

3）对皮肤黏膜有刺激，可引起过敏性皮炎。

4）器械消毒灭菌前须彻底清洗干净，干燥后再浸没于消毒液中，以免稀释失效并减少有机物对消毒剂的影响，保证足够的浓度和消毒灭菌时间。

5）消毒或灭菌时必须加盖，器械使用前必须用无菌蒸馏水或无菌生理盐水冲洗干净残留物，灭菌容器每周灭菌1次，2周更换消毒液或按消毒剂的说明执行；配制及使用过程中应加强消毒剂浓度检测，戊二醛浓度测试卡应在有效期内使用。

6）打开戊二醛时，须注明开瓶时间及加入活化剂日期，活化后保存时间不能超过2周。超过时间，戊二醛聚合效果明显下降或无效。

7）不能用于空气、皮肤和手的消毒。

2. "84"消毒液或其他含氯消毒剂　高效消毒剂，有广谱、速效、低毒或无毒，对金属有腐蚀性，对织物有漂白作用，但受有机物影响很大，且水剂不稳定等特点。

（1）使用方法

1）浸泡法：对一般细菌繁殖体污染物品，用含有效氯500mg/L的消毒液作用10min以上；对分枝杆菌和致病性芽孢菌污染物品，用含有效氯2 000～5 000mg/L的消毒液作用30min以上。

2）擦拭法：对大件不能用浸泡法消毒的物品，可用擦拭法。消毒液浓度和作用时间参见"浸泡法"。

3）喷洒法：对一般物品表面，用含有效氯500～1 000mg/L的消毒液均匀喷洒作用30min以上；对芽孢和分枝杆菌污染的物品，用含有效氯2 000mg/L的消毒液均匀喷洒，作用60min以上。

（2）注意事项

1）不稳定，易挥发，应置于阴凉、干燥处密封保存。

2）配置使用时应测定有效含氯量，并现配现用。

3）浸泡消毒物品时应将待消毒物品浸没于消毒液内，加盖，且在有效期内使用。

4）消毒剂有腐蚀、漂白、脱色、损坏的作用，不应做有色织物的消毒。

5）浓度高对皮肤、黏膜有刺激性和氯臭味，配置时应戴口罩和手套。

6）有机物可消耗消毒剂中有效氯，降低其杀菌作用，应提高使用浓度或延长作用时间。

7）其他含氯消毒剂按照说明使用。

3. 过氧乙酸灭菌剂　原液浓度16%～20%。

（1）使用方法

1）浸泡法：一般污染用0.05%过氧乙酸作用30min；细菌芽孢用1%消毒浸泡5min，灭菌30min；对病毒和结核杆菌0.5%作用30min。

2）擦拭法：对大件不能用浸泡法消毒的物品，可用擦拭法。消毒液浓度和作用时间参见"浸泡法"。

3）喷洒法：对一般物品表面，用0.2%～0.4%，作用30～60min以上。

4）熏蒸法：按1～3g/m³计算，当室温在20℃，相对湿度70%～90%时，对细菌繁殖体用1g/m³，熏蒸60min；对细菌芽孢用量为3g/m³，熏蒸90min。

5）空气消毒：房屋密闭后，用15%过氧乙酸原液7mL/m³或1g/m³，置于瓷或玻璃器皿中加热蒸发消毒2h，即可开窗通风；或以2%过氧乙酸溶液8mL/m³，气溶胶喷雾消毒，作用30～60min。

（2）注意事项

1）原液浓度低于12%时禁止使用。

2）易挥发，注意阴凉保存，开瓶后，每放置保存1个月，浓度减少3%。

3）谨防溅入眼内或皮肤黏膜上，一旦溅入，立即清水冲洗。

4）对金属有腐蚀性，对织物有漂白作用，消毒后立即用清水冲洗干净。

5）配置溶液时，忌与碱性或有机物混合；注意有效期，稀释液现配现用。

4. 络合碘　中效消毒剂，有效碘含量为5 000～5 500mg/L。主要用于皮肤黏膜的消毒。

（1）使用方法

1）外科手术及注射部位皮肤消毒为原液，涂擦2次，作用5min，待干后才能操作。

2）口腔黏膜消毒为500mg/L涂擦，作用5min。

3）阴道黏膜消毒以浓度 250mg/L 涂擦，作用 5min。

4）烧伤创伤消毒 250～500mg/L 涂擦，作用 5min。

（2）注意事项

1）避光、阴凉、防潮、密封保存，若受热高于 40℃时，即分解碘蒸气而使之失效。

2）对二价金属制品有腐蚀性，不应作相应金属制品的消毒。

3）碘过敏者忌用本品。

5. 酒精　中效消毒剂，用于消毒其含量为 75%。主要用于皮肤消毒。注意事项：

（1）易燃，忌明火。

（2）必须使用医用酒精，严禁使用工业酒精。

（3）注明有效期。

6. 过氧化氢　过氧化氢为高效消毒剂，临床上使用消毒浓度为 3%。主要用于外科伤口清洗消毒、口腔含漱及空气消毒。

（1）使用方法

1）浸泡法：物品浸没于 3% 过氧化氢容器中，加盖，浸泡 30min。

2）擦拭法：对大件不能用浸泡法消毒的物品，可用擦拭法。消毒液浓度和作用时间参见"浸泡法"。

3）其他方法：用 1% 过氧化氢漱口，用 3% 过氧化氢冲洗伤口。

（2）注意事项

1）本品应通风阴凉保存，用前应测有效含量。

2）稳定性差，现配现用；稀释时忌与还原剂、碱、碘化物等强氧化剂混合。

3）对金属有腐蚀性，对织物有漂白作用。

4）使用浓溶液时，谨防溅入眼内及皮肤黏膜上；一旦溅入，立即用清水冲洗。

5）消毒被血液、脓液污染的物品时，需适当延长时间。

7. 速效手消毒剂　本品为 0.5%～4% 洗必泰酒精，用于外科手消毒、工作和生活中的卫生手消毒。

（1）使用方法

1）接连进行检查、治疗和护理患者时用本品原液 3mL 置于掌心，两手涂擦 1min 晾干。

2）外科洗手完毕后，用 5～10mL 原液置于掌心，两手涂擦手和前臂 3min。晾干后带上无菌手套。

3）日常工作后的手消毒：先用抑菌液或皂液揉搓双手，冲净后，将 3mL 原液置于掌心，揉搓 1min。

（2）注意事项

1）本品为外用消毒剂，不得口服，入眼。

2）本品含有酒精，对伤口、黏膜有一定的刺激性。

3）洗手后，必须将抑菌液或皂液冲净后再使用本品消毒。

4）本品应置于阴凉、通风处保存；有效期 12～24h。详见产品说明书。

（孙彩芹）

第二节　洗手、刷手技术

一、基本概念

外科刷手术：指手术人员通过机械刷洗和化学药物作用以去除并杀灭手部皮肤表面上的污垢和附着的细菌，从而达到消毒手的目的。

外科手消毒：指用消毒剂清除或杀灭手部及上肢暂居菌和减少常居菌的过程。

常居菌：也称固有性细菌，能从大部分人的皮肤上分离出来的微生物，是皮肤上持久的微生物。这种微生物是寄居在皮肤上持久的固有的寄居者，不易被机械的摩擦清除。如凝固酶阴性葡萄球菌、棒状杆菌类、丙酸菌属、不动杆菌属等。

暂居菌：也称污染菌或过客菌丛，寄居在皮肤表层，是常规洗手很容易被清除的微生物。接触患者或被污染的物体表面可获得，可随时通过手传播。

二、刷手前的准备

（1）穿洗手衣裤、隔离鞋，最好脱去本人衣衫；如未脱者，衣领衣袖应卷入洗手衣内，不可外露。

（2）戴口罩、帽子，头发、口鼻不外露。轻度上呼吸道感染者戴双层口罩，严重者不可参加手术。

（3）剪短指甲（水平观指腹不露指甲为度），去除饰物，双手及前臂无疖肿和破溃。

（4）用肥皂或洗手液洗手，清除手上污垢。常用刷手液及使用方法见表2-1。

表2-1 常用刷手液及使用方法

刷手液	消毒液	机械刷手（次/min）	浸泡时间（min）	涂擦	特点
2%肥皂液	75%酒精	3/10	5		偶有过敏现象，耗时，对皮肤有刺激、着色重
0.5%聚维酮碘		2/5		2	
氯己定醇洗手液	—	1/3	—	1	偶有过敏现象，快捷

由于肥皂液在存放过程中容易滋生微生物，加上刷手时间长、烦琐等原因，逐渐被淘汰。目前市售的氯己定醇洗手液最大的特点是方便、快捷，容器多为一次性使用，不易受细菌污染，有的还具有芳香味及护肤作用等特点，已广泛应用于手的刷洗和消毒。

三、外科刷手法

外科刷手方法分3个步骤：机械刷洗、擦拭水迹、手的消毒。下面介绍氯己定醇洗手液刷手法。

（一）机械刷洗与消毒

1. 刷手方法　如下所述。

（1）取消毒毛刷。

（2）用毛刷取洗手液5～10mL，刷洗手及上臂。顺序为：指尖→指蹼→甲沟→指缝→手腕→前臂→肘部→上臂。刷手时稍用力，速度稍快。范围包括双手、前臂、肘关节上10cm（上臂下1/3～1/2）处的皮肤，时间约3min。

（3）刷手毕，用流动水冲洗泡沫。冲洗时，双手抬高，让水从手、臂至肘部方向淋下，手不要放在最低位，避免臂部的水流向手部，造成污染。

现部分医院采用的是七步揉搓洗手法，先用流动水弄湿双手。取适量洗手液，揉搓双手。方法为：第一步是掌心擦掌心；第二步是手指交叉，掌心擦掌心；第三步是手指交叉，掌心擦掌心，两手互换；第四步两手互握，互擦指背；第五步是指尖摩擦掌心，两手互换；第六步是拇指在掌心转动，两手互换；第七步是手指握腕部摩擦旋转向上至上臂下1/3～1/2。手朝上，肘朝下冲洗双手。按此方法洗3遍，时间不少于10min。

2. 擦拭手臂　用无菌毛巾或一次性纸巾依次擦干手、臂、肘。擦拭时，先擦双手，然后将毛巾折成三角形，搭在一侧手背上，对侧手持住毛巾的两个角，由手向肘顺势移动，擦去水迹，不得回擦；擦对侧时，将毛巾翻转，方法相同。见图2-1。

3. 消毒手臂　取消毒液按七步洗手法揉擦双手至上臂下1/3～1/2，待药液自行挥发至干燥，达到消毒目的。

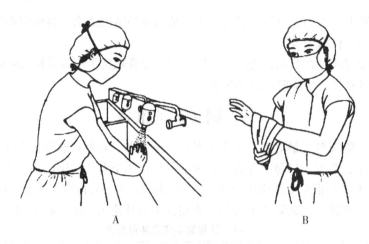

A   B

图 2 - 1　外科刷手法
A. 洗手；B. 擦手

（二）注意事项

（1）修剪指甲，指甲长度不得超过 0.1cm。

（2）用洗手液清洗双手一定要冲洗、擦干后，方能取手消毒液。

（3）刷洗后手、臂、肘部不可碰及他物，如误触他物，视为污染，必须重新刷洗消毒。

（4）采用肥皂刷手、酒精浸泡时，刷手的毛刷可不换，但每次冲洗时必须洗净刷子上原有的肥皂液。

（5）采用酒精浸泡手臂时，手臂不可触碰桶口，每周需测定桶内酒精浓度 1 次。

（6）刷子最好选用耐高温的毛刷，用后彻底清洗、晾干，然后采用高压或煮沸消毒。

四、连台手术的洗手原则

当进行无菌手术后的连台手术时，若脱去手术衣、手套后手未沾染血迹、未被污染，直接用消毒液涂抹 1 次即可。当进行感染手术后的连台手术时，脱去手术衣、手套，更换口罩、帽子后，必须重新刷手和消毒。

（孙彩芹）

第三节　穿手术衣，戴无菌手套，无菌桌铺置原则、方法

一、穿手术衣

常用的无菌手术衣有两种：一种是对开式手术衣；另一种是折叠式手术衣。它们的穿法不同，无菌范围也不相同。

（一）对开式手术衣穿法

（1）手消毒后，取无菌手术衣，选择较宽敞的空间，手持衣领面向无菌区轻轻抖开。

（2）将手术衣轻抛向上的同时，顺势将双手和前臂伸入衣袖内，并向前平行伸展。

（3）巡回护士在其身后协助向后拉衣、系带，然后在手术衣的下摆稍用力拉平，轻推穿衣者的腰背部提示穿衣完毕。见图 2 - 2。

（4）手术衣无菌区域为：肩以下，腰以上的胸前、双手、前臂，腋中线的侧胸。

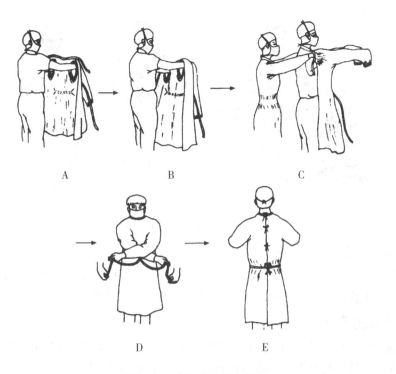

图 2-2 对开式手术衣穿法

（二）折叠式手术衣穿法

（1）（2）同"对开式手术衣穿法"。

（3）巡回护士在其身后系好颈部、背部内侧系带。

（4）戴无菌手套。

（5）戴无菌手套将前襟的腰带递给已戴好手套的手术医生，或由巡回护士用无菌持物钳夹持腰带绕穿衣者一周后交给穿衣者自行系于腰间。

（6）无菌区域为：肩以下，腰以上的胸前、双手、前臂、左右腋中线内，后背为相对无菌区。见图 2-3。

（三）注意事项

（1）穿手术衣必须在手术间进行，四周有足够的空间，穿衣者面向无菌区。

（2）穿衣时，不要让手术衣触及地面或周围的人或物，若不慎接触，应立即更换。巡回护士向后拉衣领、衣袖时，双手均不可触及手术衣外面。

（3）穿折叠式手术衣时，穿衣人员必须戴好手套，方可接触腰带。

（4）穿好手术衣、戴好手套，在等待手术开始前，应将双手放在手术衣胸前的夹层或双手互握置于胸前，不可高于肩低于腰，或双手交叉放于腋下。

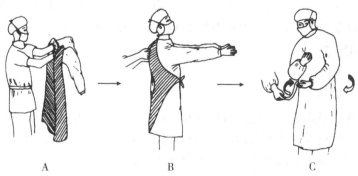

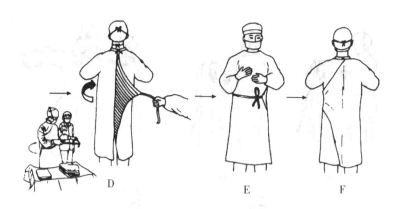

图 2 - 3　折叠式手术衣穿法

（四）连台手术衣的更换方法

进行连台手术时，手术人员应洗净手套上的血迹，然后由巡回护士松解背部系带，先后脱去手术衣及手套。脱手术衣时注意保持双手不被污染，否则必须重新刷手消毒。

（五）脱手术衣的方法

1. 他人帮助脱衣法　脱衣者双手向前微屈肘，巡回护士面对脱衣者，握住衣领将手术衣向肘部、手的方向顺势翻转、扯脱。此时手套的腕部正好翻于手上，见图 2 - 4。

2. 个人脱衣法　脱衣者左手抓住右肩手术衣外面，自上拉下，使衣袖由里向外翻。同样方法拉下左肩，然后脱下手术衣，并使衣里外翻，保护手臂、洗手衣裤不被手术衣外面所污染，将手术衣扔于污物袋内。见图 2 - 5。

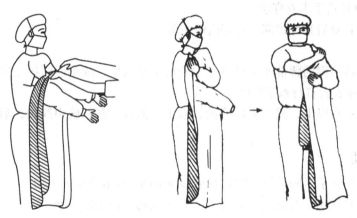

图 2 - 4　他人帮助脱衣法　　　　图 2 - 5　个人脱衣法

二、戴手套

由于手的刷洗消毒仅能去除、杀灭皮肤表面的暂居菌，对深部常驻菌无效。在手术过程中，皮肤深部的细菌会随术者汗液带到手的表面。因此参加手术的人员必须戴手套。

（一）戴手套的方法

1. 术者戴手套法　如下所述。

（1）先穿手术衣，后戴手套。

（2）打开手套包布，显露手套，将滑石粉打开，轻轻擦于手的表面。

（3）右手持住手套返折部（手套的内面），移向手套包布中央后取出，避免污染。

（4）戴左手，右手持住手套返折部，对准手套五指，插入左手。

（5）戴右手，左手指插入右手套的返折部内面（手套的外面）托住手套，插入右手。

（6）术前将返折部分向上翻，盖住手术衣袖口。见图2-6。

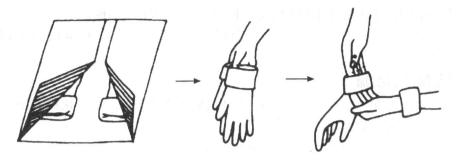

图2-6　术者戴手套法

2. 协助术者戴手套法　如下所述。

（1）洗手护士双手手指（拇指除外）插入手套返折口内面的两端，四指用力稍向外拉出，手套拇指朝外上，小指朝内下，呈外"八"字形，扩大手套入口，有利于术者穿戴。

（2）术者左手对准手套，五指向下，护士向上提。同法戴右手。

（3）术者自行将手套返折翻转压住手术衣袖口，见图2-7。

（二）注意事项

（1）持手套时，手稍向前伸，不要紧贴手术衣。

（2）戴手套时，未戴手套的手不可触及手套外面，已戴手套的手不可触及手套内面。

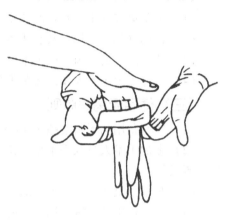

图2-7　协助术者戴手套法

（3）戴好手套后，应将翻边的手套口翻转过来压住袖口，不可将腕部裸露；翻转时，戴手套的手指不可触及皮肤。

（4）若戴手套时使用了滑石粉，应在参加手术前用无菌盐水冲洗手套上的滑石粉。

（5）协助术者戴手套时，洗手护士应戴好手套，并避免触及术者皮肤。

（三）连台手术脱手套法

先脱去手术衣，将戴手套的右手插入左手手套外面脱去手套，注意手套不可触及左手皮肤，然后左手拇指伸入右手鱼际肌之间，向下脱去右手手套。此时注意右手不可触及手套外面，以确保手不被手套外面的细菌污染。脱去手套后，双手需重新消毒或刷洗消毒后方可参加下一台手术，见图2-8。

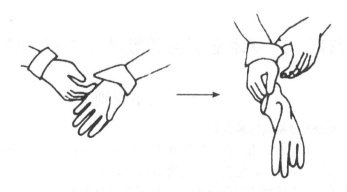

图2-8　连台手术脱手套法

三、无菌桌铺置原则、方法

手术器械桌要求结构简单、坚固、轻便及易于清洁灭菌，有轮可推动。手术桌一般分为大、小两种。大号器械桌长 110cm，宽 60cm，高 90cm（颅脑手术桌高 120cm）。小号器械桌长 80cm，宽 40cm，高 90cm。准备无菌桌时，应根据手术的性质及范围，选择不同规格的器械桌。

无菌桌选择清洁、干燥、平整、规格合适的器械桌，然后铺上无菌巾 4~6 层，即可在其上面摆置各种无菌物品及器械。

（一）铺无菌桌的步骤

（1）巡回护士将器械包放于器械桌上，用手打开包布（双层无菌巾），只接触包布的外面，由里向外展开，保持手臂不穿过无菌区。

（2）无洗手护士时，由巡回护士用无菌持物钳打开器械布或由洗手护士穿好手术衣，戴好无菌手套再打开，先打开近侧，后打开对侧，器械布四周应下垂 30cm。

（3）洗手护士将器械按使用先后次序及类别排列整齐放在无菌桌上。

（二）铺无菌桌的注意事项

（1）无菌桌应在手术开台前铺妥。

（2）备用（第二、第三接台手术）无菌桌所需用物要用双层无菌单盖好。

（3）铺无菌桌的无菌单应下垂桌缘下 30cm 以上，周围的距离要均匀。桌缘下应视为污染区。

（4）未穿无菌手术衣及戴无菌手套者，手不得穿过无菌区及接触无菌包内的一切物品。

（三）使用无菌桌原则

（1）铺好备用的无菌桌超过 4h 不能再用。

（2）参加手术人员双手不得扶持无菌桌的边缘。因桌缘平面以下不能长时间保持无菌状态，应视为有菌区。

（3）凡垂落桌缘平面以下物品，必须重新更换。

（4）术中污染的器械、用物不能放回原处。如术中接触胃肠道等污染的器械应放于弯盘等容器内，勿与其他器械接触。

（5）如有水或血渗湿者，应及时加盖无菌巾以保持无菌效果。

（6）手术开始后该无菌桌仅对此手术患者是无菌的，而对其他患者使用无菌物品，则属于污染的。

（7）洗手护士应及时清理无菌桌上器械及用物，以保持无菌桌清洁、整齐、有序，并及时供应手术人员所需的器械及物品。

（8）托盘：为高低可调之长方形托盘。横置于患者适当部位之上，按手术需要放 1~3 个，如为胸部手术，则托盘横过骨盆部位；颈部手术，则置于头部以上。在手术准备时摆好位置，以后用双层手术单盖好，其上放手术巾，为手术时放置器械用品之用。

（孙彩芹）

第四节　手术器械台的整理及注意事项

一、无菌台使用原则

（1）护士应选择范围较为宽敞的区域开台。

（2）护士应徒手打开外层包布，用无菌持物钳开内层包布，顺序为：先对侧，后近侧。

（3）无菌包打开后未被污染又重新包裹，有效期不超过 24h。

（4）无菌巾打开并暴露于无菌环境中超过 4h，应重新更换或加盖无菌巾。

二、开台方法与要求

（一）无菌器械物品桌

为了便于洗手护士了解手术步骤，迅速、准确、有效地传递手术用品，缩短手术时间，避免差错，要特别注意洗手护士配合手术时所站立的位置和手术器械分类摆放顺序的协调一致。一般情况下，洗手护士与术者位置的取向关系是：护士站在术者的对侧，若为坐位正面手术，站其右侧（二者同向）；坐位背面手术，站其左侧（二者相向）。洗手护士与患者位置的取向关系是：仰卧位时站其左侧（盆腔手术站其右侧），侧卧位时站其腹侧，俯卧位时站其右侧。

1. 器械桌的分区　将器械桌面分为 4 区，按器械物品使用顺序、频率分类摆放，以方便洗手护士拿取物品。各区放置的物品有：Ⅰ区为碗、弯盘、杯、缝针盒、刀片、线束、无菌纱球、KD 粒、注射器等。碗在上，弯盘在下，小件物品放于弯盘或杯中；Ⅱ区为刀、剪、镊、持针钳；Ⅲ区为各种止血钳、无菌钳；Ⅳ区为各种拉钩、探针、咬骨钳、纱布、纱垫、皮肤保护巾等。拉钩等零散器械最好用长方形不锈钢盆盛装，保持整齐，不易丢失。如有专科器械桌在检查器械种类是否齐全和器械完整性后应加盖无菌巾，待要使用时再逐步打开使用，以减少污染机会。

2. 无菌桌的建立　无菌桌的铺巾至少 4 层，四周垂于桌缘下 30cm。无菌巾一旦浸湿，应立即更换或加铺无菌巾，以防止细菌通过潮湿的无菌单进入切口。有条件的医院，宜在无菌桌面加铺一层防水无菌巾，保持无菌桌在使用过程中不被水浸湿。

无菌桌的建立有两种方法：一是直接利用无菌器械包的包布打开后建立无菌桌；二是用无菌敷料重新铺盖建立无菌桌。前者是临床上最常用、最简单、最经济、最快的方法，开台时不仅占地小，还节约用物。若采用后者铺设无菌桌，则在已打开的无菌敷料中用 2 把无菌持物钳（或由穿戴好手术衣、手套的护士执行）夹住双层包布的两端后抖开，然后由远到近平铺于器械车桌面上，同法再铺 1 块无菌巾，使之达到 4 层。铺巾时应选择四周范围较宽的区域，无菌巾不要过度打开，无菌物品不要触及他物，以确保无菌桌不被污染。

同时摆放两个器械桌时，宜将专科器械和公共器械分开，器械桌可采用直角形或平行放置，公共器械桌靠近洗手护士侧。当呈直角形放置时，手术人员最好穿折叠式手术衣或在其后背加铺无菌巾，避免手术衣后襟触碰器械桌造成污染。

（二）托盘

托盘是器械桌的补充形式，摆放正在使用或即将使用的物品，以协助护士快速传递物品。因此应按照手术步骤放置物品种类和数量，及时更换，不可大量堆积，以免影响操作。托盘可分为单托盘和双托盘两种。

1. 托盘的分区　托盘可分 4 区。Ⅰ区为缝合线，将 1、4、7 号丝线备于治疗巾夹层，线头露出 1～2cm，朝向切口，巾上压弯盘，盘中放浸湿或备用的纱布（垫）；Ⅱ区为血管钳，卡在托盘近切口端边缘，弧边向近侧；Ⅲ区为刀、剪、镊、持针钳；Ⅳ区为拉钩、皮肤保护巾等。其中Ⅰ区物品相对固定，Ⅱ、Ⅲ、Ⅳ区物品按手术进展随时更换。若为双托盘，血管钳卡在两盘衔接处边缘上，Ⅱ区留做机动，如放心脏血管手术专用器械、物品等，其他区物品基本不变。

2. 无菌托盘的建立　托盘的铺垫有 3 种解决方法：①直接将手术衣或敷料包展开在托盘上，利用原有的双层外包布。②使用双层托盘套。③在托盘上铺双层无菌巾。第一种方法简便、节约、实用，经过大单、孔巾的铺设后，盘上铺巾能达到 4～6 层。若铺双托盘，可用前两种方法铺设单托盘，在此基础上再加盖一层布巾，使托盘衔接紧密。临床上单托盘使用较多，双托盘多用于心脏外科手术。

三、手术野基本物品准备

手术野基本物品指的是手术切皮前切口周围的物品准备。洗手护士应在整理器械桌后，迅速备齐切皮时所用物品，加快手术进程。

1. 准备干纱垫　切口两侧各放 1 块干纱垫，一是为了在切皮时拭血；二是将皮缘外翻，协助术者对组织的切割。因手套直接接触皮肤，比较滑，固定不稳，皮缘易致电灼伤，影响切口愈合。

2. 固定吸引胶管　一般吸引管长 100～150cm，将吸引管中部盘 1 个约 10cm 环，用组织钳提起布巾，将其固定在切口的上方，接上吸引头。此环既可防止术中吸引管滑落，又方便术中进行吸引。

3. 固定高频电刀　高频电刀线固定在切口下方，固定端到电刀头端留有 50cm。一是方便术者操作；二是不用时电刀头能放回托盘上，以免术中手术人员误踩脚踏或误按手控开关造成患者皮肤灼伤。

四、注意事项

（1）手术室护士穿手术衣、戴手套后，方可进行器械桌整理。

（2）器械桌、托盘的无菌区域仅限于桌面，桌缘外或垂于器械桌缘下视为污染区，不可将器械物品置于其外侧缘。

（3）器械物品的摆放顺序是以手术室护士为中心分近、远侧，以切口为中心分近心端、远心端。

（4）小件物品应放弯盘里，如刀片、线束、针盒、注射器等。一方面保持器械桌整齐，另一方面避免丢失。

（5）妥善保管缝针：缝针细小，术中极易被手套、敷料黏附而丢失，导致物品清点不清。因此缝针应放在针盒内或别在专用布巾上。不可随意摆放在器械桌面上，以免丢失。若缝针离开针盒，必须保持针不离钳。持针器夹持好的针应弯弓向下，放置在无菌台上，以免损坏针尖和针尖穿过布巾造成污染。在术中，回收的针应仔细检查针的完整性，及针有没有因为医生的操作不当而出现倒钩。如出现倒钩应及时更换，如不完整应及时通知医生查找，以免异物遗留体内。

（6）手术人员不能接触桌缘平面以下：凡垂落于桌缘平面以下的物品视为污染，不可再用或向上拉提，必须重新更换。

（钟海燕）

第五节　手术野皮肤的消毒及铺无菌巾

皮肤表面常有各种微生物，包括暂居菌群和常驻菌群，特别是当术前备皮不慎损伤皮肤时，更易造成暂居菌寄居而繁殖，成为术后切口感染的因素之一。皮肤消毒的目的主要是杀灭暂居菌，最大限度地杀灭或减少常驻菌，避免术后切口感染。因此严格进行手术区、皮肤消毒是降低切口感染的重要环节。常用消毒剂见表2-2。

表 2-2　常用的消毒剂

药名	主要用途	特点
2%~3%碘酊	皮肤消毒	杀菌谱广，作用力强，能杀灭芽孢
0.05%~0.1%碘酊	黏膜、伤口的擦拭或冲洗	杀灭病毒、真菌、细菌，刺激性强
0.2%~0.5%聚维酮碘	皮肤消毒	杀菌力较碘酊弱，不能杀灭芽孢，无需脱碘
0.02%~0.05%聚维酮碘	黏膜、伤口的冲洗	杀菌力较弱，腐蚀性小
75%酒精	颜面部、取皮区消毒，脱碘	杀灭细菌、病毒、真菌，对芽孢无效，对乙肝病毒等部分亲水病毒无效
0.1%~0.5%氯己定	皮肤消毒	杀灭细菌，对结核杆菌、芽孢有抑制作用
0.05%~0.1%氯己定	创面、颜面部、会阴、阴道	杀菌力弱，可用于膀胱冲洗

一、消毒原则

（1）充分暴露消毒区域：尽量将患者的衣服脱去，充分显露消毒范围，以免影响消毒效果。

（2）碘酊干后，方可脱碘；否则，影响杀菌效果。

（3）消毒顺序以手术切口为中心，由内向外，从上到下。若为感染伤口或肛门消毒，则应由外向内。已接触边缘的消毒纱球，不得返回中央涂擦。

（4）消毒范围以切口为中心向外15~20cm。如有延长切口的可能，则应扩大消毒范围。

（5）消毒前须检查消毒区皮肤清洁情况。

二、手术野皮肤消毒范围

1. 头部手术皮肤消毒范围　头部及前额，见图2-9。
2. 口、唇部手术皮肤消毒范围　面唇、颈及上胸部，见图2-10。

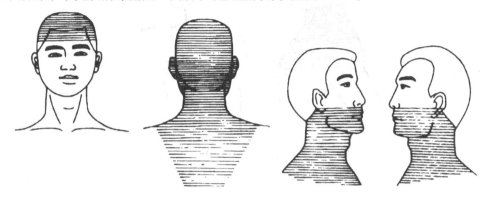

图2-9　头部手术消毒范围　　　　　图2-10　口、颊面部手术消毒范围

3. 颈部手术皮肤消毒范围　上至下唇，下至乳头，两侧至斜方肌前缘，见图2-11。

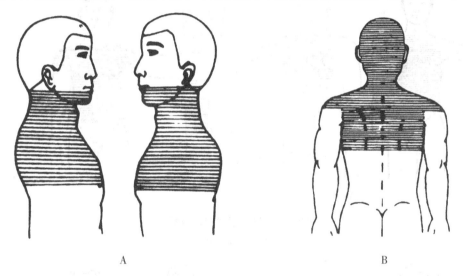

A　　　　　　　　　　　　　　B

图2-11　颈部手术消毒范围
A. 颈前部手术；B. 颈椎手术

4. 锁骨部手术皮肤消毒范围　上至颈部上缘，下至上臂上1/3处和乳头上缘，两侧过腋中线，见图2-12。

5. 胸部手术皮肤消毒范围　侧卧位：前后过中线，上至肩及上臂上1/3处，下过肋缘，包括同侧腋窝。仰卧位：前后过腋中线，上至锁骨及上臂，下过脐平行线，见图2-13。

6. 乳腺癌根治手术皮肤消毒范围　前至对侧锁骨中线，后至腋后线，上过锁骨及上臂，下过脐平行线。如大腿取皮，则大腿过膝，周围消毒，见图2-14。

7. 上腹部手术皮肤消毒范围　上至乳头，下至耻骨联合，两侧至腋中线，见图2-15A。

8. 下腹部手术皮肤消毒范围　上至剑突，下至大腿上1/3，两侧至腋中线，见图2-15B。

9. 腹股沟及阴囊部手术皮肤消毒范围　上至脐平行线，下至大腿上1/3，两侧至腋中线。

10. 颈椎手术皮肤消毒范围　上至颅顶，下至两腋窝连线。如取髂骨，上至颅顶，下至大腿上1/3，两侧至腋中线。

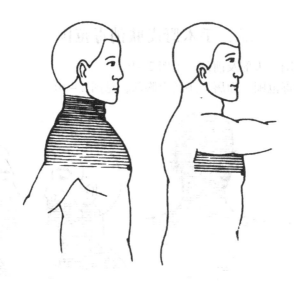

图 2 - 12　锁骨部手术消毒范围

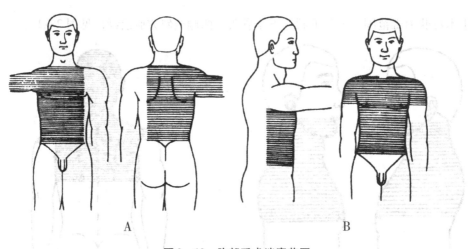

A   B

图 2 - 13　胸部手术消毒范围

A. 侧卧位；B. 仰卧位

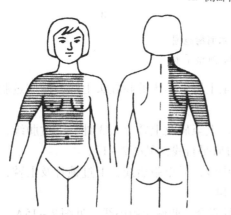

图 2 - 14　乳腺根治手术消毒范围

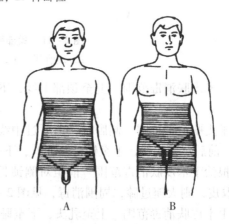

A   B

图 2 - 15　腹部手术消毒范围

A. 上腹部；B. 下腹部

11. 胸椎手术皮肤消毒范围　范围为上至肩，下至髂嵴连线，两侧至腋中线，见图2-16。

12. 腰椎手术皮肤消毒范围　范围为上至两腋窝连线，下过臀部，两侧至腋中线，见图2-17。

13. 肾脏手术皮肤消毒范围　范围为前后过正中线，上至腋窝，下至腹股沟，见图2-18。

14. 会阴部手术皮肤消毒范围　范围为耻骨联合、肛门周围及臀、大腿上1/3内侧，见图2-19。

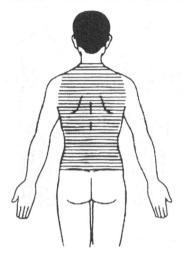 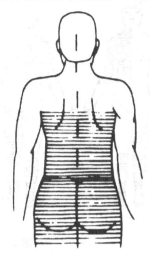

图2-16　胸椎手术消毒范围　　　　图2-17　腰椎手术消毒范围

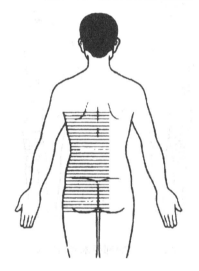 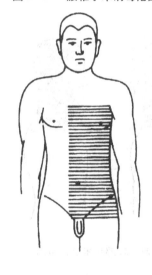

图2-18　肾脏手术消毒范围

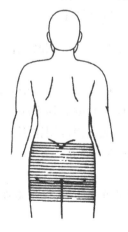 

图2-19　会阴部手术消毒范围

15. 四肢手术皮肤消毒范围　范围为周围消毒，上下各超过 1 个关节，见图 2 – 20。

16. 耳部手术　消毒范围为术侧头、面颊及颈部，见图 2 – 21。

17. 髋部手术　消毒为前、后过正中线，上至剑突，下过膝关节，周围消毒，见图 2 – 22。

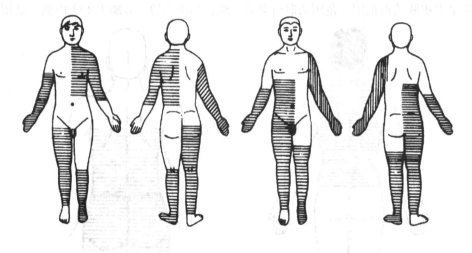

图 2 – 20　四肢手术消毒范围

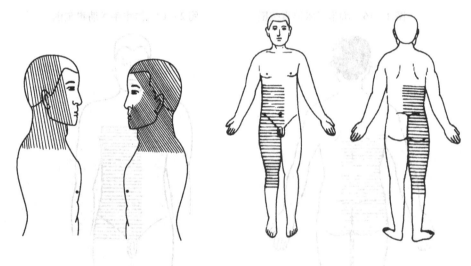

图 2 – 21　耳部手术消毒范围　　　　图 2 – 22　髋部手术消毒范围

三、消毒注意事项

（1）面部、口唇和会阴部黏膜、阴囊等处，不能耐受碘酊的刺激，宜用刺激性小的消毒液来代替。

（2）涂擦各种消毒液时，应稍用力，以便增加消毒剂渗透力。

（3）消毒腹部皮肤时，先在脐窝中滴数滴消毒液，待皮肤消毒完毕后再擦净。

（4）碘酊纱球勿蘸过多，以免流散他处，烧伤皮肤。脱碘必须干净。

（5）消毒者双手勿与患者皮肤或其他未消毒物品接触，消毒用钳不可放回手术器械桌。

（6）采用聚维酮碘皮肤消毒，应涂擦 2 遍，作用时间 3min。

（7）注意脐、腋下、会阴等皮肤皱褶处的消毒。

（8）实施头面部、颈后入路手术时，应在皮肤消毒前用纱布保护双眼，用棉球保护耳部，以防止消毒液流入，造成损伤。

四、铺无菌巾

（一）铺无菌巾的目的

手术野铺无菌巾的目的是防止细菌进入切口。除显露手术切口所必需的最小皮肤区之外，遮盖手术患者其他部位，使手术周围环境成为一个较大范围的无菌区域，以避免和尽量减少手术中的污染。

（二）铺无菌巾的原则

（1）铺无菌巾由洗手护士和手术医生共同完成。

（2）铺巾前，洗手护士应穿戴无菌手术衣、手套。手术医生操作分两步：未穿手术衣、未戴手套，直接铺第一层切口单；双手臂重新消毒一次，穿戴好手术衣、手套，方可铺其他层单。

（3）铺无菌单时，距切口 2~3cm，悬垂至床缘 30cm 以下，手术切口四周及托盘上至少 4 层，其他部位应至少 2 层。

（4）无菌巾一旦放下，不要移动，必须移动时，只能由内向外，不得由外向内。

（5）严格遵循铺巾顺序。方法视手术切口而定，原则上第一层无菌巾是从相对干净到较干净，先远侧后近侧的方向进行遮盖。如腹部无菌巾的顺序为：先下后上，先对侧后同侧。

（三）常见手术铺巾

1. 腹部手术　洗手护士递 1、2、3 块治疗巾，折边对向铺巾者，依次铺盖切口的下方、对方、上方。第 4 块治疗巾，折边对向自己，铺盖切口的同侧，用 4 把布巾钳固定，见图 2-23。铺中单 2 块，于切口处向上外翻遮盖上身及头架，向下外翻遮盖下身及托盘，保护双手不被污染。铺孔被 1 块，遮盖全身、头架及托盘，见图 2-24。对折中单 1 块铺于托盘面上。若肝、脾、胰、髂窝、肾移植等手术时，先在术侧身体下方铺对折中单 1 块。

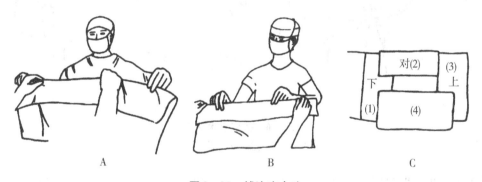

图 2-23　铺治疗巾法

A. 第 1、2、3 块治疗巾传递法；B. 第 4 块治疗巾传递法；C. 4 块治疗巾顺序

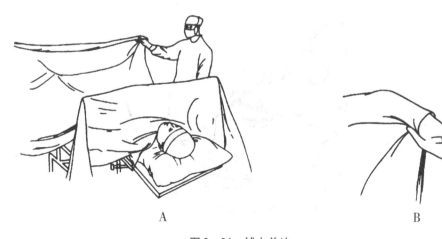

图 2-24　铺大单法

A. 铺大单；B. 铺大单手部动作

2. 胸部（侧卧位）、脊椎（胸段以下）、腰部手术　护士对折中单2块，分别铺盖切口两侧身体的下方，见图2-25。切口铺巾同腹部手术。若为颈椎后路手术，手术铺巾同"头部手术"。

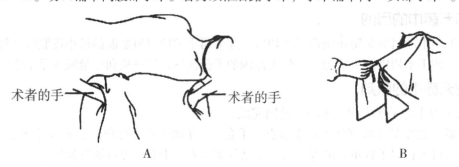

A　　　　　　　　　　B

图2-25　胸部、脊椎、腰部手术铺巾
A. 铺身体两侧下方中单（侧卧位）；B. 中单传递法

3. 头部手术　护士对折中单1块铺于头、颈下方，巡回护士协助抬头。治疗巾4块铺盖切口周围，在切口部位覆盖皮肤保护膜。折合中单1块，1/3搭于胸前托盘架上，巡回护士放上托盘压住中单，将剩余2/3布单外翻盖住托盘。铺中单两块，铺盖头部、胸前托盘及上身，2把布巾钳固定连接处中单。铺孔被，显露术野。对折治疗巾1块，组织钳2把固定在托盘下方与切口之间布单上，形成器械袋，见图2-26。

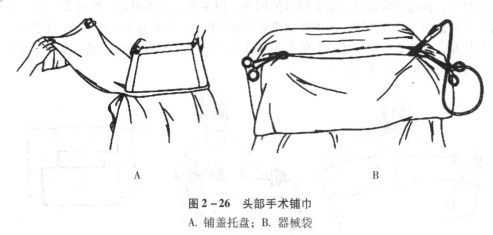

A　　　　　　　　　　B

图2-26　头部手术铺巾
A. 铺盖托盘；B. 器械袋

4. 眼部手术　护士取双层治疗巾铺于头下，巡回护士协助患者抬头。将面上一侧治疗巾包裹头部及健眼，1把布巾钳固定。铺眼孔巾，铺盖头部及胸部，见图2-27。

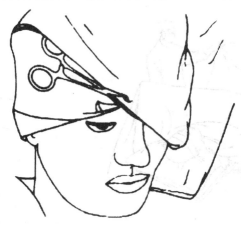

图2-27　眼部手术铺巾

5. 乳腺癌根治手术 护士对折中单1块,铺于胸壁下方及肩下。如患侧手悬吊,同"腹部铺单法"。如患侧手外展,于铺治疗巾的同时由助手将患侧手抬起,铺中单后在患侧手托上放1块治疗巾将患肢包裹,铺孔被,将患肢从孔被牵出,用无菌绷带将患肢固定,见图2-28。

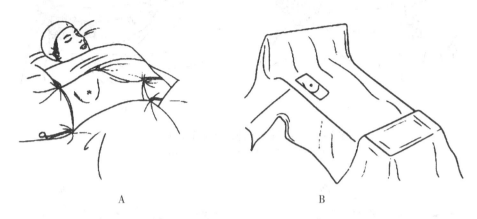

A   B

图2-28 乳腺癌根治手术铺巾
A.5把布巾钳固定;B.固定头侧中单

6. 经腹会阴直肠癌根治手术 护士取中单治疗巾各1块铺于臀下,巡回护士协助抬高患者臀部。3折无菌巾1块,横铺于腹部切口下方,无菌巾3块分别铺于切口对侧、上方、近侧。4把布巾钳固定。双腿分别套上腿套,从脚到腹股沟套托盘套。铺中单3块,1块遮盖上身及头架,2块铺于两腿上方,将托盘置于腿上方。铺孔被,将治疗巾对折铺于托盘上,见图2-29。

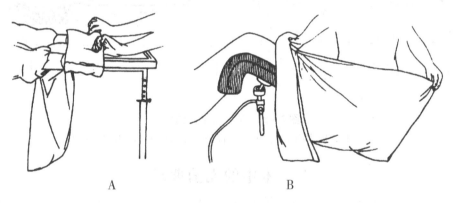

A   B

图2-29 会阴部手术铺巾
A.铺托盘套;B.铺腿套

7. 四肢手术 上肢:护士对折中单(一次性中单、布单各1块)2块铺于木桌上;对折无菌巾1块围绕上臂根部及止血带,1把布巾钳固定,同法再包绕第2块无菌巾;无菌巾2块上、下各一,2把布巾钳固定;折合治疗巾包裹术侧末端,于铺完孔被后无菌绷带固定;中单1块铺盖上身及头架,中单1块铺盖下身;铺孔被,术侧肢体从孔中穿出。下肢:护士取中单(一次性)2块、布中单1块依次铺于术侧肢体下方;对折治疗巾1块,由下至上围绕大腿根部及止血带,同法再包绕第2块治疗巾,1把布巾钳固定;无菌巾2块在肢体上、下各铺1块,2把布巾钳固定;折合治疗巾包裹术侧末端,无菌绷带固定;中单1块铺盖上身及头架;铺孔巾1块,术侧肢体从孔中穿出,见图2-30。

8. 髋关节手术 护士对折中单1块,铺于术侧髋部侧下方。中单(一次性)2块、布中单1块依次铺于术侧肢体下方。治疗巾3块,第1块折边向术者由患者大腿根部向上围绕,第2块折边向助手铺于切口对侧,第3块折边向术者铺于同侧,3把布巾钳固定。铺中单,包裹术侧肢体末端;铺孔巾,同"下肢手术",见图2-31。

9. 脊柱手术 同腹部手术护士依次铺好4块治疗巾,2块布中单。于切口上方加盖一次性中单1

块，于托盘外侧加铺一次性中单1块，2把直钳固定，铺孔被。

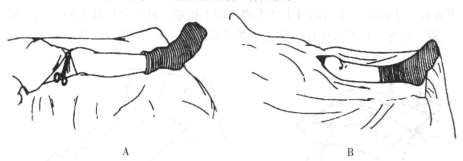

图2-30 四肢手术铺巾（以下肢为例）
A. 固定折合治疗巾；B. 铺孔巾

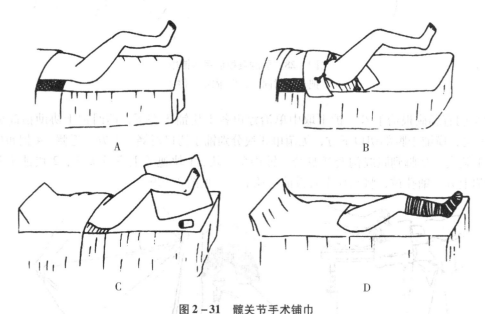

图2-31 髋关节手术铺巾
A. 铺台布；B. 固定治疗巾；C. 包裹术侧肢体末端；D. 铺孔巾

五、术中的无菌要求

（1）保持无菌区域不被污染：手术台面以下视为有菌，手术人员的手、器械物品不可放到该平面以下；否则，视为被污染。

（2）由洗手护士打开无菌包内层，无洗手护士的手术，由巡回护士用无菌持物钳打开，手术医生铺毕第1层巾后，必须重新消毒双手1次。

（3）器械应从手术人员的胸前传递，必要时可从术者手臂下传递，但不得低于手术台边缘，手术者不可随意伸臂横过手术区域取器械。

（4）手术人员的手不要接触切口周围的皮肤。切皮后应更换刀片和盐水垫，铺皮肤保护巾，处理空腔脏器残端时，应用盐水垫保护周围组织，已污染的器械和敷料必须放于弯盘中，不能放回无菌区。

（5）术中因故暂停如进行X线摄片时，应用无菌单将切口及手术区域遮盖，防止污染。

（6）无菌物品一经取出，虽未使用，但不能放回无菌容器内，必须重新灭菌后再使用，无菌包打开后未被污染，超过24h不可使用。一次性物品应由巡回护士打开外包装后，洗手护士用镊子夹取，不宜直接在无菌桌面上撕开。

（7）手术人员更换位置时，如两人邻近，先由一人双手放于胸前，与交换者采用背靠背形式交换；如非邻近，则由双方先面向手术台退后，然后交换。

（8）术中尽量减少开关门次数。限制参观人员，参观人员距离手术者30cm以上。

（9）口罩潮湿及时更换，手术人员咳嗽、打喷嚏时，应将头转离无菌区。及时擦拭手术人员的汗液。

（10）无菌持物钳主张干燥保存，每台一换，若历时长，每4h更换。

（钟海燕）

第六节　无菌持物钳的使用

在手术室，无菌持物钳的使用频率较高，主要用于开无菌包、夹取无菌物品等。使用时应保持无菌钳的无菌，用后及时放回容器内。取放持物钳不要触碰容器口的边缘。若为浸泡的无菌持物钳，应始终保持钳端向下，不可夹取油性敷料。手术器械开包后，持物钳尽量不再夹取手术台上的器械物品，以免污染。

无菌持物钳的保存：传统做法是将其浸泡于0.1%器械消毒液或2%强化戊二醛溶液中。随着消毒学的发展及临床使用中存在的一些问题，对无菌持物钳的使用和保管有了新认识：主张干燥保存，每台一换。若手术历时长，每4h一换。若采用2%强化戊二醛溶液浸泡，应使用带盖盛器，持物钳及盛器应先高压灭菌，然后采用灭菌液浸泡保存的方法。

（钟海燕）

第七节　穿针卡线法及安装、取刀片法

术中对血管破裂出血或预防性止血常常需要进行组织结扎或缝扎。按不同部位的血管大小可采用不同的缝针、缝线，但穿针引线的技巧却是相同的。准确、快速地穿针引线，既方便术者操作，又缩短手术配合时间。因此护士必须加强练习。常用的穿针引线法包括：穿针带线法、血管钳带线法、徒手递线法。

一、穿针带线法

（一）标准

穿针带线过程中要求做到3个1/3，即缝线的返回线占总长线的1/3；持针器夹持缝针在针尾的后1/3处，并稍向外上；持针器开口前端的1/3夹持缝针。这样，术者在缝扎时有利于进针，不易掉线。传递时，将缝线绕到手背或用环指、小指将缝线夹住，使术者接钳时不致抓住缝线影响操作。常用于血管组织结扎。

（二）方法

（1）右手拿持针器，用持针开口端的前1/3夹住缝针的后1/3处。

（2）左手接过持针器，握住中部，右手拇指、示指或中指捏住缝线前端穿入针孔。

（3）线头穿过针孔后，右手拇指顶住针尾孔，示指顺势将线头拉出针孔。

（4）拉线过针孔1/3后，右拇指、示指将线返折，合并缝线后卡入持针器的头部。

（5）若为线轴，右手拇指、示指捏住线尾，中指向下用力弹断线尾，见图2-32。

— 29 —

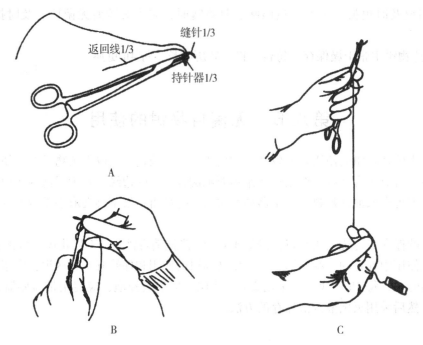

图 2 - 32　穿针带线法
A. 穿针带线标准；B. 穿针引线；C. 弹线法

二、血管钳带线法

（一）标准

血管钳尖端夹持缝线要紧，以结扎时不滑脱、不移位为准。一般钳尖端夹持缝线 2mm 为宜，过多较易造成钳端的线移位，缝线挂不住组织而推动带线作用。传递方法同"穿针带线"。常用于深部组织的结扎。

（二）方法

（1）右手握 18cm 血管钳，左手拇指、示指持缝线一端。

（2）张开钳端，夹住线头约 2mm，见图 2 - 33。

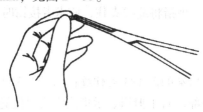

图 2 - 33　血管钳带线法

三、徒手递线法

（一）标准

术者接线的手持缝线的中后 1/3 交界处，轻甩线尾后恰好留出线的前端给对侧手握持。尽量避免术者在线的中前部位接线，否则结扎时前端的缝线不够长，术者需倒手 1 次，增加操作步骤。

（二）方法

（1）拉出缝线，护士右手握住线的前 1/3 处，左手持线中后 1/3 处。

（2）术者的手在中后 1/3 交界处接线。

（3）当术者接线时，双手稍用力绷线，以增加术者的手感，见图 2 - 34。

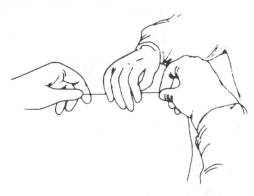

图 2 - 34　徒手递线法

四、安装、取刀片法

刀片安装宜采用持针器夹持，避免割伤手指。安装时，用持针器夹持刀片前端背侧，将刀片与刀柄槽对合，向下嵌入；取下时，再以持针器夹持刀片尾端背侧，稍稍提起刀片，向上顺势推下，见图 2 - 35。

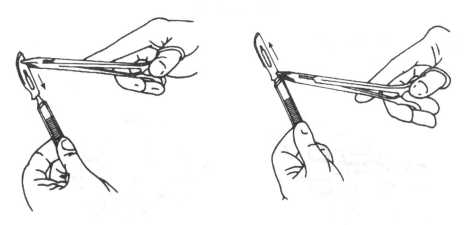

图 2 - 35　手术刀片安装、取下法

（冯文静）

第八节　器械传递的原则与方法

一、器械传递的原则

（1）速度快、方法准、器械对，术者接过器械后无须调整方向即可使用。

（2）护士传递力度适当，达到提醒术者的注意力为度。

（3）护士应根据手术部位，及时调整手术器械：一般而言，切皮前、缝合皮下时递有齿镊；夹持酒精棉球消毒皮肤，切开、提夹皮肤，切除瘢痕、粘连组织时递有齿镊；其他情况均递无齿镊。提夹血管壁、神经，递无损伤镊；手术部位浅，递短器械；徒手递结扎线，反之，递长器械；血管钳带线结扎，夹持牵引线，递蚊式钳。

（4）护士及时收回切口周围的器械，避免堆积，防止掉地。

（5）护士把持器械时，有弧度的弯侧向上，有手柄的朝向术者。单面器械垂直递，锐利器械的刃口向下水平递。

（6）切开或切除腔道组织前，护士递长镊、湿盐水垫数块保护周围组织，切口下方铺无菌巾 1 块放置污染器械。切除后，递 0.5％聚维酮碘纱球消毒创面。接触创缘的器械视为污染，放入指定盛器。残端缝合完毕，递长镊。撤除切口周围保护盐水垫，不宜徒手拿取，否则应更换手套。

二、器械传递法

（一）手术刀传递法

护士传递手术时注意勿伤及自己或术者。递刀方法有 2 种。

（1）手持刀背，刀刃面向下、尖端向后呈水平传递。

（2）同侧、对侧传递法，见图 2 - 36。

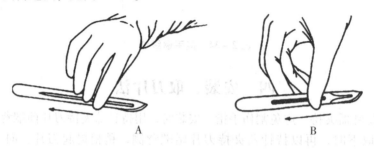

图 2 - 36　手术刀传递法
A. 同侧；B. 对侧

（二）弯剪刀、血管钳传递法

传递器械常用拇指和四指的合力来实现，若为小器械，也可以通过拇指、中指和示指的合力来传递。传递过程应灵活应用，以快、准为前提。常用的传递法有 3 种，见图 2 - 37。

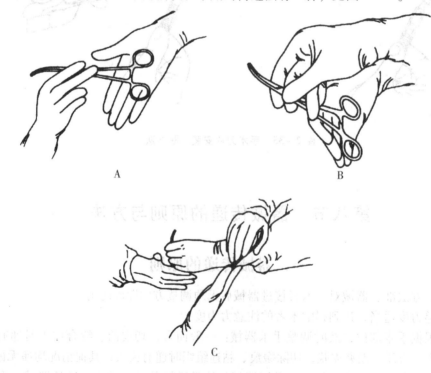

图 2 - 37　血管钳传递法
A. 对侧；B. 同侧；C. 交叉

1. 对侧传递法　右手拇指握凸侧上 1/3 处，其余四指握凹侧中部，通过腕部的适力运动，将器械的柄环部拍打在术者掌心上。

2. 同侧传递法　右手拇指、环指握凹侧，示指、中指握凸侧上 1/3 处，通过腕下传递。左手则相反。

3. 交叉传递法　护士同时递 2 把器械时，递对侧器械的手在上，同侧的手在下，不可从术者肩或背后传递。

（三）镊子传递法

（1）护士手握镊尖端，闭合开口，直立式传递。

（2）术中紧急时，护士可用拇指、示指、中指握镊尾部，以三指的合力关闭镊开口端，让术者持住镊子的中部，见图 2 – 38。

（四）持针器传递法

传递时要避免术者同时将针钳和缝线握住，缝针的尖端朝向手心，针弧朝背，缝线搭在手背或用手夹持，见图 2 – 39。

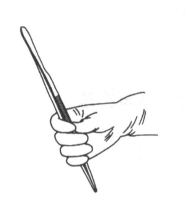
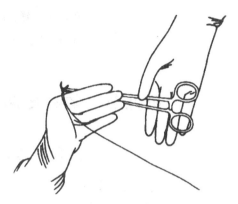

图 2 – 38　镊子传递法　　　　　图 2 – 39　持针器传递法

（五）拉钩传递法

护士递拉钩前应用盐水浸湿，握住拉钩前端，将柄端平行传递，见图 2 – 40。

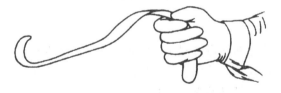

图 2 – 40　拉钩传递法

（六）咬骨钳传递法

该传递法是枪状咬骨钳握轴部传递，手接柄，双关节咬骨钳传递，握头端，手接柄，见图 2 – 41。

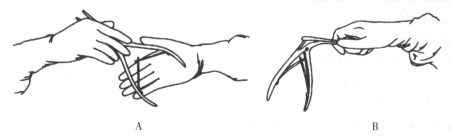

A　　　　　　　　　　　　　　　　B

图 2 – 41　咬骨钳传递法
A. 枪状咬骨钳；B. 双关节咬骨钳

（七）锤、凿传递法

护士左手握凿端，柄递给术者左手，右手握锤，手柄水平递术者右手，见图2-42。

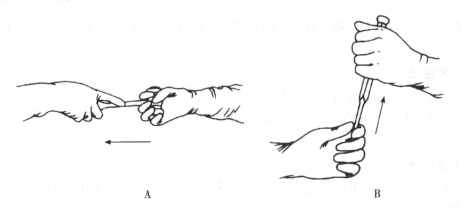

图2-42 锤、凿传递法

A. 锤传递；B. 凿传递

（冯文静）

第九节　敷料传递的原则与方法

一、敷料传递的原则

（1）速度快、方法准、物品对，不带碎屑、杂物。

（2）护士及时更换切口敷料，避免堆积。

（3）纱布类敷料应打开、浸湿、成角传递，固定带或纱布应留有一端在切口外，不可全部塞入体腔，以免遗留在组织中。

二、敷料传递法

（一）纱布传递

打开纱布，成角传递。由于纱布被血迹浸湿后体积小而不易被发现，不主张在切口深、视野窄、体腔或深部手术时拭血。必须使用时，应特别注意进出的数目，做到心中有数。目前有用致密纱编织的显影纱布，可透过X线，增加了体腔手术敷料使用的安全性。

（二）纱垫传递

成角传递，纱垫要求缝有20cm长的布带，使用时，将其留在切口外，防止误入体腔。有条件也可使用显影纱垫。

（三）其他敷料的传递法

其他敷料用前必须浸湿。

1. 带子传递　传递同"血管钳带线法"。常用于结扎残端组织或对组织进行悬吊、牵引。

2. 引流管传递　该法常用于组织保护性牵引，多用8F导尿管。18cm弯血管钳夹住头端递给术者，返折引流管后，用12.5cm蚊式钳固定。

3. 橡皮筋传递　手指撑开胶圈，套在术者右手上。用于多把血管钳的集束固定，见图2-43。

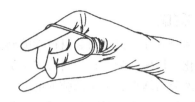

图 2 – 43　橡皮筋传递法

4. KD 粒（"花生米"）传递　常用于深部组织的钝性分离。用 18～22cm 弯血管钳夹持递给术者，见图 2 – 44。

5. 脑棉片传递　多用于开颅手术时，将棉片贴放于组织表面进行保护性吸引。脑棉片一端要求带有黑色丝线，以免遗留。稍用力拉，检查脑棉片质量。浸湿后示指依托，术者用枪状镊夹持棉片的一端，见图 2 – 45。

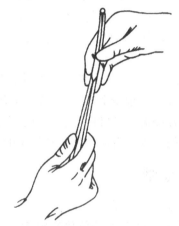

图 2 – 44　KD 粒传递法

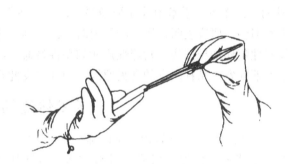

图 2 – 45　脑棉片传递法

（冯文静）

第十节　常用手术体位及摆放方法

一、体位变化对机体的影响

（一）体位改变对心血管系统的影响

机体对于体位改变的生理反应主要是对重力改变的反应。由于重力的作用可引起组织器官之间和组织器官内的血流及血液分布的改变。体位改变后，机体通过一系列复杂调节机制包括局部调节机制及静脉和动脉系统神经反射维持血流动力学稳定，以保证中枢神经系统适宜的灌注血流。手术中，麻醉药物可减弱并影响两者的调节效果。身体直立时，由于流体静力学作用，下肢血管透壁压力增加，由于肌肉张力和肌肉收缩，血管周围组织压力增加，加之静脉瓣的作用，该压力上升有限。即使如此仍有 0.5～1L 的血液淤滞在下肢，中心静脉压明显降低，心排出量降低 20%。如果改为平卧位，心输出量、心脏每搏量增加，此时如果心肌收缩力和动脉张力正常则血压上升。大静脉、心脏的容量感受器和主动脉弓、颈动脉窦压力感受器通过神经反射增强副交感神经作用，同时减弱交感神经作用，使心率减慢，心脏每搏量降低，心肌收缩力减弱，血压维持相对稳定。麻醉状态下，由于骨骼肌张力降低或完全麻痹、心肌收缩力的抑制，血管平滑肌的舒张及对各种生理反射功能的抑制，不仅可加重因体位改变引起的循环变化，而且还会严重影响机体的代偿调节功能。

（二）体位改变对呼吸系统的影响

体位对呼吸系统的影响主要来自两个方面，即重力和机械性障碍。重力作用引起器官组织的移位和体液再分布，导致胸腔及肺容量的变化。机械性障碍是指对人体施加的外来压力对器官功能的影响。身体直立时，由于重力作用，肺底部血液分布增多，肺尖部肺泡的顺应性低于肺底部。此外，腹腔脏器牵拉膈肌下移，肺功能余气量增加。仰卧位时，腹式呼吸相对减弱，胸式呼吸增加。膈肌向头侧移位，近背侧的膈肌移位更明显，使下肺的通气量增加。正常人俯卧位时，气体更容易分布到上侧肺泡，而血液分布正好相反，影响气体交换。

（三）体位改变对神经系统的影响

1. 中枢神经系统　体位改变对脑血流的影响主要取决于平均动脉压和脑血管阻力的变化。一般情况下，可通过调节脑血管阻力使脑血流维持在稳定水平，称为脑血管自动调节机制。正常人具有自身调节能力，在体位改变时只要平均动脉压能维持在60mmHg以上，脑血流可维持正常水平。麻醉期间平卧位时，只要维持平均动脉压能高于60mmHg，脑血流仍可维持正常。但低血压的情况下，当头部处于较高位置时，对脑血流的影响则更加明显。研究结果表明，除仰卧位以外，其他任何体位都会使颅内压升高，尤其是头低30°并向左或右转，仰卧位屈曲时颅内压会明显增高。因此颅内压高者，在安置体位时应特别注意。

2. 外周神经系统　手术中外周神经损伤的5个主要原因是牵拉、压迫、缺血、机体代谢功能紊乱及外科手术损伤。研究表明，压力和压迫时间需达到一定阈值才有可能导致神经损伤并伴有临床症状。此外，代谢性疾病如糖尿病、营养性疾病如恶性贫血、酒精性神经炎、动脉硬化、药物、重金属接触史等都是手术期间发生精神病变的常见原因。因此并发此类疾病的手术患者应格外注意体位的保护。

二、手术体位的安置原则

1. 参加人员　体位的安置由手术医师、麻醉医师、巡回护士共同完成。

2. 保证患者安全舒适　骨隆突处放软垫，以防压疮；在摩擦较大的部位放置海绵垫，以减小剪切力。

3. 充分暴露手术野　保持手术体位固定，防止术中移位影响手术，便于手术医师操作，从而减少损伤和缩短手术时间。

4. 不影响患者呼吸　俯卧位时应在胸腹部下放置枕垫，枕垫之间须留一定空间，使呼吸运动不受限，确保呼吸通畅。

5. 不影响患者血液循环　患者处于侧卧或俯卧位时，可导致回心血量下降。因此安置手术体位时应保持静脉血液回流良好，避免外周血液回流受阻；肢体固定时要加软垫，不可过紧。

6. 不压迫患者外周神经　上肢外展不得超过90°，以免损伤臂丛；截石位时保护下肢腓总神经，防止受压；俯卧位时小腿垫高，使足尖自然下垂。

7. 不过度牵拉患者肌肉骨骼　保持患者功能位，如麻醉后患者肌肉缺乏反射性保护，长时间颈伸仰卧位或颈部过度后仰可能会导致颈部疼痛；不可过分牵引四肢，以防止滑脱或骨折。

8. 防止发生体位并发症　护士在安置体位时，告知麻醉医师做好相应准备；移位时应动作轻缓，用力协调一致，防止体位性低血压或血压骤然升高及颈椎脱位等严重意外的发生。

三、常见手术体位及摆放方法

（一）仰卧位

仰卧位为最常见的体位，适用于腹部、颜面部、颈部等手术。患者仰卧位于手术床上，上下肢做适当的固定。上肢外展不超过90°，以免臂丛神经受损，为了使手术部位显露良好，有的还要从背侧垫高局部。如，颈后和肩后加垫，使头部后仰，肝胆和脾的手术，垫高腰背或提高手术的桥架，使季肋部前凸。包括水平仰卧位、垂头仰卧位、上肢外展仰卧位等。

1. 水平仰卧位　适用于胸、腹部、下肢、颅脑等手术。

方法及步骤：

（1）患者仰卧于手术床上。

（2）双上肢外展不超过 90°，用约束带轻轻固定双前臂（如为颅脑手术应将双上肢自然放于身体两侧，用背下放置的中单固定肘部）。

（3）双下肢伸直，双膝下放 1 个软垫，以免双下肢伸直时间过长引起神经损伤。

（4）约束带轻轻固定膝部。

在肝、胆、脾手术时，术侧垫 1 个小软枕，摇手术床使患侧抬高 15°，使术野显露更充分；前列腺摘除术、子宫癌广泛切除术在骶尾部下面垫 1 个软枕，将臀部稍抬高，利于手术操作；下肢手术只固定健侧膝部，患肢应放在约束带上利于手术操作。

2. 垂头仰卧位　适用甲状腺、颈前路术、腭裂修补、全身麻醉扁桃体切除、气管异物、食管异物等手术。

方法及步骤：

（1）双肩下平肩峰垫 1 个肩垫，抬高肩部 20°，头后仰。

（2）颈下垫 1 个圆枕，防止颈部悬空。

（3）头两侧置小沙袋或头圈，固定头部，避免晃动，术中保持头颈部正中过伸位，有利于手术操作。

（4）放置器械升降托盘代替头架。

（5）患者背下垫 1 块中单，双上肢自然放于身体两侧，中单固定肘关节部位。其余同"水平仰卧位"。

颈椎前路手术，头稍偏向手术对侧，以便手术操作；全身麻醉扁桃体切除术，手术床头摇低 5°～10°。

3. 斜仰卧位（45°）　适用于外侧入路、侧胸前壁、腋窝等部位手术。

方法及步骤：

（1）手术部位下垫 1 个软垫，抬高患侧胸部，有利于术野显露。

（2）患侧手臂自然屈肘、上举，弹性衬垫包好，用绷带将患侧上肢悬吊固定在用治疗巾包好的麻醉头架上（注意：绷带不要缠绕过紧，不要将肢体裸露在麻醉头架上，以免在使用电刀时灼伤）。

（3）健侧置 1 个长沙袋，中单固定，防止身体滑动。其余同"水平仰卧位"。

4. 侧头仰卧位　适用于耳部、颌面部、侧颈部、头部等手术。

方法及步骤：患者仰卧位，患侧在上，健侧头下垫 1 个头圈，避免压伤耳郭；肩下垫 1 个软垫，头转向对侧（侧偏程度视手术部位而定）。其余同"水平仰卧位"。

颅脑翼点入路、凸面肿瘤摘除术，上头架各螺丝旋紧，防止头架零件滑脱，影响固定效果。同时，抬高手术头 10°～15°。

5. 上肢外展仰卧位　适用于上肢、乳房手术。

方法及步骤：患侧上肢外展置于托手板或小方桌上（托手板与小方桌应调节与手术床高度一致），外展不得超过 90°，以免拉伤臂丛神经。其余同"水平仰卧"。

（二）侧卧位

侧卧位适用于胸部、肾手术。从人体侧方施行手术，如肺叶切除术、肾切除术等，需采取侧卧位。有的是采取"半侧卧位"，躯干背面与手术台面呈 45°或 120°左右。为保持侧卧位稳定，应适当固定躯干；同时安置固定上、下肢，尤其要注意避免臂丛、桡神经或腓总神经受压。

1. 脑科侧卧位　适用于后颅凹（包括小脑、四脑室、天幕顶）、枕大孔区、肿瘤斜坡脊索瘤手术等。

方法及步骤：

（1）患者侧卧 90°、背侧近床缘。

（2）头下垫头圈、一次性中单，下耳郭置于圈中防止受压，上耳孔塞棉花防止进水。

（3）腋下垫 1 个腋垫，距腋窝约 10cm，防止上臂受压，损伤腋神经。

（4）约束带固定双上肢于支臂架上。

（5）于背部、臀部、胸部、腹部各上 1 个支身架固定身体（支身架与患者之间置短圆海绵枕，缓冲对患者的压力）。

（6）上侧下肢屈曲、下侧下肢向后伸直，有利于放松腹部。

（7）两腿之间夹 1 个大软垫，保护膝部骨隆突处。

（8）约束带固定髋部。

（9）下侧踝关节处置软枕，保护踝关节。

2. 一般侧卧位　适用于肺、食管、侧胸壁、侧腰部（肾及输尿管中、上段）手术等。

方法及步骤：

（1）患者健侧卧位 90°。

（2）两手臂向前伸展于双层托手架上。

（3）腋下垫 1 个腋垫，距腋窝约 10cm，防止上臂受压损伤腋神经；约束带固定双上肢；头下枕一 25cm 高的枕垫，使下臂三角肌群下留有空隙，防止三角肌受压引起挤压综合征。

（4）耻骨联合（防止挤压阴囊、阴茎）与骶尾部各放 1 个支身架（支身架与身体之间放上短圆枕缓冲支身架对身体的压力）。

（5）下侧下肢伸直，上侧下肢屈曲 90°，有利于放松和固定腹部。两腿之间夹 1 个大软垫，保护膝部骨隆突处。

（6）约束带固定髋部。

肾及输尿管中段手术，患者肾区（肋缘下 3cm）对准腰桥。上侧下肢伸直，下侧下肢屈曲 90°，使腰部平直舒展，充分显露术野；大腿上 1/3 处用约束带固定；铺无菌巾后将手术床先调整至头高脚低位，再将背板摇低（两头的角度分别在 15°~30°），再根据患者的情况调节腰桥的高度。

3. 髋部手术侧卧位　适用于髋臼骨折并发髋关节后脱位、人工髋关节置换术，股骨干骨折切开复位内固定、股骨肿瘤、股骨颈骨折或股骨粗隆间骨折内固定和股骨上端截骨术等。

方法及步骤：

（1）侧卧 90°患侧向上。

（2）腋下垫 1 个腋垫。

（3）约束带固定双上肢于托手架上。

（4）耻骨联合（防止挤压阴囊、阴茎）与骶尾部各放 1 个支身架（支身架与身体之间放上短圆枕缓冲支身架对身体的压力），固定牢靠，以免术中体位变换，影响复位效果。

（5）头下垫 1 个软枕。

（6）两腿之间夹 1 个大软垫，约束带将软枕与下侧下肢一并固定（切口在髋部，上侧下肢不约束）。

（三）侧俯卧位

侧俯卧位（45°）适用于胸腹联合切口的手术、胸腰段椎体肿瘤、植骨术、胸腰段结核病灶清除术；侧俯卧位（60°）适用于胸椎及腰椎部后外侧入路的手术、胸椎骨折伴截瘫侧前方椎管减压术、胸椎结核肋骨横突切除、病灶清除术等。

方法及步骤：

（1）术侧向上，身体呈半俯卧位（45°或 60°）。

（2）腋下垫 1 个腋垫。

（3）双上肢向前放在双层托手架上，约束带固定。

（4）下侧下肢伸直、上侧下肢屈曲 90°自然放松，两膝下放 1 个大软垫。

（5）支身架 2 个均放于患侧的胸部、下腹部，支身架与患者之间加放短圆枕挡住患者，保持体位不移动。

（6）患者背侧的腰部、臀部各垫1个长沙袋固定。

（7）约束带固定髋部。

（四）俯卧位

俯卧位适用于颅后窝、颈椎后路、脊柱后入路、骶尾部、背部、痔、经皮肾镜等手术。

方法及步骤：

（1）患者俯卧位，头转向一侧或支架于头架上（颅后窝、颈椎后入路、全身麻醉胸椎及腰椎内固定手术）。

（2）胸部垫1个三角枕或直接使用弓形架，使胸腹部呈悬空状，保持胸腹部呼吸不受限制，同时避免因压迫下腔静脉至回流不畅而引起低血压。

（3）双上肢自然弯曲放于头两侧，垫1个方形海绵垫。

（4）膝下及足部各垫1个大软枕，使踝关节自然弯曲下垂，防止足背过伸，引起足背神经拉伤。骶尾部手术、痔手术，摇低手术床尾约60°，分开两腿，以便充分暴露术野。男性患者，防止阴茎、阴囊受压。经皮肾镜手术不使用弓形架或三角枕，应在腹部放1个大的软垫，使腰部平直抬高以利于手术操作。

（五）膀胱截石位

截石位适用于肛门、尿道、会阴部、经腹会阴联合切口、阴道手术、经阴道子宫切除、膀胱镜检查、经尿道前列腺电切术等。此体位是在仰卧位的基础上，用腿架使膝关节和髋关节屈曲，两下肢分开，充分显露会阴部。两腿高度以患者腘窝的自然弯曲下垂为准，过高会压迫腘窝，两腿宽度为生理跨度45°，过大会引起大腿内收肌拉伤。将膝关节摆放正，弯曲度在90°～100°为宜，避免压迫腓骨小头，引起腓骨神经损伤致足下垂。臀部用1个长软垫抬高，使坐骨结节超出手术台5～6cm为宜，双腿分开80°～90°。分开过大腓骨小头压于腿托上，导致腓总神经损伤；过小不利于手术操作。此体位起初用于膀胱结石摘取术，故称截石位。

方法及步骤：

（1）患者仰卧位。

（2）两腿屈髋、膝放于腿架上，腿与腿架之间垫1个树脂垫，防止皮肤压伤，约束带缠绕固定，不宜过紧（以双腿不下滑为度）。

（3）两腿高度以患者腘窝的自然弯曲下垂为度，过高可压迫腘窝；两腿跨度为生理跨度（45°），大于生理跨度时，可引起大腿内收肌拉伤。

（4）将膝关节摆正，不要压迫腓骨小头，以免引起腓骨神经损伤至足下垂。

（5）取下手术床尾，检查臀部是否靠近床缘，腰臀下垫1个小软垫或将手术床后仰15°，有利于手术操作。

（6）臀下垫1块一次性中单，以防止冲洗液浸湿手术床。

（7）手臂外展不超过90°，用约束带固定。

（六）坐位

局部麻醉坐位适用于鼻中隔矫正、鼻息肉摘除、局部麻醉扁桃体手术等。

方法及步骤：

（1）方法一：①患者坐在手术椅上。②调整好头架位置，头置于头架上，保持固定。③两手扶住手术椅把手。

（2）方法二：①患者坐在手术床上。②将手术床头摇高75°，将手术床尾摇低45°，整个手术床后仰15°，使患者屈膝半坐在手术床上。③双上肢自然下垂，中单固定。

四、体位摆放的注意事项

（1）摆放体位之前，应对患者的全身情况和局部情况，及将实施的手术所需时间和麻醉方式做一

个全面的评估

1）全身情况的评估：对于昏迷、瘫痪、自主活动丧失、身体局部组织长期受压、老年人、肥胖者、身体衰弱、营养不佳者、水肿患者应术前仔细检查患者皮肤，摆放体位时应注意加强保护。在摆放体位的时候要避免拖、拉患者，以免造成皮肤的损伤。

2）局部情况的评估：仰卧位时容易受压的部位为枕骨粗隆、肩胛部、肘、脊椎体隆突处、骶尾部、足跟，特别是骶尾部。侧卧位时容易受压的部位为耳部、肩峰、肘部、髋部、膝关节的内外侧和内外踝。俯卧位容易受压的部位有耳、颊部、前额、眼、肩、女性乳房、男性生殖器、髂嵴、膝部、脚趾。在容易受压的部位不影响手术操作的情况下垫1个软垫或头圈保护。

3）手术所需时间和麻醉方式的评估：如手术所需时间较长，术前摆放体位时在受压部位应放置软垫加以保护，防止压疮的发生。全身麻醉患者摆放体位时应注意将患者的肢体放置在功能位，使用约束带时不能过紧，以免造成患者肌肉和神经的拉伤，影响血运。全身麻醉患者麻醉后全身肌肉都处于松弛状态，所以在移动和给患者翻身时动作要轻，要注意保护患者，避免摔伤，造成患者骨折和关节脱位。

（2）摆放体位时应将体位垫均用软布包裹，并且要将软布包平整不能有皱褶。用以体位摆放的各种布单均应保持干燥平整。

（3）全身麻醉患者术前应用抗生素眼膏涂双眼，并用纱布遮盖，可以防止角膜损伤和强光对眼的刺激。

（4）术中要勤巡视，检查患者受压部位：平卧位要检查手臂的摆放，角度是否过大。侧卧位时要检查健侧手臂的血运情况，患侧肩关节前方是否受压。俯卧位时要检查患者的耳朵、眼睛是否受压。截石位时应检查腿摆放的位置是否正确，有无移动。体位的巡视以30min一次为宜。术中在不造成污染和不影响手术的情况下，可对患者的受压部位进行放松和按摩，可防止压疮的发生、神经受压，促进血液循环。

（5）在对下腔静脉实施有影响的手术时，应避免在下肢进行静脉输液。侧卧位时将静脉输液最好留置在下方的上肢处，有利于观察受压肢体的静脉回流情况。俯卧位时可用小镜子在头架下观察患者的眼睛是否受压。

（官昌艳）

第十一节　手术器械清洗、消毒与灭菌技术

一、器械清洗、消毒、灭菌的相关概念

1. 清洗　去除医疗器械、器具和物品上污物的全过程。流程包括冲洗、洗涤、漂洗和终末漂洗。

2. 冲洗　使用流动水去除器械、器具和物品表面污物的过程。

3. 洗涤　使用含有化学清洗剂的清洗用水，去除器械、器具和物品污染物的过程。

4. 漂洗　用流动水冲洗洗涤后器械、器具和物品上残留物的过程。

5. 终末漂洗　用软水、纯化水或蒸馏水对漂洗后的器械、器具和物品进行最终的处理过程。

6. 超声波清洗器　利用超声波在水中振荡产生"空化效应"进行清洗的设备。

7. 清洗消毒器　具有清洗与消毒功能的机器。

8. 闭合　用于关闭包装而没有形成密封的方法。如反复折叠，以形成一弯曲路径。

9. 密封　包装层间连接的结果（注：密封可以采用诸如黏合剂或热熔法）。

10. 闭合完好性　闭合条件能确保该闭合至少与包装上的其他部分具有相同的阻碍微生物进入的程度。

11. 包装完好性　包装未受到物理损坏的状态。

12. 植入物　放置于外科操作造成的或者生理存在的体腔中，留存时间为30d或30d以上的可植入型物品。

13. 湿热消毒　利用湿热使菌体蛋白变性或凝固酶失去活性，代谢发生障碍，致使细胞死亡。包括煮沸消毒法和高温蒸汽消毒法等。

14. 可追溯　对影响灭菌过程和结果的关键要素进行记录，保存备查，实现可追踪。

15. 灭菌过程验证装置　对灭菌过程有预定抗力的模拟装置，用于评价灭菌过程的有效性。其内部放置化学指示物时称化学 PCD，放置生物指示物时称生物 PCD。

16. 小型压力蒸汽灭菌器　体积 <60L 的压力蒸汽灭菌器。

17. 快速压力蒸汽灭菌　专门用于处理立即使用物品的压力蒸汽灭菌过程。

18. 清洗效果测试指示物　用于测试清洗消毒机清洗效果的指示物。

二、手术器械、器具和物品的处理原则

（1）通常情况下应遵循先清洗后消毒的处理程序。

（2）应根据《医院消毒规范》的规定，选择清洗、消毒和灭菌的方法。

（3）清洗、消毒、灭菌效果的监测，应按照《医院消毒规范》的规定。

（4）耐湿、耐热的器械、器具、物品，应首先物理消毒或灭菌。

（5）应遵循标准预防的原则进行清洗、消毒和灭菌。

（6）设备、药械及耗材应符合国务院卫生行政部门的有关规定，其操作与使用应遵循生产厂家的使用说明或指导手册。

三、手术器械、器具和物品处理的操作流程

（一）回收

（1）手术器械、器具和物品直接置于封闭的容器中，集中回收处理；被朊毒体、气性坏疽及突发原因不明的传染病病原体污染的器械、器具及诊疗物品，使用者应双层封闭包装并标明感染性医疗废物，单独回收处理。

（2）不应在手术间或外走廊对污染的诊疗器械、器具和物品进行清点，采用封闭方式回收，避免反复装卸。根据规定的路线，运到污染器械区，以防止污染器械的污染泄漏。

（3）回收工具每次使用后应清洗、消毒、干燥、备用。

（二）分类

（1）手术完毕后立即进行分类，在去污区进行器械的清点、核查。

（2）应根据器械物品材质、精密程度进行分类处理。

（三）清洗

污染器械、物品尽早清洗，如不能及时清洗，须将物品浸于冷水或含酶液中。

清洗方法包括机械清洗、手工清洗。机械清洗适用于大部分常规器械的清洗；手工清洗适用于精密、复杂器械的清洗和有机物污染较重器械的初步处理。精密器械的清洗，应遵循生产厂家提供的使用说明或指导手册。

四、器械、器具和物品的清洗操作方法

（一）手工清洗

1. 操作程序　如下所述。

（1）冲洗：将器械、器具和物品置于流动水下冲洗，初步去除污染物。

（2）洗涤：冲洗后，应用酶清洁剂或其他清洁剂浸泡后刷洗、擦洗。

（3）漂洗：洗涤后，再用流动水冲洗或刷洗。

（4）终末漂洗：应用软水、纯化水或蒸馏水进行冲洗。

2. 注意事项　如下所述。

（1）手工清洗时水温宜为 15～30℃。

（2）去除干涸的污渍，应先用酶清洁剂浸泡，再刷洗或擦洗。

（3）刷洗操作应在水面下进行，防止产生气溶胶。

（4）管腔器械应用压力水枪冲洗，可拆卸部分应拆开后清洗。

（5）不应使用钢丝球类用具和去污粉等用品，应选用相匹配的刷洗用具、用品，避免器械磨损。

（6）清洗用具、清洗池等应每天清洁与消毒。清洗人员注意自身防护。

（二）超声波清洗器（台式）

适用于精密、复杂器械的洗涤。

1. 操作程序　如下所述。

（1）冲洗：于流动水下冲洗器械，初步去除污染物。

（2）洗涤：清洗器内注入洗涤用水，并添加清洁剂。水温应为 40～50℃。应将器械放入篮筐中，浸没在水面下，腔内注满水。超声清洗时间一般宜为 3～5min，可根据器械污染情况适当延长清洗时间，不宜超过 10min。

（3）终末漂洗应用软水或纯化水。

（4）超声清洗操作，应遵循生产厂家的使用说明或指导手册。

2. 注意事项　如下所述。

（1）清洗时应盖好超声清洗机盖子，防止产生气溶胶。

（2）应根据器械的不同材质选择相匹配的超声频率。

（三）清洗消毒器

1. 操作程序　应遵循生产厂家的使用说明或指导手册。

2. 注意事项　如下所述。

（1）设备运行中，应确认清洗消毒程序的有效性。观察程序的打印记录，并留存。

（2）被清洗的器械、器具和物品应充分接触水流；器械轴节应充分打开；可拆卸的零部件应拆开，管腔类器械应使用专用清洗架。

（3）精细器械和锐利器械应固定放置。

（4）冲洗、洗涤、漂洗时应使用软水，终末漂洗、消毒时应使用纯化水。

（5）预洗阶段水温应 ≤45℃。

（6）器械在终末漂洗过程中应使用润滑剂。

（7）检查清洁剂泵管是否通畅，确保清洗剂用量准确。

（8）舱内、悬臂应每天清洁、除垢。

五、清洗质量监测

1. 日常监测　检查、包装时进行，应目测器械或借助带光源放大镜检查。清洗后器械应光洁、无血渍、污渍、水垢和锈斑。

2. 定期抽查　每月抽查清洗质量，并记录监测结果。

六、消毒

（1）清洗后的器械、器具和物品应进行消毒处理。方法首选机械热力消毒，也可采用 75% 乙醇、酸性氧化电位水或取得国务院卫生行政部门卫生许可批件的消毒器械进行消毒。

（2）消毒后直接使用的器械、器具和物品湿热消毒温度 ≥90℃，时间 ≥5min；消毒后继续灭菌处理的，其湿热消毒温度 ≥90℃，时间 ≥1min。

（3）湿热消毒监测：化学消毒效果监测；清洗消毒器的主要性能参数监测。

七、干燥

（1）宜首选干燥设备进行干燥处理。根据器械的材质选择适宜的干燥温度，金属类干燥温度为70～90℃，塑胶类干燥温度为65～75℃。

（2）无干燥设备的及不耐热的器械、器具及诊疗用品可使用消毒的低纤维絮擦布进行干燥处理。

（3）穿刺针、手术吸引头等管腔类器械，应使用压力气枪或95%乙醇进行干燥处理。

（4）不应使用自然干燥方法进行干燥。

八、器械检查和保养

（1）应采用目测或使用带光源放大镜对干燥后的每件器械、器具及诊疗用品等进行检查，器械表面及其关节、齿牙处应光洁，无血渍、污渍、水垢等残留物质和锈斑；功能完好，无损毁。

（2）清洗质量不合格的，应重新处理；有锈迹，应防锈；器械功能损毁或锈蚀严重，应及时维修或报废。

（3）带电源器械应进行绝缘性能等安全性检查。

（4）应使用润滑剂进行器械保养，不应使用液状石蜡等非水溶性的产品作为润滑剂。

九、包装

（一）装配要求

（1）灭菌包重量要求：器械包重量不宜超过7kg，敷料包不宜超过5kg。

（2）灭菌包的体积要求：下排气式高压灭菌锅包的体积为30cm×30cm×25cm，脉动预真空高压灭菌锅包的体积为30cm×30cm×50cm。

（3）包装前应根据器械装配的技术规程或图示进行包装。

（4）手术器械应放在篮筐或有孔的盘中进行装配包装。

（5）轴节类器械不应完全锁扣；有盖的器皿应开盖，叠放时器皿间用吸湿布等隔开；管腔类盘绕放置，保持管腔通畅；精细器械、锐器应采取保护措施。

（6）盆、盘、碗等器皿宜单个包装。

（二）包装材料要求

（1）开放式的储槽不应用于灭菌物品的包装。

（2）纺织品包装材料应一用一清洗，无污渍，灯光检查无破损。

（3）硬质容器的使用和操作应遵循厂家的使用说明书或指导手册，清洗或灭菌符合流程。

（三）包装方法

（1）灭菌物品的包装方法包括闭合式和密封式包装。

（2）手术器械采用闭合式包装方法，应由2层包装材料分为2次包装。

（3）密封式包装如纸袋可使用1层，适用于单独包装的器械。

（四）封包要求

（1）包外应贴灭菌化学指示物，包内也应放置包内化学指示物；包装材料可直接观察包内灭菌化学指示物的颜色变化，则不放置包外灭菌化学指示物。

（2）闭合式包装应使用专用胶带，胶带长度应与灭菌包体积、重量相适宜，松紧适度。封包应严密，保持闭合完好性。

（3）纸塑袋、纸袋等密封包装，其密封宽度应为6mm，包内器械距包装袋封口处2～5cm。

（4）医用热封机在每日使用前应检查参数的准确性和闭合完好性。

（5）硬质容器应设置安全闭锁装置，屏障完整性破坏时应可识别。

（6）灭菌物品包装的标识应注明物品名称、包装者等内容。灭菌前注明灭菌器编号、灭菌批次、灭菌日期和失效日期。标识应具有追溯性。

十、灭菌

（一）压力蒸汽灭菌

（1）适用于耐湿、耐热的器械、器具和物品的灭菌。

（2）包括下排气式和预真空压力蒸汽灭菌，根据待灭菌物品选择适宜的压力蒸汽灭菌器和灭菌程序。灭菌器操作方法遵循生产厂家的使用说明或指导手册。

（3）压力蒸汽灭菌器操作程序包括灭菌前准备、灭菌物品装载、灭菌操作、灭菌物品卸载和灭菌效果的监测等步骤

1）灭菌前按以下要求进行准备：①每天设备运行前应进行安全检查，包括灭菌器压力表处在"0"的位置。②记录打印装置处于备用状态，灭菌器柜门密封圈平整无损坏，柜门灵活、安全有效。③灭菌柜内冷凝水排出口通畅，柜内壁清洁；电源、水源、蒸汽、压缩空气等运行条件符合设备要求。④进行灭菌器的预热；预真空灭菌器应在每天开始灭菌运行前空载进行 B－D 试验。

2）灭菌物品按以下要求进行装载：①应使用专用灭菌架或篮筐装载灭菌物品。灭菌包之间应留间隙，利于灭菌介质的穿透。②宜将同类材质的器械、器具和物品，置于同一批次进行灭菌。材质不相同时，纺织类物品应放置于上层，竖放；金属器械类放置于下层。③手术器械包、硬质容器应平放，盆、盘、碗类物品应斜放，包内容器开口朝向一致，玻璃瓶等底部、无孔的器皿类物品应倒立或侧放；纸袋、纸塑包装应侧放，有利于蒸汽进入和冷空气排出。④下排气压力蒸汽灭菌器中，大包宜摆放于上层，小包宜摆放于下层。⑤下排气压力蒸汽灭菌器的装载量不应超过柜室容积的80%。⑥预真空和脉动真空压力蒸汽灭菌器的装载量不应超过柜室容积的90%，同时不应小于柜室容积的10%和5%。

3）按以下要求进行灭菌操作：①应观测并记录灭菌时的温度、压力和时间等灭菌参数及设备运行状况。②灭菌过程的监测应符合规定参数。

4）无菌物品按以下要求进行卸载：①从灭菌器卸载取出的物品，待温度降至室温时方可移动，冷却时间＞30min。②每批次应确认灭菌过程合格，包外、包内化学指示物合格，检查有无湿包现象，防止无菌物品损坏和污染。无菌包掉落地上或误放到不洁处应视为被污染。

（二）快速压力蒸汽灭菌

（1）该法适用于对裸露物品的灭菌。

（2）注意事项

1）宜使用卡式盒或专用灭菌容器盛放裸露物品。

2）快速压力蒸汽灭菌方法可不包括干燥程序；运输时避免污染，4h 内使用，不能贮存。

（三）干热灭菌

（1）该法适用于耐热、不耐湿、蒸汽或气体不能穿透物品的灭菌，如玻璃、油脂、粉剂等物品的灭菌。

（2）注意事项

1）灭菌物品包体积不应超过 10cm×10cm×20cm，油剂、粉剂的厚度不应超过 0.6cm，凡士林纱布条厚度不应超过 1.3cm，装载高度不应超过灭菌器内腔高度的 2/3，物品间应留有充分的空间。

2）灭菌时不应与灭菌器内腔底部及四壁接触，灭菌后温度降到 40℃以下再开灭菌器。

3）有机物品灭菌时，温度应为 160～170℃。

4）灭菌温度达到要求时，应打开进风柜体的排风装置。

（四）环氧乙烷灭菌

（1）该法适用于不耐高温、湿热如电子仪器、光学仪器等诊疗器械的灭菌。100% 纯环氧乙烷的小型灭菌器，灭菌参数如下：

环氧乙烷作用浓度：450～1 200mg/L，灭菌温度：37～63℃，相对湿度：40%～80%，灭菌时间：

1~6h。

（2）注意事项

1）金属和玻璃材质的器械，灭菌后可立即使用。

2）残留环氧乙烷排放应遵循生产厂家的使用说明或指导手册，设置专用的排气系统，并保证足够的时间进行灭菌后的通风换气。

3）环氧乙烷灭菌器及气瓶或气罐应远离火源和静电。气罐不应存放在冰箱中。

（五）过氧化氢等离子体低温灭菌

（1）此法适用于不耐高温、湿热如电子仪器、光学仪器等诊疗器械的灭菌。灭菌参数如下：过氧化氢作用浓度：>6mg/L，灭菌腔壁温度：45~65℃，灭菌周期：28~75min。

（2）注意事项

1）灭菌前物品应充分干燥。

2）灭菌物品应使用专用包装材料和容器。

3）不适用纤维制品、棉布、木质类、箔类、粉剂类等的灭菌。

4）内镜或其他器材长度只适用于管道>1mm及长度<2m的器械；若长度>2m，需要加上强化剂。

十一、贮存

（1）无菌物品贮存应分类分架放置于无菌物品存放区。一次性物品应除去外包装后，进入无菌区存放。

（2）无菌物品存放架应离地面20~25cm，离墙5~10cm，距天花板50cm。

（3）无菌物品放置位置固定，设置标识。接触无菌物品前应洗手或手消毒。

（4）消毒后直接使用的物品应干燥，包装后专架存放。

（5）无菌物品存放有效期

1）环境的温度、湿度达到规定时（温度为20~25℃，湿度约为60%），纺织品包装的无菌物品有效期宜为14天；未达到环境标准的，有效期为7天。

2）一次性纸袋包装的无菌物品，有效期为1个月。

3）一次性医用皱纹包装纸、医用无纺布包装的无菌物品，有效期为6个月。

4）一次性纸塑袋包装的无菌物品，有效期为6个月。

5）带保护装置硬质容器包装的无菌物品，有效期为6个月。

十二、无菌物品的发放

（1）无菌物品发放时，应遵循在有效期内先进先出的原则。

（2）发放时应确认无菌物品的有效性。植入物及植入性手术器械应在生物监测合格后，方可发放。

（3）发放记录应具有可追溯性，应记录一次性使用无菌物品出库日期、名称、规格、数量、生产厂家、生产批号、灭菌日期、失效日期等。

（4）运送无菌物品的器具使用后，应清洁处理，干燥存放。

（5）发出未用的物品尽量不再退回无菌物品存放区。

（6）过期灭菌物品须从存放区取出，重新进行清洗包装和灭菌处理。

（官昌艳）

第三章

呼吸科疾病的护理

第一节　支气管扩张

支气管扩张（bronchiectasis）是一项解剖学定义，是指一支或多支近端支气管和中等大小支气管由于管壁肌肉和弹性支撑组织破坏所导致的扩张，可局限于一个肺叶或者弥散至整个支气管树。支气管扩张症是指支气管及其周围肺组织的慢性炎症损坏管壁，以致支气管变形和管腔扩张，临床上多表现为慢性咳嗽、大量脓痰和反复咳血。

一、病因

在抗生素和疫苗问世前，支气管扩张症对患者发病和死亡的影响较现在严重得多。麻疹、百日咳、结核病和其他各种儿童呼吸道感染是导致支气管扩张症的诱发因素。随着免疫接种和强而有效的抗生素的应用，上述疾病在支气管扩张症发病中的作用显著减轻，但在发展中国家仍为主要诱因。虽然感染诱因减少，但患者常有一种或多种诱因存在（表3-1）。

表3-1　支气管扩张的常见诱发因素

支气管-肺感染	百日咳、麻疹；金黄色葡萄球菌、克雷白杆菌、结核分枝杆菌、流感嗜血杆菌；腺病毒、流感病毒、单纯疱疹、病毒性细支气管炎；真菌感染或支原体感染
支气管阻塞	吸入异物；肿瘤；肺门淋巴结肿大（结核病、结节病）；黏液样嵌塞；COPD；淀粉样变
先天性解剖学缺陷	支气管软化、支气管囊肿、软骨缺陷、巨大气管-支气管、异位支气管、气管内畸胎瘤、气管-食管瘘、隔离肺、肺动脉瘤、黄指（趾）甲综合征
免疫缺陷状态	先天性无丙种球蛋白血症；获得性免疫球蛋白缺乏；慢性肉芽肿性疾病
遗传性缺陷	纤毛缺陷（纤毛不动综合征、纤毛运动异常、Kartagener综合征）；α_1-AT缺乏；囊性纤维化
其他	Young综合征；反复吸入性肺炎（嗜酒、神经系统疾病等）；吸入有害物质（氨、二氧化氮、滑石粉、硅尘、洗涤剂）；心、肺移植术后（伴闭塞性细支气管炎）

（一）支气管阻塞

吸入异物（常见于儿童）、肿瘤阻塞或淋巴结压迫可导致反复的支气管感染，进而出现支气管扩张和破坏性改变，上述病变多为局灶性，而非弥散性过程。这种因素造成的支气管扩张往往在吸入异物或造成吸入性损伤后数年才出现。阻塞本身并不导致支气管扩张，但它可以干扰支气管的黏液纤毛清除功能，促进感染的发生，加重疾病的进展。另一方面，支气管阻塞可以增加受累气管周围的肺泡内压力，促进支气管扩张的发生。

（二）感染和免疫系统异常

如前所提及的麻疹、百日咳、肺结核等，大多数支气管扩张症继发于儿童和青少年时期的支气管-肺感染，包括反复的病毒和支原体感染。由于此时期支气管尚未发育成熟，管腔较细，管壁相对薄弱，感染损伤管壁组织，尤其是平滑肌和弹性纤维受到破坏，使支气管弹性减弱，咳嗽时支气管管腔内压力增高以及在胸腔负压的持续牵引下，逐渐形成支气管扩张。过敏性支气管 – 肺曲菌病（ABPA）导致的支气管扩张往往是中心型支气管扩张。免疫系统缺陷也与支气管扩张有关，尤其是体液免疫缺陷时（如低 γ 球蛋白血症）。类风湿关节炎也可伴随支气管扩张，并因增加感染机会而使死亡率增高。

（三）先天性或遗传性因素

纤毛不动综合征（immotile cilia syndrome）患者的纤毛存在结构异常（动力臂缺失或变异），因而出现纤毛系统的运动异常。该疾病可能为常染色体隐性遗传。纤毛不运动可出现在机体多系统，如在生殖系统导致男性精子不活动而无生殖能力，女性的生殖能力也会降低；如在呼吸道，纤毛运动障碍导致呼吸道致病菌、有害颗粒清除功能的下降，出现反复鼻窦感染和支气管感染，进而导致慢性鼻窦炎和支气管扩张。还存在一些特殊类型的综合征如 Young 综合征，有 1/3 ~ 2/3 患者存在支气管扩张，该类患者常并发阻塞性无精症和慢性鼻窦 – 肺感染；黄指（趾）甲综合征（yellow nail syndrome）主要表现为下肢淋巴水肿、复发性肺炎、支气管扩张和指（趾）甲变黄，肺部病变可能和感染 – 阻塞有关。Kartagener 综合征是纤毛不动综合征的一种亚型，除表现有支气管扩张和鼻窦炎外，还存在内脏转位。内脏转位可能在胚胎期内移行时出现。囊性纤维化的支气管扩张是外分泌腺功能障碍所致。叶间隔离肺是一种先天性的肺发育异常，肺内包含由体循环供血的一部分肺组织，与正常肺组织相连，并由同样胸膜包被，反复感染可导致支气管扩张。

二、病理和病理生理

支气管扩张主要累及中等大小支气管，也可累及比较远端的支气管。扩张的支气管可 4 倍于正常大小，其腔内常充满脓性分泌物。受累区域的周围气道常被阻塞。此外，黏稠的分泌物可减慢黏液纤毛系统的清除速度，炎症过程中多形核白细胞的蛋白溶解酶活性增加，可加剧组织破坏。还有证据表明脓性分泌物本身也含有大量蛋白酶（包括弹性蛋白酶、胶原酶和组织蛋白酶 G），也可能部分参与酶介导的组织蛋白降解。黏膜表面可有肿胀、炎症，常并发溃疡和坏死。肉芽组织形成可使支气管上皮内层发生改变，常根据这种改变的外观将其描述为"息肉状"，纤毛柱状上皮被立方细胞或纤维组织所替代。

下叶最易受累，左肺多于右肺，其原因可能与远端支气管分叉角度和内径不同导致引流系统解剖学上的差异有关。左下叶支气管扩张几乎总会累及后基底段支气管，尖段很少受累。

根据放射线改变征象，支气管扩张随病情严重程度不同可分为 3 类。柱状或梭状扩张的支气管相对较直，内径增大不明显。静脉曲张状（串珠状）扩张的支气管呈典型扩张，不规则且呈现大疱状，末梢气道扭曲。支气管管腔可被纤维组织完全阻塞，远端气道逐渐由上皮覆盖，并充满液体。袋状或囊状扩张的支气管呈球样，空腔内充满脓液，当其接近末梢支气管时称为囊泡，此类囊泡的出现提示肺段内支气管树被完全破坏和纤维化。较大的近端肺段支气管除有明显气管壁炎症和上皮内息肉样组织形成外，相对正常。囊状支气管扩张的形态学变化可能与支气管壁炎症波及附近支撑结构和肺实质，使其发生破坏和纤维化有关。支气管黏膜的息肉病变可部分阻塞囊状扩张的支气管近端，导致引流不畅，结果使近端区域被脓液充满、膨胀扩大。鳞状上皮化生常见于囊状支气管扩张，而在其他类型的支气管扩张则少见。

支气管扩张症呼吸功能的改变取决于病变的范围和性质。病变局限，呼吸功能测定可在正常范围，柱状扩张时对呼吸功能的影响较轻微；支气管囊状扩张病变范围广泛时，可并发阻塞性肺气肿及支气管周围纤维化，表现为以阻塞性为主的混合性通气障碍及低氧血症。病情进一步发展，肺毛细血管广泛破坏，肺循环阻力增加可并发肺源性心脏病，甚至心力衰竭。

三、临床表现

支气管扩张症可发生于任何年龄，多数患者在童年期有麻疹、百日咳或支气管肺炎迁延不愈的病史，以后常有反复发作的呼吸道感染。症状也可能在若干年后才出现，症状的严重度和特点很大程度上取决于病变范围。多数患者有慢性咳嗽、咳痰，这是最具特征性和最常见的症状，但少数情况下患者初期症状不明显，随病情进展，咳嗽时痰量增多。典型的规律是晨起、傍晚和临睡时或体位变动时症状明显，痰的性质与支气管炎相似，并无特征性。少数病程较长者，痰量多，静置可分成3层：上层为泡沫状，中层为绿色且浑浊，底层为稠厚的脓液。咳血常见且可能是首发和唯一的主诉，咳血为毛细血管腐蚀，有时为支气管动脉和动脉吻合引起。若表现为反复咳血，平素无明显咳嗽、咳痰等呼吸道症状，健康状况良好，称为干性支气管扩张。晚期伴慢性支气管炎和肺气肿时，可有喘息、气促、其他呼吸功能不全及肺源性心脏病的表现。

早期支气管扩张可无异常体征。病情进展或继发感染时，病侧肺部可闻及固定性湿啰音，出现并发症时伴随相应体征。病程长、重者可有杵状指（趾），全身营养状况较差。

四、诊断

除临床表现外，影像学诊断是确诊的必要条件。胸部 X 线检查早期表现为肺纹理增深增多、聚拢；疾病后期可显示沿支气管分布的卷发状阴影，或呈蜂窝状，伴有或不伴有液平面的囊性区，此为囊性支气管扩张的表现，有时也可表现为肺叶或肺段不张。过去曾以支气管造影术确定病变程度和范围，现已被胸部 HRCT（层厚为 $1 \sim 2mm$）取代。典型的 CT 改变为扩张的支气管表现为"轨道征""戒指征"，即扩张支气管内腔直径大于邻近血管横断面 1.5 倍以上，多个受累区域内的"葡萄串征"。由于肺实质的破坏，这些扩张的中等大小支气管几乎可延伸至胸膜。其他改变为支气管壁增厚、气管阻塞（表现为透亮度降低，如由于黏液嵌塞或气体陷闭），有时尚有实变。X 线检查还可发现气管或支气管软骨及结缔组织的先天性异常。气管－支气管扩大病（mounier－kuhn 综合征）者，气管的宽度达正常的 2 倍以上。罕见的 Williams－Campbell 综合征患者段支气管远端软骨完全或部分缺如，在婴儿期即出现喘鸣和呼吸困难；支气管镜、CT 可显示受累支气管吸气时呈气囊状，呼气时萎缩。

痰涂片革兰染色检查、痰细菌培养及药敏试验可指导临床选择适合的抗菌药物。在结核性支气管扩张症或化脓性支气管扩张症抗菌药物治疗效果不佳时，应多次进行痰结核杆菌检查，以了解有无结核病重新活动或合并肺结核。

如病变为单侧或在近期内出现，应做纤维支气管镜检查以排除肿瘤、异物、支气管内膜结核或其他局限性支气管内异常，气管镜检查在这类患者中是必需的。肺功能往往提示阻塞性通气障碍，终末期患者 FVC 显著下降。

尚应检查有无相关病变，如囊性纤维化、免疫缺陷和先天性异常。这类检查对有症状的年轻患者及反复发生严重感染的患者尤为重要。如果 X 线显示支气管扩张主要位于肺尖或上叶，须考虑囊性纤维化病；并发胰腺功能障碍多见于儿童，在成人则不常见，而以肺部表现为突出；反复发生慢性鼻窦和肺部症状的男性不育者应考虑 Young 综合征；免疫球蛋白缺陷可通过检测血清 Ig 浓度来确定（如血清蛋白电泳显示低水平 γ 球蛋白，则需检测血清 IgG、IgA 和 IgM 水平。即使 IgG 或 IgA 总体水平正常，某些 IgG 亚型缺陷亦与鼻窦肺部感染相关，因此对原因不明的支气管扩张症应检测 IgG 亚型。）α_1－AT 缺陷偶可见于支气管扩张症，如 α_1 球蛋白值低则应考虑 α_1－AT 缺陷，并可通过对流免疫电泳分型加以确定。黄指甲综合征系淋巴系统先天性发育不全所致，特点为指甲增厚、弯曲，呈黄灰色，以及原发性淋巴水肿，部分患者有渗出性胸腔积液和支气管扩张症。

变应性支气管肺曲菌病患者除常表现为支气管扩张外，对真菌（曲霉菌）抗原出现风团和红肿反应，血清 IgE 值升高，对烟曲菌或其他真菌的血清沉淀素值升高，常有血和痰嗜酸性粒细胞增高，结合临床症状可作诊断。

五、治疗

积极防治呼吸道感染（尤其是幼年期）对预防支气管扩张的发生具有重要意义。治疗成功的关键在于保持呼吸道引流通畅和有效的抗菌药物治疗，控制感染。

保持呼吸道通畅可使用祛痰剂和（或）体位引流。后者有时比抗菌药物更为重要。方法是根据病变部位改变体位，使病肺处于高位，引流支气管开口向下，促使痰液顺支气管引流至气管而咳出。如病变在下叶的患者，可采取俯卧位，前胸靠床沿，双手撑地，头向下，进行深呼吸和咳嗽。

支气管扩张症急性感染时患者往往咳嗽的痰量增加，并可并发发热等全身症状，此时需要应用抗生素治疗。铜绿假单胞菌和厌氧菌是支气管扩张症的常见病原体，而且容易在支气管病变处形成生物被膜，降低抗生素通透性，影响疗效且易导致耐药。在选择抗菌药物时应考虑这些因素，经验性抗菌治疗应覆盖假单胞菌。目前经研究证实，大环内酯类抗生素可抑制或破坏生物膜中的胞外多糖，增强抗生素对细菌的作用，故有协同作用。

支气管扩张症的主要并发症包括咳血，大咳血患者可考虑做支气管动脉栓塞治疗。某些支气管扩张症除内科治疗外，病变部位若局限，可行外科手术治疗；反复大咳血和感染，病变范围局限，经药物治疗不易控制，年龄在40岁以下，全身情况良好者，可根据病变范围做肺段或肺叶切除术，但同时必须合并使用强有力的抗菌治疗，以防感染播散。某些支气管扩张症晚期患者可行肺移植手术，手术的时机和指征同囊性纤维化。

六、护理措施

（一）一般护理

（1）给以患者高蛋白、高热量、高维生素、多纤维素的饮食。禁食刺激性食物，减少用力，避免剧烈咳嗽及便秘。鼓励患者每天饮水 1 500mL 以上，可以稀释痰液。大咳血时禁食。

（2）取患者舒适卧位，平卧时头偏向一侧或患侧。

（3）保持患者情绪稳定，消除恐惧与顾虑，防止情绪波动再次咳血。适当应用镇静剂，慎用镇咳剂或抑制呼吸中枢的药物。

（4）护士应遵医嘱合理使用抗生素，并观察疗效和不良反应。

（5）护士应备好抢救用品、气管切开包、吸引器，必要时行交叉配血试验。

（6）护士应遵医嘱应用抗生素及止血药物，注意观察药物疗效及不良反应。

（二）症状护理

1. 顽固性咳嗽者　保持室内适宜温、湿度，减少患者与刺激物的接触，必要时给以止咳祛痰剂。

2. 咳大量脓痰者　如下所述。

（1）护士应根据不同病变部位每日定时体位引流，并在饭前进行。认真观察并正确记录每日引流出的痰量、性质。

（2）体位引流前给予雾化吸入，引流后用淡盐水漱口，保持口腔清洁，增加食欲。

3. 咳血的护理　如下所述。

（1）患者应绝对卧床休息。

（2）给予心理安慰，使患者保持镇静，解除恐惧。鼓励患者将血咯出，不要屏气，保持呼吸道通畅，防止窒息。

（3）注意观察患者有无咽痒、发干、胸闷、心悸、面色苍白、头晕等大咳血先兆。有异常及时通知医师，必要时采取抢救措施。

4. 大咳血的护理　如下所述。

（1）取患侧舒适卧位，并轻轻拍背，及时清理口腔内的血块。

（2）应用止血药，注意观察用药效果和不良反应的发生。

（3）密切观察血压、心率变化，监测有无失血性休克发生。

5. 大咳血窒息的处理　如下所述。

（1）密切观察患者有无胸闷、烦躁不安、气急、面色苍白、口唇发绀、大汗淋漓等窒息症状。

（2）出现窒息征象时应立即取头低脚高俯卧位，头偏向一侧。轻拍背部以利于血块排出，迅速挖出或吸出口、咽喉、鼻部血块。无效时立即行气管插管或气管切开，解除呼吸道阻塞。

（3）迅速高流量给氧，快速应用止血药物和呼吸兴奋剂，必要时输血。

（4）清醒患者做好心理护理。

七、健康教育

（1）避免呼吸道感染和刺激。戒烟、酒。

（2）补充营养，加强锻炼或接受人工被动免疫。

（3）注意保暖，冬季外出时戴好口罩。

（4）使患者了解坚持体位引流的意义和目的。

（5）保持心情愉悦，参加适当的文体活动。

（官昌艳）

第二节 肺栓塞

肺栓塞（pulmonary embolism，PE）是指肺血管树或其某个分支受各种栓子阻塞所引起的一组疾病或临床综合征，这些栓子通常由远端血栓脱落导致阻塞，最常见于腿部深静脉的血栓，约79%的肺栓塞血栓栓子来源于深静脉血栓。PE和深静脉血栓形成（deep venous thrombosis，DVT）统称静脉血栓栓塞（venous thromboembolism，VTE），VTE发病率为（71～117）/10万，大约30%的DVT患者发展为有症状性PE，另有40%是无症状性PE，后者可通过影像学检查发现。肺栓塞包括肺血栓栓塞症（pulmonary thromboembolism，PTE）、脂肪栓塞综合征、羊水栓塞、空气栓塞等，临床上90%以上的PE是血栓性栓塞，因此通常所称的PE即指PTE。引起PTE的血栓主要来源于DVT，PTE也是DVT的常见并发症。PE年发病率（60～70）/10万，仅美国每年就有约60万人次发病，美国每年约30万人死于急性PE，常经尸检才能确定诊断。有报道PE也是英国孕产妇死亡的最常见原因。

一、概述

肺血栓栓塞症（pulmonary thrombo embolism，PTE）为来自静脉系统或右心室的血栓阻塞肺动脉或其分支所致，以肺循环和呼吸功能障碍为其主要临床和病理生理特征。肺动脉发生栓塞后，若其支配区的肺组织因血流受阻或中断而发生坏死，称为肺梗死（pulmonary infarction，PI），但因肺部有肺动脉系统和体动脉系统（支气管动脉系统）两套血液循环，一般较少出现PI，尸解证实仅10%～15%的PE发生肺梗死。

（一）病因及危险因素

PTE的危险因素与VTE相同，包括任何可以导致静脉血液淤滞、静脉系统内皮损伤和血液高凝状态的因素。易发生VTE的危险因素包括原发性和继发性两类，原发性危险因素由遗传变异引起，常以反复静脉血栓栓塞为主要临床表现；继发性危险因素是指后天获得的易发生VTE的多种病理生理异常。这些危险因素可以单独存在，也可同时存在，协同作用，年龄作为独立的危险因素，随着年龄的增长，VTE的发病率逐渐增高。

（二）病理生理

下肢深静脉和骨盆的血栓脱落游移进入肺动脉，导致肺动脉栓塞，产生血流动力学异常和气体交换障碍。血流动力学对PE反应取决于栓子的大小、患者的基础心肺功能和神经代偿性适应能力。除物理阻塞作用，急性PE引起缩血管物质释放，产生肺动脉收缩及低氧血症，继而引起肺血管和右心室后负荷阻力增加。右心室后负荷的突然增加进一步引起右心室扩张和运动功能障碍，三尖瓣反流，甚至右心室功能衰竭，右心室功能衰竭即会快速进展为全身性低血压和心脏骤停。同时，右心室压力过高也会引起室间隔变窄，导致舒张期室间隔向左心室推挤，从而影响左心室充盈，这种效应促使左心房收缩时的血流发生变化，进一步影响左心室充盈。右心室压力过度还会使室壁张力增加，产生心肌氧供受限，代偿性消耗增多，导致心肌缺血。

气体交换障碍的机制包括通气血流灌注比例失调、总无效腔增加、右向左分流。动脉氧分压降低和肺泡动脉氧分压差增大是 2 个最常见的气体交换异常表现。过度通气引起低碳酸血症和呼吸性碱中毒。大面积 PE 时，解剖和生理无效腔明显增加，影响每分有效通气量，分钟有效通气量减少，产生高碳酸血症，因此高碳酸血症是病情严重或大面积 PE 的重要提示。

（三）临床表现

1. 症状和体征　PE 的临床症状多种多样，不同病例症状各异，且严重程度差异较大，缺乏特异性。典型的 PE 表现是呼吸困难、咳血和胸痛，习惯称为"肺梗死三联征"，事实上，仅约 20% 患者有此表现。起始出现的最常见表现是突然发作急性呼吸困难和心动过速，患者常自诉有焦虑、恐惧感。大面积 PE 患者，由于栓塞后肺血流突然受阻，10%～15% 出现昏厥，右心室压力增高引起右心室扩张和功能障碍，右心室扩张导致三尖瓣分离，出现反流和右心力衰竭的表现，如颈静脉曲张、心动过速、呼吸急促、低血压、三尖瓣区出现新的杂音、缺氧或血氧饱和度下降等。严重者出现休克表现，如肢端湿冷、脉搏细速、呼吸浅快、血压下降等。肺部听诊可无明显异常，但大面积 PE 或肺梗死者可能出现胸膜摩擦音，哮鸣音和细湿啰音。发热是 PE 患者经常伴随的症状之一，文献报道 T＞37.5℃者达 50%～57.1%，但一般小于 38.3℃，多数是短时的，峰值在发病当天出现，一周内逐渐消退，原因不甚明确。

肺栓塞各临床症状出现的频率分别是：①呼吸困难、气促（60%～90%）。②胸痛，包括胸膜炎样疼痛（40%～70%）、心绞痛样疼痛（4%～12%）和胸骨下痛（15%）。③晕厥（10%～15%），可为 PE 的唯一或首发症状。④烦躁不安、惊恐甚至濒死感（55%）。⑤咳血（10%～30%），常为小量咳血。⑥咳嗽（10%～37%）。⑦心悸（10%～20%）。各组体征出现的频率分别是：①呼吸急促（60%～70%）：呼吸频率＞20 次/min，是最常见的体征，低碳酸血症（80%），呼吸性碱中毒（90%）。②心动过速（30%～40%）。③血压变化，严重时可出现血压下降甚至休克（5%）。④发绀（11%～16%）。⑤发热（43%～57.1%）：多为低热，少数患者可有中度以上的发热（7%）。⑥颈静脉充盈或搏动（10%～12%）。⑦肺部可闻及哮鸣音（5%）和（或）细湿啰音（18%～51%），偶可闻及血管杂音。⑧胸腔积液的相应体征（24%～40%），单侧横膈升高（30%），肺膨胀不全（80%）。⑨肺动脉瓣区第二音亢进或分裂（23%～25%），$P_2＞A_2$，三尖瓣区收缩期杂音。⑩右心室扩张和运动机能减退（50%）。

2. 深静脉血栓的症状与体征　下肢 DVT 主要表现为患肢肿胀、周径增粗、疼痛或压痛、浅静脉扩张、皮肤色素沉着、行走后患肢易疲劳或肿胀加重，约半数或以上的下肢深静脉血栓患者无自觉临床症状和明显体征。

（四）辅助检查

1. 心电图（ECG）　超过 70% 的肺栓塞患者出现非特异性的 ECG 改变，这种改变多在发病后即刻便开始出现，以后随病程的发展演变而呈动态变化，心电图的动态改变较静态异常对于提示 PTE 意义更大。常见的 ECG 改变包括 $V_1～V_4$ 的 T 波改变和 ST 段异常；约 30% 的患者可出现 I 导联 S 波加深，Ⅲ 导联出现 Q 波和 T 波倒置呈所谓的"$S_IQ_{III}T_{III}$"征；其他 ECG 改变包括房性心律失常，完全或不完全右束支传导阻滞，肺型 P 波，电轴右偏，顺钟向转位，I、Ⅱ、$V_4～V_6$ 导联 ST 段抬高或压低。

2. 胸部 X 线片　常见的 X 线表现有区域性肺血管纹理变细、稀疏或消失，肺野透亮度增加；肺野局部浸润性阴影；以胸膜为基底尖端朝向肺门的楔形阴影，或外周以胸膜为基底凸面朝肺门的圆形致密影（hampton hump）（图 3-1A）；肺不张或膨胀不全；右下肺动脉干增宽或伴截断征，或扩张的肺动脉伴远端肺血管纹理稀疏（westermark 征）（图 3-1B）；肺动脉段膨隆及右心室扩大征；患侧横膈抬高；约 40% 的患者有少量或中量胸腔积液，少见的有右下肺动脉扩张（palla's 征）。这些 X 线改变是非特异性的，单凭 X 线胸片不能确诊或排除 PTE，但在提供疑似 PTE 线索和除外其他疾病方面，X 线胸片具有重要作用。

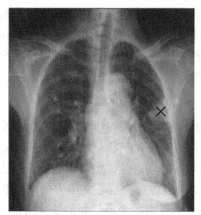
A.Hampton hump征

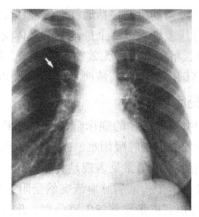
B.Westermark征

图 3 - 1　肺栓塞特殊 X 线表现

3. 动脉血气分析　PE 的常见血气表现为低氧血症，低碳酸血症，肺泡动脉血氧分压差（$P_{A-a}O_2$）增大。部分患者的结果可以正常。

4. 超声心动图（心超）　在提示诊断和除外其他心血管疾患方面有重要价值。严重的 PTE，心超可发现右室壁局部运动幅度降低；右心室和（或）右心房扩大；室间隔左移和运动异常；近端肺动脉扩张；三尖瓣反流速度增快；下腔静脉扩张，吸气时不萎陷，提示肺动脉高压、右心室高负荷和肺源性心脏病，可以提示或高度怀疑 PE，但不能作为确诊标准。心超为划分次大面积 PE 的依据。右心室壁如增厚，提示慢性肺源性心脏病，有助于诊断慢性栓塞。若在心右房或右心室发现血栓，与临床表现相吻，可以诊断 PE。

5. 血浆 D - 二聚体　D - 二聚体（D - dimer）是交联纤维蛋白降解产生的可溶性产物，是一个特异性的纤溶过程标记物。几乎所有 PE 患者血浆 D - 二聚体均有升高，因此 D - 二聚体对 PE 诊断极为敏感，敏感性高达 92% ～100%，但高龄者、孕妇、手术后、炎症状态、感染、创伤、组织坏死、心肾衰竭和肿瘤等情况均使 D - 二聚体升高，故其特异性较低，仅为 40% ～43%。然而，D - 二聚体的阴性预测作用高达 90%，若其含量 <500μg/L，可基本除外急性 PTE，这尤其适于门急诊的排除诊断。

6. CT（螺旋 CT 或电子束 CT、造影）　能够发现段以上肺动脉内的栓子，是肺栓塞的确诊手段之一。CT 诊断肺栓塞的敏感性为 88.9%（53% ～100%），特异性为 94.6%（79% ～100%），阴性率为 1.5%。电子束 CT 扫描速度更快，可在很大程度上避免因心跳和呼吸的影响而产生的伪影。

急性 PE 的直接征象为肺动脉内的低密度充盈缺损，部分或完全包围在不透光的血流之间（轨道征，railway track 征），血管断面有"polomint 征"或者呈完全充盈缺损，远端血管不显影；周围的充盈缺损与动脉壁形成锐角，与邻近血管相比，受累动脉可能有扩张，管径增粗；间接征象包括肺野楔形密度增高影，条带状的高密度区或盘状肺不张，中心肺动脉扩张及远端血管分支减少或消失等。可以伴有右心室功能衰竭的 CT 造影改变，如右心室扩张（短轴可见右心室腔较左心室宽大），伴或不伴造影剂流入心室间静脉；心室间隔向左心室偏移；或肺栓塞指数超过 60%。

慢性肺栓塞 CT 诊断包括：CT 显示受累血管比邻近血管更小些；管腔内充盈缺损形成月牙形影，造影剂与管壁形成钝角；造影剂流增宽多见于小动脉；造影剂 - 充盈动脉之间形成网格状或活瓣状；间接征象包括支气管扩张或有其他伴行血管形成，伴有马赛克样灌注图形，或偏心性血管钙化，其他辅助征象还可包括肺动脉高压（肺动脉直径 >33mm）和心包积液。CT 对亚段 PE 的诊断价值有限。CT 扫描还可以同时显示与急性肺栓塞表现相似的其他肺及肺外胸部疾患如心包炎（表现为心包增厚或积液）、急性心肌梗死（表现为冠脉充盈缺损或心肌灌注缺损）、主动脉夹层、食管炎，少见的有食管破裂，其他还有肺炎、肺癌、胸膜疾病（如气胸和胸膜炎），胸壁异常如肋骨骨折等。

7. 核素肺通气/灌注扫描　通气/灌注扫描用于 PE 诊断已有 30 年历史，是诊断 PE 最重要方法之一。典型征象是肺部通气正常，灌注缺损，即通气 - 灌注显像不匹配或通气/血流比例失衡。许多疾病可以出现肺通气/血流状况异常改变，需密切结合临床进行判读。扫描结果一般分为三类：①高度可能：

其征象为至少一个或更多叶段的局部灌注缺损而该部位通气良好或 X 线胸片无异常。②低度可能：正常或接近正常。③中度可能：即非诊断性异常，其征象介于高度可能与正常之间。一半以上疑似 PE 的患者是非诊断性结果（即低或中度可能），其中约有 25% 是 PE，此在患者需要结合其他诊断如 CT 血管造影（CTPA）或磁共振血管造影（MRA）等进一步确诊。

8. 磁共振成像（MRI） 对段以上肺动脉内栓子诊断的敏感性和特异性均较高，避免了注射碘造影剂的缺点，与肺血管造影相比，患者更易于接受。适用于碘造影剂过敏的患者。MRI 具有潜在的识别新旧血栓的能力，有可能为将来确定溶栓方案提供依据。不足之处是，目前的 MRI 检查所需时间较 CT 长，一些患者可能不耐受。

9. 肺动脉造影 肺动脉造影仍为 PTE 诊断的"金标准"，其敏感性约为 98%，特异性为 95% ~ 98%。PTE 的直接征象有肺血管内造影剂充盈缺损，伴或不伴轨道征的血流阻断；间接征象有肺动脉造影剂流动缓慢，局部低灌注，静脉回流延迟等。如缺乏 PTE 的直接征象，不能诊断 PTE。肺动脉造影是一种有创性检查，需要经验丰富的专家方可操作，否则易发生致命性并发症，应严格掌握适应证。由于其他相对无创影像技术的广泛应用，肺动脉造影已很少使用，但在其他影像学检查无法确定诊断而又高度怀疑为 PE 时，仍应考虑做造影检查以明确诊断。

10. DVT 及检查 临床上可将 DVT 分为以下五类：有症状的近端 DVT；无症状的近端 DVT；腓肠肌 DVT；复发性、慢性下肢 DVT；上肢静脉血栓形成。DVT 诊断方法很多，下肢静脉造影仍是诊断 DVT 的金标准。其他主要技术有，①超声技术：可以发现 95% 以上的近端下肢静脉内的血栓。对腓静脉和无症状的下肢深静脉血栓，其检查阳性率较低。②MRI：对有症状的急性 DVT 诊断的敏感性和特异性可达 90% ~ 100%，MRI 还可试用于检测无症状的下肢 DVT。MRI 在检出盆腔和上肢深静脉血栓方面有优势，但对腓静脉血栓其敏感性不如静脉造影。③肢体阻抗容积图（IPG）：可间接提示静脉血栓形成，对有症状的近端 DVT 具有很高的敏感性和特异性，对无症状的下肢静脉血栓敏感性低。④放射性核素静脉造影：属无创性 DVT 检测方法，常与肺灌注扫描联合进行，也适用于对造影剂过敏者。⑤静脉造影：可显示静脉堵塞的部位、范围、程度及侧支循环和静脉功能状态，其诊断敏感性和特异性接近 100%。

二、诊疗

（一）一般监护治疗

对高度疑诊或确诊 PTE 者，应绝对卧床休息，保持大便通畅，消除焦虑和惊恐症状，适当镇静、镇痛等处理，严密监护呼吸、心电、血压、静脉压、血氧饱和度或血气分析等生命体征或生命征相关性征象。肺栓塞的主要处理方法包括内科处理（容量复苏、使用升压药、抗凝治疗、溶栓治疗）和外科处理（经静脉导管血栓抽吸术、下腔静脉滤器放置、肺动脉血栓摘除术或取栓术）。

（二）稳定血流动力学和呼吸支持

循环支持主要是维持血压，保持气管通畅和预防新的血栓形成。而气管管理和保持氧供是首要处理步骤。对有低氧血症的患者，采用经鼻导管或面罩吸氧，对并发严重的呼吸衰竭者，应早发现并给予经鼻/面罩无创性机械通气或经气管插管行机械通气，躁动者可少量给予镇静，但应注意镇静药对血压的负性影响，通气过程中注意正压通气支持对循环功能的影响。应避免做气管切开，以免在抗凝或溶栓过程中局部大量出血。

初始低血压者应在 1 ~ 2h 内给予约 1 000mL 晶体液进行容量复苏，在充分容量复苏的情况下血压仍不升高者，应考虑给予升压药如去甲肾上腺素、肾上腺素、多巴胺或去氧肾上腺素。注意容量复苏时不要产生输液过度，否则易引起右心负荷进一步加重。对于出现右心功能不全，心排血量下降，但血压尚正常的病例，可予具有一定肺血管扩张作用和正性肌力作用得多巴酚丁胺和多巴胺。

（三）溶栓治疗

根据英国胸科协会的推荐，溶栓主要适于急性大面积性肺栓塞，即 PE 引起心血管功能衰竭者，因为这种情况很有可能引起心搏骤停。方法是阿替普酶（rt-PA）50mg，静脉注射30min；或100mg，静脉滴注时间不低于2h；或尿激酶（或链激酶）25万IU，静脉注射30min，继之10万IU/h，静脉注射24~72h；或尿激酶4 400IU/kg，静脉注射10min，继之4 400IU/（kg·h），静脉滴注12h。对于次大面积PE，溶栓治疗仍有争议，对血流动力学不稳定、有肺动脉高压和右心室功能障碍的次大面积PE，支持进行溶栓治疗，方法是阿替普酶100mg，静脉滴注时间不低于90min。溶栓治疗可迅速溶解部分或全部血栓，恢复肺组织再灌注，减小肺动脉阻力，降低肺动脉压，改善右心室功能，减少严重PTE患者的病死率和复发率，但20%有出血并发症，3%的患者并发颅内出血，因此应慎重选择溶栓适应证。溶栓时间无绝对规定，一般2周内均可溶栓治疗。

溶栓的绝对禁忌证是活动性内出血和近期自发性颅内出血。相对禁忌证有：10d内的外科大手术、分娩、器官活检或不能用压迫止血的部位行血管穿刺；2个月内的缺血性脑卒中；10d内的胃肠道出血；6个月内的内出血；15d内的严重创伤；1个月内的神经外科或眼科手术；未能控制的重度高血压（收缩压>180~200mmHg，舒张压>100~110mmHg）；近期曾行心肺复苏；血小板计数<100 000/mm^{3}或PT少于正常的50%；妊娠；感染性心内膜炎；心包炎；糖尿病出血性视网膜病变；出血性疾病；严重肝肾功能不全；颅内病变（动脉瘤、动静脉畸形、新生物）；动脉瘤。由于大面积PTE本身会对生命造成极大威胁，因此绝对禁忌证应被视为相对禁忌。

（四）开胸肺动脉血栓摘除术（open surgical embolectomy）

虽然溶栓疗效不尽如人意，由于其简便易行得到广泛使用，外科手术已明显减少。开胸手术适于三类患者：急性大面积PE、溶栓禁忌证的PE、溶栓或内科保守治疗无效的大面积PE。理想的手术适应证是患者肺动脉主干或大分支不全阻塞，无持续，肺动脉高压者。手术治疗结果不乐观，因为多数接受手术的是濒死患者，手术死亡率高20%~50%，手术死亡取决于术前复苏、年龄、症状持续时间、肺栓塞的次数，但术后长期（8年）存活率可高达71%。

（五）抗凝治疗

抗凝治疗是PTE和DVT的基本治疗方法，可有效防止血栓再形成和复发，同时机体自身纤溶机制溶解已形成的血栓。一旦疑诊或确诊为大面积PE，便应开始使用高于常规用量的肝素治疗，大多数患者需用至少10 000IU，静脉注射，继之1 250IU/h，或肝素80U/kg，iv，继之18IU/（kg·h）。目标是维持部分凝血活酶时间（APTT）≥80s（范围60~100s），初次测定APTT应是开始使用肝素后6h。

在开始使用肝素后2~3d便应开始加用华法林，其半衰期36~48h，使用华法林后至少2d才能显示其对凝血功能的影响。肝素与华法林应重叠使用至少4d，目标值是维持国际标准化比率（INR）在2.0~3.0，持续3~6个月。华法林禁用于孕妇，特别是妊娠前三月抗凝应使用肝素替代，分娩前6周也不应使用华法林，但哺乳期可以使用，因为它不经乳汁分泌。

低分子肝素与肝素一样有效和安全，且无须监测凝血功能，半衰期更长，皮下给药而无须静脉使用，经肾清除（普通肝素经肝清除），也有研究认为它更适用于次大面积PE。但肝素与低分子肝素均易产生肝素诱导性血小板减少症（HIT），如果确认发生HIT，应更换为阿加托班（Argatroban）或Lepirudin（重组水蛭素）。

最近美国食品与药物管理局（FDA）证实Fondaparinux可以达到与肝素相似的抗凝功效，适用于血流动力学稳定的DVT和PE患者。Fondaparinux是一种合成的戊多糖，特异性抗活化X因子（Xa）。其特点是经肾清除，不会引起HIT，每日1次，经皮下注射给药，根据体重确定剂量：50kg以下者给予5mg，50~100kg者给予7.5mg，100kg以上者给予10mg，无须更调整剂量。

值得注意的是，应用肝素/低分子肝素前应测定基础APTT、PT及血常规等，及是否存在抗凝治疗的相对禁忌证如活动性出血，凝血功能障碍，血小板减少，未能控制的严重高血压等。

（六）下腔静脉滤器（inferior vena cava filters，IVC）

下腔静脉滤器（经皮安置）最早始于20世纪80年代，主要预防下腔静脉血栓脱落引起PE，它适于抗凝禁忌，反复发生PE，和接受开胸取栓术者。并发症包括：插入点血栓形成、滤器移位、侵蚀下腔静脉管壁（穿透）、引起下腔静脉阻塞等，因此安置 IVC 的患者一般需长期抗凝治疗（维持 INR 于 2～3）。

（七）经皮导管血栓切除术（percutaneous catheter thrombectomy，PCT）

PCT 是溶栓和手术血栓摘除术恢复右心室功能衰竭和心源性休克的唯一替代方法。大约 1/3 的大面积 PE 患者因绝对禁忌证无法溶栓治疗，而且并非所有医院均能全天候作急诊开胸血栓摘除手术，因此导管血栓切除术是良好选择。理想的 PCT 要求：熟练快速地将导管插入到肺动脉主干，用导管碎解和抽吸肺动脉内巨大血栓或行球囊血管成形，有效解决肺动脉主干内的栓子以恢复血流动力学；逆转右心室功能和心源性休克；不引起心脏结构或肺动脉损伤。主要并发症有穿孔或心血管结构夹层（动脉夹层）、心包填塞、肺出血、远端血栓栓塞，其他并发症包括出血、心律失常、造影剂诱导性肾病、造影剂过敏，及血管通路并发症如血肿、假性动脉瘤或动静脉瘘。为减少穿孔和夹层风险，PCT 仅适于肺动脉主干和肺叶动脉栓塞，段及以下肺动脉栓塞不做 PCT，而且只要血流动力学改善，不论造影结果如何，便应终止手术。

（八）预防

对有发生 VTE 危险因素的病例，宜根据临床情况采用机械或药物预防。机械预防措施，包括渐进式使用加压弹力袜、间歇序贯充气泵以增强内源性纤溶作用和预防性使用下腔静脉滤器等；药物预防措施，包括皮下注射肝素、低分子肝素、华法林和 Fondaparinux。

三、护理

（一）护理评估

（1）溶栓中：①观察生命体征及有无出血倾向。②观察有无呼吸急促、喘憋的情况。③注意观察神志及瞳孔的变化，以判断有无颅内出血。

（2）溶栓后

1）继续观察有无胸痛、咳嗽、咳血、气短加重等症状，预防新的血栓栓塞。

2）继续观察双下肢的变化，有无酸胀、乏力、肿胀、双下肢不对称等。

3）观察与护理出血并发症。出血并发症可发生在溶栓治疗过程中，也可发生在溶栓治疗结束后。应注意复查血常规、血小板计数，如果出现不明原因的血红蛋白、红细胞计数下降时，应注意是否有出血并发症。①皮肤、黏膜出血：最常见，包括皮肤、穿刺点、牙龈、鼻腔等，尤其要注意观察曾进行深部血管穿刺的部位是否有血肿形成。注意测血压时袖带不可长时间捆绑，必要时采用手动测血压。应尽量减少穿刺次数，穿刺后应延长按压时间，特别是动脉穿刺后。②脑出血：注意观察神志及瞳孔的变化。③消化道出血：注意观察胃内容物、呕吐物及粪便的颜色。④腹膜后出血：这种情况隐匿，多表现为原因不明的休克。⑤泌尿系统出血：注意观察尿色。⑥呼吸道出血：注意观察有无血性痰，偶为小量咳血。

（二）护理要点及措施

（1）心理护理：溶栓后患者自觉症状减轻，均有想下床活动的想法，这时护理人员耐心解释，使患者能了解溶栓后仍需要卧床休息，以免栓子脱落造成再栓塞。

（2）有效制动：急性肺栓塞溶栓后，下肢深静脉血栓松动，极易脱落，绝对卧床休息 2 周，不能做双下肢的动作及双下肢按摩，另外要避免负压增加的因素，如有上呼吸道感染要积极治疗，以免咳嗽时腹压增大，造成栓子脱落，卧床期间所有检查均要平车接送。

（3）休息：肺栓塞活动期绝对卧床休息，一般卧床时间在充分抗凝血的前提下卧床休息 2～3 周；无明显症状且生活能自理者也应卧床，床上活动时避免突然坐起，并注意不要过度屈曲下肢，严禁挤压、按摩患肢，防止血栓脱落造成再次肺栓塞。

（4）饮食护理：宜食用蛋白质、维生素、纤维素含量高的食物，少食用油腻、高胆固醇的食物，禁食硬辣食物，保持平衡膳食和良好的饮食习惯。牢记高脂饮食和富含维生素 K 的食物（如卷心菜、菜花、莴苣、绿萝卜、洋葱、鱼肉等）可以干扰抗凝血药物（如华法林）的药效。因此在口服抗凝药物期间应减少使用富含维生素 K 的食物和蔬菜。

（5）对有低氧血症的患者，可经鼻导管或面罩给氧。当并发严重呼吸衰竭时可使用经鼻面罩无创机械通气或经气管插管机械通气，避免气管切开，以免在抗凝过程中发生局部难以控制的大出血。

（6）预防便秘：保持排便通畅，以免因腹压突增使深静脉血栓脱落，必要时给予缓泻剂。

（7）皮肤护理：由于急性期限制患者活动，以卧床休息为主，应注意观察患者受压部位皮肤颜色的变化。保持床单的整洁、干燥的同时，可以在患者受压的骨隆突处使用压疮贴以防止压疮的发生。告知患者用药期间避免创伤和出血，应用软毛刷刷牙，使用电动剃须刀刮胡子。

（8）保持口腔清洁，软毛刷刷牙，也可用生理盐水或温水漱口。

（三）健康教育

（1）定期随诊，按时服药，特别是抗凝血药服用一定要按医嘱服用，刺激性药物饭后服用。

（2）自我观察出血现象。

（3）按照医嘱定期复查抗凝血指标，并学会看抗凝血指标化验单。

（4）平时生活中注意下肢活动，有下肢静脉曲张者可穿弹力袜等，避免下肢深静脉血液滞留，血栓复发。

（5）病情有变化时及时就医。

（许晓如）

第三节　肺脓肿

肺脓肿是由多种病原菌引起肺实质坏死的肺部化脓性感染。早期为肺组织的化脓性炎症，继而坏死、液化，由肉芽组织包绕形成脓肿。临床特征为高热、咳嗽和咳大量脓臭痰。胸部 X 线显示 1 个或多发的含气液平的空洞，如多个直径小于 2cm 的空洞则称为坏死性肺炎。本病可见于任何年龄，青壮年男性及年老体弱有基础疾病者多见。自抗生素广泛应用以来，肺脓肿发病率明显降低。

病原体常为上呼吸道、口腔的定植菌，包括需氧、厌氧和兼性厌氧菌。90% 肺脓肿患者并发厌氧菌感染。常见的其他病原体包括金黄葡萄球菌、化脓性链球菌、肺炎克雷白杆菌和铜绿假单胞菌。根据感染途径，肺脓肿可分为三种类型：吸入性肺脓肿、继发性肺脓肿和血源性肺脓肿。

一、护理评估

（一）健康史

了解患者有无意识障碍、肺部感染，及齿、口、鼻咽部感染等相关病史；询问有无手术、劳累、醉酒、受凉和脑血管病等病史，及身体其他部位的感染病史；了解细菌的来源和脓肿的发生方式。

（二）身体评估

1. **症状**　急性起病，畏寒、高热，体温达 39～40℃，伴有咳嗽、咳黏痰或黏液脓性痰。炎症累及壁层胸膜可引起胸痛，且与呼吸有关。病变范围大时可出现气促。此外还有精神不振、全身乏力、食欲减退等全身中毒症状。如感染控制不及时，可于发病的 10～14d，突然咳出大量脓臭痰及坏死组织，每日可达 300～500mL，静置后可分为 3 层。偶有 1/3 患者有不同程度的咳血，偶有中、大量咳血而突然窒息致死。一般在咳出大量脓痰后，体温明显下降，全身中毒症状随之减轻，数周内一般情况逐渐恢复正常。肺脓肿破溃到胸膜腔，可出现突发性胸痛、气急，出现脓气胸。部分患者缓慢发病，仅有一般的呼吸道感染症状。血源性肺脓肿多先有原发病灶引起的畏寒、高热等全身脓毒症的表现。经数日或数周后才出现咳嗽、咳痰，痰量不多，极少咳血。慢性肺脓肿患者常有咳嗽、咳脓痰、反复发热和咳血，持续数周到数日。可有贫血、消瘦等慢性中毒症状。

2. **体征**　与肺脓肿的大小和部位有关。初起时肺部可无阳性体征，或患侧可闻及湿啰音；病变继续发展，可出现肺实变体征，可闻及支气管呼吸音；肺脓腔增大时，可出现空瓮音；病变累及胸膜可闻及胸膜摩擦音或呈现胸腔积液体征。血源性肺脓肿多无阳性体征。慢性肺脓肿常有杵状指（趾）。

（三）心理 - 社会状况

急性肺脓肿起病急，症状明显，患者易产生紧张不安的情绪；慢性肺脓肿病程长，破坏了正常的工作、生活秩序，咳出大量脓性臭痰，无论对本人还是其他人都是一种不良刺激，患者常出现情绪抑郁，表现为悲观、失望、焦虑等。

（四）辅助检查

1. 血常规检查　急性肺脓肿血白细胞总数可达（2～3）×10^{10}/L，中性粒细胞在90％以上，核明显左移，常有中毒颗粒。慢性患者的白细胞可稍有升高或正常，红细胞和血红蛋白减少。

2. 痰细菌学检查　气管深部痰标本细菌培养可有厌氧菌和（或）需氧菌存在。

3. 胸部X线检查　X线胸片早期可见大片浓密模糊浸润阴影，边缘不清或团片状浓密阴影。脓肿形成，脓液排出后，可见圆形透亮区及液平面。经脓液引流和抗生素治疗后，周围炎症先吸收，最后可仅残留纤维条索状阴影。血源性肺脓肿典型表现为两肺外侧有多发球形致密阴影，大小不一，中央有小脓腔和气液平面。

4. 纤维支气管镜检查　有助于明确病因、病原学诊断及治疗。

二、治疗原则

本病的治疗原则是抗菌药物治疗和脓液引流。

（1）抗菌药物治疗：一般选用青霉素。对青霉素过敏或不敏感者，可用林可霉素、克林霉素或甲硝唑等药物。若疗效不佳，要注意根据细菌培养和药物敏感试验结果选用有效抗菌药物。

（2）脓液引流：是提高疗效的有效措施。痰液黏稠不易咳出者可用祛痰药或雾化吸入生理盐水、祛痰药或支气管舒张剂以利痰液引流。身体状况较好者可采取体位引流排痰。

（3）支气管肺泡灌洗术（bronchoalveolar lavage，BAL）：是一种介入性操作，在纤维支气管镜直视下操作，能有效清除肺脓肿腔内的脓性分泌物，并可直接注入抗生素。

（4）手术治疗。

三、护理措施

1. 环境　肺脓肿患者咳痰量大，常有厌氧菌感染，痰有臭味，应保持室内空气流通，同时注意保暖，如有条件最好住单间。

2. 饮食护理　由于脓肿的肺组织在全身消耗严重的情况下修复困难，机体需要较强的支持疗法，应加强营养，给予高蛋白、高维生素、高热量、易消化饮食，食欲欠佳者应少量多餐。

3. 咳嗽、咳痰的护理　肺脓肿患者通过咳嗽排出大量脓痰。应鼓励患者进行有效的咳嗽，经常活动和变换体位，以利痰液排出。鼓励患者增加液体摄入量，以促进体内的水化作用，使脓痰稀释而易于咳出。要注意观察痰的颜色、性质、气味和静置后是否分层。准确记录24h痰液排出量。当发现血痰时，应及时报告医生，若痰中血量较多，要严密观察病情变化，并准备好抢救药品和用品，嘱患者头偏向一侧，最好取患侧卧位，注意大咳血或窒息的发生。

4. 体位引流的护理　体位引流有利于大量脓痰排出体外，根据病变部位采用肺段、支气管引流的体位，使支气管内痰液借重力作用，经支气管、气管排出体外。对脓痰甚多，且体质虚弱的患者应做监护，以免大量脓痰涌出但无力咳出而窒息。年老体弱、呼吸困难明显者或在高热、咳血期间不宜行体位引流。必要时，应用负压吸引器给予经口吸痰或支气管镜抽吸排痰。痰量不多，中毒症状严重，提示引流不畅，应积极进行体位引流。发绀、呼吸困难、胸痛明显者，应警惕脓气胸。

5. 口腔护理　肺脓肿患者高热时间较长，唾液分泌减少，口腔黏膜干燥；又因咳大量脓臭痰，利于细菌繁殖，易引起口腔炎及黏膜溃疡；而大量抗生素的应用，易诱发真菌感染。因此要在晨起、饭后、体位引流后、临睡前协助患者漱口，做好口腔护理。

6. 用药护理　遵医嘱给予抗生素、祛痰药、支气管扩张剂，或给予雾化吸入。以利痰液稀释、排出。

7. 心理护理　本病患者常有焦虑、抑郁、内疚等不良心理状态。护理人员应富有同情心和责任感，向患者解释肺脓肿的有关知识，多进行安慰，对患者提出的问题耐心解答，建立，良好的护患关系，使患者能积极主动配合治疗，以缩短疗程，争取早日彻底康复。

四、健康教育

1. 疾病预防指导　让患者了解肺脓肿的感染途径，彻底治疗口腔、上呼吸道慢性感染病灶如龋齿、化脓性扁桃体炎、鼻窦炎、牙周溢脓等，以防止病灶分泌物吸入肺内，诱发感染。重视口腔清洁，经常漱口，多饮水，预防口腔炎的发生。积极治疗皮肤外伤感染、痈、疖等化脓性病灶，不挤压痈、疖，防止血源性肺脓肿的发生。不酗酒。

2. 疾病知识指导　如下所述。

（1）教会患者有效咳嗽、体位引流的方法，及时排出呼吸道异物，防止吸入性感染，保持呼吸道通畅，促进病变的愈合。

（2）指导慢性病、年老体弱患者家属经常为患者翻身、叩背，促进痰液排出，疑有异物吸入时要及时清除。

（3）肺脓肿患者的抗生素治疗需时较长，才能治愈，防止病情反复。患者及家属应了解其重要性，遵从治疗计划。

（许晓如）

第四节　肺结核

肺结核是由结核分枝杆菌引起的肺部慢性传染性疾病。结核分枝杆菌可侵及全身多个脏器，以肺结核最常见。临床常有低热、盗汗、消瘦、乏力及咳嗽、咳血等表现。

肺结核在当今仍然是严重危害人类健康的主要传染病，是全球关注的公共卫生和社会问题，也是我国重点控制的主要疾病之一。20世纪60年代起，化学治疗成为控制结核病的有效方法，使新发结核病治愈率达95%以上。但20世纪80年代中期以来，结核病出现全球恶化趋势，WHO于1993年宣布结核病处于"全球紧急状态"，动员和要求各国政府大力加强结核病的控制工作。在我国，结核病总的疫情虽有明显下降，但流行形势仍十分严峻。中国是世界上结核病疫情负担最重的22个国家之一，疫情呈"三高一低"，即患病率高、死亡率高、耐药率高、年递减率低，全国有近半的人口曾受结核分枝杆菌感染，2000年统计结果显示，活动性肺结核患者约500万，占世界结核患者总数的1/4，每年因结核病死亡的人数约13万，是全国十大死亡病因之一。因此结核病的防治仍然是一个严重的、需要高度重视的公共卫生和社会问题。

一、护理评估

（一）健康史

护士应注意询问患者家族史、个人健康史等情况，有无与结核患者亲密接触史，家族中有无结核患者，是否有同室生活、共同进餐的情况；有无麻疹、糖尿病、艾滋病、慢性疾病、营养不良或使用糖皮质激素、免疫抑制剂等状况；了解病程经过、以往诊断和治疗情况。

（二）身体评估

1. 症状　包括呼吸系统症状和全身症状。

（1）呼吸系统症状

1）咳嗽咳痰：是肺结核最常见症状。咳嗽较轻，干咳或少量黏液痰。有空洞形成时，痰量增多，若合并其他细菌感染，痰可呈脓性。

2）咳血：1/3～1/2 的患者有咳血。咳血量多少不定，多数患者为少量咳血，少数为大咳血。

3）胸痛：结核累及胸膜时可表现为胸痛，为胸膜性胸痛，且随呼吸运动和咳嗽加重。

4）呼吸困难：多见于干酪样肺炎和大量胸腔积液患者，也可见于纤维空洞性肺结核的患者。

（2）全身症状：发热为最常见症状，多为长期午后潮热，即下午或傍晚体温开始升高，翌晨降至正常。部分患者有乏力、盗汗、食欲减退和体重减轻等全身性症状。育龄妇女可有月经不调或闭经。

2. 体征　取决于病变性质和范围。病变范围小或位置深者，可以没有任何体征；渗出性病变范围较大或干酪样坏死时，则可以有肺实变体征，如触觉语颤增强、叩诊浊音、听诊闻及支气管呼吸音和细湿啰音。当有较大范围的纤维条索形成时，气管向患侧移位，患侧胸廓塌陷、叩诊浊音、听诊呼吸音减弱并可闻及湿啰音。结核性胸膜炎时有胸腔积液体征：气管向健侧移位，患侧胸廓望诊饱满、触觉语颤减弱、叩诊实音，听诊呼吸音消失。支气管结核可有局限性哮鸣音。

（三）心理－社会状况

了解患者及家属对结核病知识了解的程度，评估患者因患病及隔离治疗是否表现有焦虑、忧郁、恐惧、悲观、自卑、孤独、退缩等心理变化，评估患者的社会支持系统；家庭成员对患者的态度、关心程度，照顾的方式，经济状况等。

（四）辅助检查

1. 痰结核分枝杆菌检查　是确诊肺结核、制定化学治疗方案和考核治疗效果的主要依据。痰涂片抗酸染色镜检快速简便，若抗酸杆菌阳性，肺结核诊断基本可成立。痰培养更为精确，常作为结核病诊断的金标准。

2. 影像学检查　胸部 X 线检查是诊断肺结核的重要方法，可以发现早期轻微的结核病变，确定病变范围、部位、形态、密度与周围组织的关系。CT 检查易发现隐蔽的病变，而减少微小病变的漏诊。

3. 结核菌素试验　用于检出结核分枝杆菌感染，而不能检出结核病。WHO 和国际防痨和肺病联合会推荐使用的结核菌素为纯蛋白衍化物（purified protein derivative，PPD）以便于国际间结核感染率的比较。通常在左前臂屈侧中部皮内注射 0.1mL（5U），试验后 48～72h 观察和记录结果，测量皮肤硬结的横径和纵径，得出平均直径 =（横径 + 纵径）/2，而不是红晕的直径，硬结直径≤4mm 为阴性，5～9mm 为弱阳性，10～19mm 为阳性，≥20mm 或局部出现水疱、坏死和淋巴管炎为强阳性反应。

结核菌素实验阳性仅表示有结核分枝杆菌感染，并不一定现在患病，若呈强阳性，常提示活动性结核病。结核菌素实验对婴幼儿的诊断价值大于成人，3 岁以下强阳性反应者，应视为有新近感染的活动性肺结核，如果 2 年内结核菌素反应从 <10mm 增加至 10mm 以上，并增加 6mm 以上时可认为有新近感染。

结核菌素试验阴性除见于机体未感染结核分枝杆菌，还见于结核感染后 4～8 周以内，处于变态反应前期；免疫力下降或免疫受抑制，如应用糖皮质激素、淋巴细胞免疫系统缺陷、麻疹、百日咳、严重结核病和危重患者。

二、治疗原则

1. 抗结核化学药物治疗（简称化疗）　化学治疗的主要作用在于迅速杀死病灶中大量繁殖的结核分枝杆菌，使患者由传染性转为非传染性。防止获得性耐药变异菌的产生。彻底杀灭结核病变中静止或代谢缓慢的结核分枝杆菌，使患者达到临床治愈和生物学治愈的目的。

（1）化学治疗的原则：早期、规律、全程、适量和联合治疗是化学治疗的原则。整个化疗方案分强化和巩固两个阶段。

（2）常用抗结核药物：常用抗结核药的剂量和主要不良反应见表 3－2。

表3-2　常用抗结核药的剂量和主要不良反应

药名（缩写）	每日剂量（g）	间歇疗法一日量（g）	主要不良反应	注意事项
异烟肼（H，INH）	0.3	0.6~0.8	周围神经炎，偶有肝损害	避免与抗酸药同时服用，注意消化道反应，肢体远端感觉及精神状态
利福平（R，RFP）	0.45~0.6*	0.6~0.9	肝损害，变态反应	体液及分泌物会呈橘黄色，使接触镜（隐形眼镜）永久变色；监测肝脏毒性及变态反应；加速口服避孕药、降糖药、茶碱、抗凝血剂等药物的排泄，使药效降低或失败
链霉素（S，SM）	0.75~1.0（老年人每次0.75）	0.75~1.0	听力障碍、眩晕、肾损害、口周麻木、过敏性皮疹等	注意听力变化及有无平衡失调，用药前和用药后1~2个月进行听力检查
吡嗪酰胺（Z，PZA）	1.5~2.0	2~3	胃肠不适、肝损害、高尿酸血症、关节痛	警惕肝脏毒性反应，监测肝功能，定期监测ALT；注意关节疼痛、皮疹等反应，监测血清尿酸
乙胺丁醇（E，EMB）	0.75~1.0**	1.5~2.0	视神经炎	检查视觉灵敏度和颜色的鉴别力（用药前、用药后每1~2个月1次）
对氨基水杨酸钠（P，PAS）	8~12***	10~12	胃肠反应、变态反应、肝损害	监测不良反应的症状、体征、定期复查肝功能

注：*：体重<50kg用0.45g，≥50kg用0.6g；S、Z用量亦按体重调节；

**：前2个月25mg/kg，其后减至15mg/kg；

***：每日分2次服用（其他药均为每天1次）。

（3）统一标准化学治疗方案

1）初治涂阳肺结核治疗方案（含初治涂阴有空洞形成或粟粒型肺结核）

a. 每日用药方案：强化期：异烟肼、利福平、吡嗪酰胺和乙胺丁醇，顿服，2个月；巩固期：异烟肼、利福平，顿服，4个月。简写为：2HRZE/4HR。

b. 间歇用药方案：强化期：异烟肼、利福平、吡嗪酰胺和乙胺丁醇，隔日1次或每周3次，2个月；巩固期：异烟肼、利福平，隔日1次或每周3次，4个月。简写为：2HRZE/4HR。

2）复治涂阳肺结核治疗方案

a. 每日用药方案：强化期：异烟肼、利福平、吡嗪酰胺、链霉素和乙胺丁醇，每日1次，2个月；巩固期：异烟肼、利福平和乙胺丁醇，每日1次，4~6个月。巩固期治疗4个月时，痰菌未转阴，可继续延长治疗期2个月。简写为：2HRZSE/4~6HRE。

b. 间歇用药方案：强化期：异烟肼、利福平、吡嗪酰胺、链霉素和乙胺丁醇，隔日1次或每周3次，2个月；巩固期：异烟肼、利福平和乙胺丁醇，隔日1次或每周3次，6个月。简写为：2HRZSE/6HRE。

3）初治涂阴肺结核治疗方案

a. 每日用药方案：强化期：异烟肼、利福平、吡嗪酰胺，每日1次，2个月；巩固期：异烟肼、利福平，每日1次，4个月。简写为：2HRZ/4HR。

b. 间歇用药方案：强化期：异烟肼、利福平、吡嗪酰胺，隔日1次或每周3次，2个月；巩固期：异烟肼、利福平，隔日1次或每周3次，4个月。简写为：2HRZ/4HR。

上述间歇方案为我国结核病规划所采用，但必须采用全程督导化疗管理，以保证患者不间断地规律用药。

2. 对症治疗　如下所述。

（1）毒性症状：有效抗结核治疗1~2周，毒性症状可消失，无须特殊处理。高热或大量胸腔积液者可在使用有效抗结核药物同时，加用糖皮质激素，可能减轻炎症和变态反应引起的症状。

（2）咯血：若仅痰中带血或小量咯血，以卧床休息、止咳、镇静等对症治疗为主。可用氨基己酸、氨甲苯酸、酚磺乙胺等药物止血。中等或大量咯血时应严格卧床休息，应用垂体后叶素止血，必要时可经支气管镜局部止血，或插入球囊导管，压迫止血。若咯血量过多，可酌情适量输血。

3. 手术治疗　当前肺结核外科手术治疗主要的适应证是经合理化学治疗无效、多重耐药的厚壁空洞、大块干酪灶、结核性脓胸、支气管胸膜瘘和大咯血保守治疗无效者。

三、护理措施

1. 休息与活动　如下所述。

（1）肺结核患者症状明显，有咯血、高热等严重结核病毒性症状，或结核性胸膜炎伴大量胸腔积液者，应当卧床休息。

（2）恢复期患者可适当增加户外活动，如散步、打太极、做保健操等，充分调动人体内在的自身康复能力，增进机体免疫功能，提高机体的抗病能力。

（3）轻症患者在坚持化学治疗的同时，可进行正常工作，但应避免劳累和重体力劳动，保证充足的睡眠和休息，做到劳逸结合。

（4）痰涂阴性和经有效抗结核治疗4周以上的患者，没有传染性或只有极低的传染性，应鼓励患者过正常的家庭和社会生活，有助于减轻肺结核患者的社会隔离感和因患病引起的焦虑情绪。

2. 饮食　为患者制订全面的饮食营养计划，提供高热量、高蛋白、富含维生素的饮食，如鱼、肉、蛋、牛奶豆制品、蔬菜和水果等；增进食欲，增加饮食的品种，采用患者喜欢的烹调方法；创造一个整洁、安静、舒适的进餐环境，消除疼痛、焦虑等干扰因素，去除不良因素，使患者在轻松、愉快的气氛中享受进食的乐趣；必要时遵医嘱给予静脉补充足够的营养；监测患者体重，判断患者营养状况是否改善。

3. 用药护理　如下所述。

（1）抗结核用药时间至少半年，长的达一年半之久，患者往往难以坚持，应有计划、有目的地向患者及家属逐步介绍有关药物治疗的知识，如借助科普读物帮助患者加深理解。

（2）向患者和家属宣传讲解早期、联合、适量、规律、全程化学治疗的重要性，使患者树立治愈疾病的信心，积极配合治疗，督促患者按医嘱服药、建立按时服药的习惯。

（3）解释药物不良反应时，重视强调药物的治疗效果，让患者认识到发生不良反应的可能性较小，以激励患者坚持全程化学治疗，防止治疗失败而产生耐药结核分枝杆菌，增加治疗的困难和经济负担。如出现巩膜黄染、肝区疼痛、胃肠不适、眩晕、耳鸣等不良反应要及时与医生联系，不要自行停药，大部分不良反应经相应处理可以完全消失。

4. 病情观察　注意咳嗽、咳痰的颜色、性质、量的变化，观察咯血的程度，及发热、盗汗、消瘦、贫血等全身症状，出现高热、气促、发绀，提示病情严重。

5. 对症处理　发热的患者卧床休息，多饮水，必要时给予物理降温或小剂量解热镇痛药；盗汗的患者注意室内通风，衣被勿太厚，及时用毛巾擦干身体和更换湿衣服、被单等；咳嗽、咳痰的患者适当给予止咳祛痰剂，如复方甘草合剂等；胸痛患者宜取患侧卧位，减少患侧胸廓活动而减轻疼痛。

6. 心理护理　建立良好的护患关系，取得患者及家属的信任和配合；加强对患者及家属的心理咨询和卫生宣传，介绍有关结核病的知识，使之了解只有坚持合理、全程化疗，患者才能完全康复。帮助患者提高机体免疫功能，树立信心，尽快适应环境，消除焦虑、紧张心理；鼓励患者倾诉患病的身心感受，充分调动人体内在的自身康复能力，使患者积极配合治疗，处于接受治疗的最佳心理状态。指导患者和家属学会寻求社会支持。

四、健康教育

（一）结核病预防控制

1. 控制传染源　早期发现患者并登记管理，及时给予合理化学治疗和良好护理，是预防结核病疫情的关键。肺结核病程长、易复发和具有传染性，必须长期随访。掌握患者从发病、治疗到治愈的全过程。

2. 切断传播途径 ①有条件的患者应单居一室；涂阳肺结核患者住院治疗时需进行呼吸道隔离，室内保持良好通风，每天用紫外线消毒。②注意个人卫生，严禁随地吐痰，不可面对他人打喷嚏或咳嗽，以防飞沫传播。在咳嗽或打喷嚏时，用双层纸巾遮住口鼻，纸巾焚烧处理，留置于容器中的痰液必须经灭菌处理再弃去。接触痰液后用流水清洗双手。③餐具煮沸消毒或用消毒液浸泡消毒，同桌共餐时使用公筷，以预防传染。④被褥、书籍在烈日下曝晒 6h 以上。⑤患者外出时戴口罩。

3. 保护易感人群 ①给未受过结核分枝杆菌感染的新生儿、儿童及青少年接种卡介苗（活的无毒力牛型结核分枝杆菌疫苗），使人体产生对结核分枝杆菌的获得性免疫力。卡介苗不能预防感染，但可减轻感染后发病与病情。②密切接触者应定期到医院进行有关检查，必要时给予预防性治疗。③对受结核分枝杆菌感染易发病的高危人群，如 HIV 感染者、硅沉着病、糖尿病等，可应用预防性化学治疗。

（二）患者指导

1. 休息与活动指导 肺结核患者应注意休息。嘱患者戒烟、限酒；保证营养的补充；合理安排休息，避免劳累；避免情绪波动及呼吸道感染；住处应尽可能保持通风、干燥，有条件者可选择空气新鲜、气候温和处疗养，以促进身体的康复，增加抵抗疾病的能力。

2. 用药指导 抗结核用药时间较长，患者往往难以坚持，只有加强访视宣传，督促用药，取得患者合作，才能保证治疗计划的顺利完成。过早停药或不规则服药是治疗失败的主要原因。向患者介绍结核病的常用治疗方法及持续用药时间，说明用药过程中可能出现的不良反应及用药注意事项、临床表现。一旦出现严重不良反应须随时就医。

3. 指导患者定期随诊 指导患者定期随诊、接受 X 线胸片检查和肝、肾功能检查，了解治疗效果和病情变化，有利于治疗方案的调整，直至疾病痊愈。

（许晓如）

第五节　原发性支气管肺癌

原发性支气管肺癌，简称肺癌（lung cancer），是最常见的肺部原发性恶性肿瘤，起源于支气管黏膜或腺体，常有区域性淋巴转移和血行转移。早期以刺激性咳嗽、痰中带血等呼吸道症状多见，逐渐出现癌肿压迫和转移症状为特征。

几年来，世界各国肺癌发病率和死亡率急剧上升，根据世界卫生组织（WHO）2003 年公布的资料显示，肺癌无论是发病率（120 万/年）还是死亡率（110 万/年），均居全球癌症首位。在我国，肺癌已超过癌症死因的 20%，且发病率及死亡率均迅速增长。2000—2005 年，我国肺癌的发病人数即增加了 11.6 万，死亡人数增加了 10.1 万。英国肿瘤学家 R. Peto 预言：如果我国不及时控制吸烟和空气污染，到 2025 年我国每年肺癌发病人数将超过 100 万，成为世界第一肺癌大国。

一、护理评估

1. 健康史 询问患者吸烟史及被动吸烟史，如开始吸烟的年龄、每日吸烟的量；了解生活环境和职业环境，是否长期接触有害物质及生产劳动保护条件；了解既往健康状况，有无慢性肺部疾患；家族中有无类似患者。此次患病的起病情况、表现特点及诊治经过等。

2. 身体评估 如下所述。

（1）由原发肿瘤引起的症状和体征

1）咳嗽：为常见的早期症状，可表现为刺激性干咳或少量黏液痰。当肿瘤引起支气管狭窄后可加重咳嗽，多为持续性，呈高调金属音性咳嗽或刺激性呛咳。伴有继发感染时，痰量增多，且呈黏液脓性。

2）血痰或咳血：多见于中央型肺癌。癌组织血管丰富，局部组织坏死常引起咳血。多为痰中带血或间断血痰。如果表面糜烂严重侵蚀大血管，则可引起大咳血。

3）气短或喘鸣：肿瘤向支气管内生长，或转移到肺门淋巴结致肿大的淋巴结压迫主支气管或隆突，或引起部分气管阻塞时，可有呼吸困难、气短、喘息，偶尔表现为喘鸣。

4）发热：肿瘤坏死组织可引起发热，多数发热的原因是由于肿瘤引起的阻塞性肺炎所致，抗生素治疗效果不佳。

5）体重下降：消瘦为恶性肿瘤的常见症状之一。肿瘤发展到晚期，由于肿瘤毒素和消耗的原因，并有感染、疼痛所致的食欲减退，可表现为消瘦或恶病质。

（2）肺外胸内扩展引起的症状和体征

1）胸痛：因肿瘤直接侵犯胸膜、肋骨和胸壁，引起不同程度的胸痛。若肿瘤位于胸膜附近，可产生不规则的钝痛或隐痛，于呼吸或咳嗽时加重。如发生肋骨和脊柱的转移，则有压痛点，与呼吸、咳嗽无关。肿瘤压迫肋间神经，胸痛可累及分布区。

2）声音嘶哑：癌肿直接压迫或转移至纵隔淋巴结压迫喉返神经（多见左侧），可发生声音嘶哑。

3）吞咽困难：癌肿侵犯或压迫食管，可引起吞咽困难，亦可引起气管－食管瘘，继发肺部感染。

4）胸腔积液：肿瘤转移累及胸膜或淋巴结回流受阻。

5）上腔静脉阻塞综合征：上腔静脉被附近肿大的转移性淋巴结压迫或右上肺的原发性肺癌侵犯，以及腔静脉内癌栓阻塞静脉回流引起。产生头面部、颈部、上肢水肿及胸前部瘀血和静脉曲张。可引起头痛、头昏或眩晕。

6）Horner 综合征：肺尖部肺癌又称肺上沟瘤，易压迫颈部交感神经，引起病侧眼睑下垂、瞳孔缩小、眼球内陷、同侧额部与胸壁少汗或无汗。若压迫臂丛神经造成以腋下为主、向上肢内侧放射的火灼样疼痛，在夜间为甚。

（3）胸外转移引起的症状和体征

1）转移至中枢神经系统：可发生头痛、呕吐、眩晕、复视、共济失调、脑神经麻痹、一侧肢体无力甚至偏瘫等神经系统表现。严重时出现颅内高压的症状。

2）转移至骨骼：可引起骨痛和病理性骨折。肿瘤转移至脊柱后可压迫椎管引起局部压迫和受阻症状。

3）转移至肝：表现为厌食、肝区疼痛、肝大、黄疸和腹腔积液等。

4）转移至淋巴结：锁骨上淋巴结是肺癌转移的常见部位，可无症状。

（4）肿瘤作用于其他系统引起的肺外表现：包括内分泌、神经肌肉、结缔组织、血液系统和血管的异常改变，又称伴癌综合征。如肥大性肺性骨关节病。分泌促性腺激素引起男性乳房发育，分泌促肾上腺皮质激素样物引起 Cushing 综合征，分泌抗利尿激素引起稀释性低钠血症，分泌异生性甲状腺样激素导致高钙血症。神经肌肉综合征（小脑变性、周围神经病变、重症肌无力等）。

3. 心理－社会状况　了解患者因患病及诊断、治疗所产生的心理反应，早期接受各种检查容易产生揣测、焦虑不安；一旦确诊癌症，患者表现惊恐、孤独、退缩、内向；随着病情的不断恶化，治疗效果不佳，容易产生悲观绝望、忧郁、自卑甚至轻生自杀的念头，了解患者的社会支持系统及经济状况等。

4. 辅助检查　如下所述。

（1）痰脱落细胞检查：是简单有效的早期诊断方法之一。

（2）胸部影像学检查：是发现肺癌的重要方法之一。通过胸部 X 线摄片、体层摄片、CT、MRI、支气管或血管造影等检查，了解肿瘤的部位、大小、肺门和纵隔淋巴结肿大、支气管阻塞，及肺内、肺外转移的情况，确定分期，提供诊断和治疗的依据。

（3）纤维支气管镜检查：对肺癌的诊断具有重要意义。可直接观察并配合刷检、活检等手段诊断肺癌，并可通过纤维支气管镜对已知肺癌局部行激光或药物注射治疗。

（4）其他：经胸壁肺穿刺检查、开胸手术探查，胸腔积液癌细胞检查、淋巴结活检、癌胚抗原检测等。

二、治疗原则

肺癌的治疗是根据患者的机体状况、肿瘤的病理类型、侵犯的范围和发展趋向，合理地、有计划地应用现有的治疗手段，最大限度地提高治愈率和患者的生活质量。综合治疗是肿瘤治疗的发展趋势，肺癌综合治疗方案是：非小细胞肺癌首选手术治疗，辅助放疗和化疗；小细胞肺癌以化疗为主，辅以手术和（或）放疗。

1. 手术治疗 经确诊为Ⅱ期以前的肺癌，无手术禁忌证，应尽早手术切除病变肺叶加淋巴结切除，配合放疗和化疗，提高疗效。

2. 放射治疗（简称放疗） 放射线对癌细胞有杀伤作用，放疗分为根治性和姑息性两种。根治性治疗用于病灶局限、因解剖原因不宜手术或患者不愿手术者；姑息性放疗在于抑制肿瘤的发展，延迟肿瘤扩散和缓解症状。

3. 化学治疗（简称化疗） 化疗是以选用2~3种作用于不同周期的抗癌药物联用、间歇、短程的方法为原则，常用药物有环磷酰胺（CTX）、异环磷酰胺（IFO）、甲氨蝶呤（MTX）、长春新碱（VCR）、阿霉素（ADR）、顺铂（DDP）、依托泊苷（VP-16、足叶乙苷）。小细胞未分化癌对化疗最敏感，腺癌化疗效果最差。

4. 其他治疗 经支气管动脉灌注加栓塞治疗、经纤支镜电刀切割瘤体或行激光治疗，及经纤支镜引导腔内置入放疗源做近距离照射，生物反应调节剂治疗及中医中药治疗。

三、护理措施

1. 环境 提供安静的环境，调整舒适温、湿度，保证患者充分休息。

2. 饮食 向患者和家属强调增加营养与促进康复、配合治疗的关系。根据患者的身高、体重、营养状况和饮食习惯制订饮食计划。原则是给予高蛋白、高热量、高维生素、易消化的食物，安排品种多样化饮食，并注意调配好食物的色香味。创造清洁、舒适、愉快的就餐环境，尽可能安排患者与他人共同进餐，促进食欲。有吞咽困难者应给予流质饮食，进食宜慢，取半卧位以免发生吸入性肺炎或呛咳，甚至窒息。因化疗而引起严重胃肠反应而影响进食者，应根据情况做相应处理。病情危重者可采取喂食、鼻饲增加患者的摄入量。对进食不能满足机体需要的患者，可建议通过静脉酌情给予脂肪乳剂、复方氨基酸、全血、血浆或清蛋白等改善营养状况。

3. 疼痛的护理 如下所述。

（1）疼痛的评估：评估内容为：①疼痛的部位、性质、程度及止痛效果。评估疼痛可用各种量表，常用0~10数字评估量表来描述疼痛。②疼痛加重或减轻的因素，疼痛持续、缓解或再发的时间。③影响患者表达疼痛的因素：如性别、年龄、文化背景、教育程度和性格等。④疼痛对睡眠、进食、活动等日常生活的影响程度。

（2）避免加重疼痛因素：①尽量避免咳嗽，必要时给予止咳剂。②活动困难者，小心搬动患者，平缓地给患者变换体位，避免推、拉动作，防止因为用力不当引起病变部位疼痛。③指导和协助胸痛患者用手或枕头护住胸部，以减轻深呼吸、咳嗽或变换体位所引起的疼痛。

（3）用药护理：①疼痛明显：影响日常生活的患者，应及早建议使用有效的止痛药物治疗，用药期间应取得患者及家属的配合，以确定有效止痛的药物及剂量。有需要时，应按时给药，而不是在疼痛发作时再给药。②止痛药剂量：应当根据患者的需要量由小到大直至患者疼痛消失为止。给药时应遵循WHO推荐的三阶梯疗法（表3-3）。③观察用药的效果：了解疼痛缓解程度和镇痛作用持续时间，对生活质量的改善情况。当所制定的用药方案不能有效止痛时，应及时通知医生并重新调整止痛方案。④注意预防药物的不良反应：如阿片类药物有便秘、恶心、呕吐、镇静和精神错乱等不良反应，应嘱患者多进富含纤维素的蔬菜和水果，或服番泻叶冲剂等措施，缓解和预防便秘。

表 3 - 3　止痛治疗三阶梯疗法

阶梯	治疗药物
轻度疼痛	非阿片类止痛药 ± 辅助药物
中度疼痛	弱阿片类 ± 非阿片类止痛药 ± 辅助药物
重度疼痛	强阿片类 ± 非阿片类止痛药 ± 辅助药物

（4）患者自控疼痛（PCA）：该方法是用计算机化的注射泵，经由静脉、皮下或椎管内连续输注止痛药，并且患者可自行间歇性给药。

4. 皮肤护理　观察放疗照射后局部皮肤是否出现红斑、色素沉着、表皮脱屑、瘙痒感等，并注意监测其变化。在皮肤放射部位涂上的标志在照射后切勿擦去，皮肤照射部位忌贴胶布，不用碘酊、汞溴红涂擦。洗澡时，不用肥皂搓擦，亦不用化妆品涂擦，因其可加重放疗皮肤的反应。为避免损伤其他部位皮肤，照射时协助患者取一定体位，不能随便移动。患者宜穿宽松柔软衣服，防止摩擦。避免阳光照射或冷热刺激。局部避免抓挠、压迫，如有渗出性皮炎可暴露，局部涂用具有收敛、保护作用的鱼肝油软膏。

5. 心理护理　了解患者的心理状态和对诊断及治疗的理解情况，评估其支持系统。当患者得知自己患肺癌时，会面临巨大的身心应激，而心理应对结果会对疾病产生明显的积极或消极影响，护士应该通过多种途径给患者及家属提供心理与社会支持。多与患者交谈，耐心倾听患者述说，鼓励患者表达自己的感受，帮助患者正确估计面临的情况，鼓励患者及家属积极参与治疗和护理计划的制订。向患者介绍成功的病例，以增强患者的治疗信心。帮助患者建立良好、有效的社会支持系统，安排家庭成员和朋友定期看望患者，使患者感受到关爱，激起生活热情，增强信心，使患者克服恐惧、绝望心理，保持积极的情绪，对抗疾病。

四、健康教育

1. 疾病知识指导　介绍肺癌的诱发因素、治疗方法及前景，对肺癌高危人群定期进行体检，告知早期发现、早期治疗的重要性。强调良好的心理会对疾病产生积极影响。

2. 避免诱发因素　提倡健康的生活方式，宣传吸烟对健康的危害，提倡戒烟，并注意避免被动吸烟。改善工作和生活环境，减少或避免吸入被致癌物质污染的空气和粉尘。指出防治慢性肺部疾患对肺癌防治的重要意义。

3. 心理护理　做好患者及家属的心理护理，给予患者心理帮助，使之尽快脱离过激的心理反应，保持较好的精神状态，正确认识疾病，增强治疗信心，提高生命质量。

4. 出院指导　督促患者坚持化疗或放疗，并告诉患者出现呼吸困难、疼痛等症状加重或不缓解时，应及时就医。对晚期癌肿转移患者要指导家属对患者临终前的护理，告知患者及家属对症处理的措施，尽一切可能减轻他们在临终期的身心痛苦，使患者平静地走完人生最后的旅途。

（杨言慧）

第四章

心血管科疾病的护理

第一节 高血压

高血压是一种以动脉压升高为主要特征，同时伴有心、脑、肾、血管等靶器官功能性或器质性损害及代谢改变的全身性疾病。我国目前采用的高血压诊断标准是《2005年中国高血压诊治指南》，是在未用抗高血压药情况下，收缩压≥18.67kPa和（或）舒张压≥12.0kPa，按血压水平将高血压分为3级。收缩压≥18.67kPa和舒张压<12.0kPa单列为单纯性收缩期高血压。患者既往有高血压史，目前正在用抗高血压药，血压虽然低于18.67/12kPa，亦应该诊断为高血压，见表4-1。

表4-1 高血压诊断标准

类别	收缩压（mmHg）	舒张压（mmHg）
正常血压	<120	<80
正常高值	120~139	80~89
高血压	≥140	≥90
1级高血压（轻度）	140~159	90~99
2级高血压（中度）	160~179	100~109
3级高血压（重度）	≥180	≥110
单纯收缩期高血压	≥140	<90

注：若患者的收缩压与舒张压分属不同的级别时，则以较高的分级为准。单纯收缩期高血压也可按照收缩压水平分为1、2、3级。

临床上高血压见于两类疾病，第一类为原发性高血压，又称高血压病，是一种以血压升高为主要临床表现而病因尚不明确的独立疾病（占所有高血压病患者的90%以上）。第二类为继发性高血压，又称症状性高血压，在这类疾病中病因明确，高血压是该种疾病的临床表现之一，血压可暂时性或持续性升高，如继发于急慢性肾小球肾炎、肾动脉狭窄等肾疾病之后的肾性高血压；继发于嗜铬细胞瘤等内分泌疾病之后的内分泌性高血压；继发于脑瘤等疾病之后的神经源性高血压等。下面主要介绍原发性高血压。

一、病因和发病机制

（一）病因

高血压的病因尚未完全明了，可能与下列因素有关。

（1）遗传因素：调查表明，60%左右的高血压病患者均有家族史，但遗传的方式未明。某些学者认为属单基因常染色体显性遗传，但也有学者认为属多基因遗传。

（2）环境因素：包括饮食习惯（如饮食中热能过高以至肥胖或超重，高盐饮食等）、职业、噪声、吸烟、气候改变、微量元素摄入不足和水质硬度等。

（3）神经精神因素：缺少运动或体力活动，精神紧张或情绪创伤与本病的发生有一定的关系。

（二）发病机制

有关高血压的发病原理的学说较多，包括精神神经源学说、内分泌学说、肾源学说、遗传学说及钠盐摄入过多学说等。各种学说各有其根据，综合起来认为高级神经中枢功能失调在发病中占主导地位，体液、内分泌因素、肾脏及钠盐摄入过多也参与本病的发病过程。

外界环境的不良刺激及某些不利的内在因素，引起剧烈、反复、长时间的精神紧张和情绪波动，导致大脑皮质功能障碍和下丘脑神经内分泌中枢功能失调。由此可通过下列几条途径促使周围小动脉痉挛，进而形成高血压：①皮质下血管舒缩中枢形成了以血管收缩神经冲动占优势的兴奋灶，引起细小动脉痉挛，外周血管阻力增加，血压增高。②大脑皮质功能失调可引起神经垂体释放更多的血管升压素，后者可直接引起小动脉痉挛，也可通过肾素－醛固酮系统，引起钠潴留，进一步促使小动脉痉挛。③大脑皮质功能失调也可引起垂体前叶促肾上腺皮质激素（ACTH）和肾上腺皮质激素分泌增加，促使钠潴留。④大脑皮质功能失调还可引起肾上腺髓质激素分泌增多，后者可直接引起小动脉痉挛，也可通过增加心排血量进一步加重高血压。

二、临床表现

（一）一般表现

大多数的高血压患者在血压升高早期仅有轻微的自觉症状，如头痛、头昏、失眠、耳鸣、烦躁、工作和学习精力不易集中，容易出现疲劳等。

（二）并发症

并发症有疼痛或出现颈背部肌肉酸痛紧张感。血压持久升高可导致心、脑、肾、血管等靶器官受损的表现。当出现心慌、气促、胸闷、心前区疼痛时表明心脏已受累；出现尿频、多尿、尿液清淡时表明肾脏受累；如果高血压患者突然出现神志不清、呼吸深沉不规则、大小便失禁等提示可能发生脑出血；如果是逐渐出现一侧肢体活动不利、麻木甚至麻痹应当怀疑是否有脑血栓的形成。

（三）高血压危险度分层

根据心血管危险因素和靶器官受损的情况分为低危、中危、高危、很高危组。

（1）低危组：男性年龄 <55 岁、女性年龄 <65 岁，高血压 1 级，无其他危险因素者，属低危组。典型情况下，10 年随访中患者发生主要心血管事件的危险 <15%。

（2）中危组：高血压 2 级或 1～2 级同时有 1～2 个危险因素，患者应否给予药物治疗，开始药物治疗前应经多长时间的观察，医生需予十分缜密的判断。典型情况下，该组患者随后 10 年内发生主要心血管事件的危险 15%～20%，若患者属高血压 1 级，兼有一种危险因素，10 年内发生心血管事件危险约 15%。

（3）高危组：高血压水平属 1 级或 2 级，兼有 3 种或更多危险因素，兼患糖尿病或靶器官损害或高血压水平属 3 级但无其他危险因素患者属高危组。典型情况下，他们随后 10 年间发生主要心血管事件的危险 20%～30%。

（4）很高危组：高血压 3 级同时有 1 种以上危险因素或兼患糖尿病或靶器官损害，或高血压 1～3 级并有临床相关疾病。典型情况下，随后 10 年间发生主要心血管事件的危险 ≥30%，应迅速开始最积极的治疗。

（四）几种特殊高血压类型

1. 高血压危象　在高血压疾病发展过程中，因为劳累、紧张、精神创伤、寒冷所诱发，出现烦躁不安、心慌、多汗、手足发抖、面色苍白、异常兴奋等临床表现，可伴有心绞痛、心力衰竭，也可伴有高血压脑病的临床表现。血压升高以收缩压升高为主，往往收缩压 >26.66kPa。

2. 高血压脑病　在高血压疾病发展过程中，因为劳累、紧张、情绪激动等诱发，急性脑血液循环障碍，引起脑水肿和颅内压增高，出现头痛、呕吐、烦躁不安、心跳慢，视物模糊、意识障碍甚至昏迷等临床表现。血压升高以舒张压升高为主，往往舒张压 > 16.0kPa。

3. 恶性高血压　又称急进性高血压，是指舒张压和收缩压均显著增高，病情进展迅速，常伴有视网膜病变，多见于青年人，常常出现头昏、头痛、视物模糊、心慌、气短、体重减轻等临床表现，舒张压常 > 17.33kPa，易并发心、脑、肾等重要脏器的严重并发症，短时间内可因肾衰竭而死亡。

三、治疗

（一）药物治疗

临床上常用的降压药物主要有六大类：利尿药、α - 受体阻断药、钙通道阻滞药（CCBs）、血管紧张素转换酶抑制药（ACEI）、β - 受体阻断药及血管紧张素 Ⅱ 受体拮抗药（ARBs）。临床试验结果证实几种降血压药物，均能减少高血压并发症。

1. 治疗目标　抗高血压治疗的最终目标是减少心血管和肾脏疾病的发病率和病死率。多数高血压患者，特别是 50 岁以上者 SBP 达标时，DBP 也会达标，治疗重点应放在 SBP 达标上。普通高血压患者降至 18.7/12.0kPa 以下，糖尿病、肾病等高危患者降压目标是 < 17.3/10.7kPa 以下，老年高血压患者的收缩压降至 20.0kPa 以下。

需要说明的是，降压目标是 18.7/12.0kPa 以下，而不仅仅是达到 18.7/12.0kPa。如患者耐受，还可进一步降低，如对年轻高血压患者可降至 17.3/10.7kPa 或 16.0/10.7kPa。

2. 治疗原则　高血压的治疗应全面考虑患者的血压升高水平、并存的危险因素、临床情况，及靶器官损害，确定合理的治疗方案。对不同危险等级的高血压患者应采用不同的治疗原则。选择抗高血压药物时应考虑对其他伴随疾病存在有利和不利的影响。

（1）潜在的有利影响：噻嗪类利尿药有助于延缓骨质疏松患者的矿物质脱失。β - 受体阻断药可治疗心房快速房性心律失常或心房颤动，偏头痛，甲状腺功能亢进（短期应用），特发性震颤或手术期高血压。CCBs 治疗雷诺综合征和某些心律失常。α - 受体阻断药可治疗前列腺疾病。

（2）潜在的不利影响：噻嗪类利尿药慎用于痛风或有明显低钠血症史的患者。β - 受体阻断药禁用于哮喘、变应性气管疾病、二度或三度心脏传导阻滞。ACEI 和 ARBs 不适于准备怀孕的妇女，禁用于孕妇。ACEI 不适于有血管性水肿病史的患者。醛固酮拮抗药和保钾利尿药会导致高钾血症，应避免用于服药前血清钾超过 5.0mEq/L 的患者。

3. 治疗的有效措施　如下所述。

（1）降低高血压患者的血压水平是预防脑卒中及冠心病的根本，只要降低高血压患者的血压水平，就对患者有益处。

（2）由于大多数高血压患者需要两种或以上药物联合应用才能达到目标血压，故提倡小剂量降压药的联合应用或固定剂量复方制剂的应用。

（3）利尿药、β - 受体阻断药、ACE 抑制药、钙通道阻滞药、血管紧张素受体拮抗药及小剂量复方制剂均可作为初始或维持治疗高血压的药物。

（4）推荐应用每日口服 1 次，降压效果维持 24h 的降压药，强调长期有规律的抗高血压治疗，达到有效、平稳、长期控制的要求。

（二）非药物治疗

非药物治疗是高血压的基础治疗，主要通过改善不合理的生活方式，减低危险因素水平，进而使血压水平下降。对 1 级高血压患者，仅通过非药物治疗就有可能使血压降至正常水平。对于必须接受药物治疗的 2、3 级高血压患者，非药物治疗可以提高药物疗效，减少药物用量，从而降低药物的不良反应，减少治疗费用（表 4 - 2）。

表4-2 防治高血压的非药物措施

措施	目标	收缩压下降范围
减重	减少热量，膳食平衡，增加运动，BMI 保持 20~24kg/m²	(0.67~2.66) kPa/减重10kg
膳食限盐	北方首先将每人每日平均食盐量降至8g，以后再降至6g，南方可控制在6g以下	0.27~1.06kPa
减少膳食脂肪	总脂肪量<总热量的30%，饱和脂肪量<10%，增加新鲜蔬菜每日 400~500g，水果 100g，肉类 50~100g，鱼虾类 50g，蛋类每周 3~4 枚，奶类每日 250g，每日食油 20~25g，少吃糖类和甜食	-
增加及保持适当体力活动	一般每周运动 3~5 次，每次持续 20~60min，如运动后自我感觉良好，且保持理想体重，则表明运动量和运动方式合适	0.53~1.20kPa
保持乐观心态，提高应激能力	通过宣教和咨询，提高人群自我防病能力，提倡选择适合个体的体育，绘画等文化活动，增加老年人社交机会，提高生活质量	-
戒烟、限酒	不吸烟；不提倡饮酒，如饮酒，男性每日饮酒精量不超过25g，即葡萄酒小于 100~150mL（相当于 2~3 两），或啤酒小于 250~500mL（相当于 0.5~1 斤），或白酒小于 25~50mL（相当于 0.5~1 两）；女性则减半量，孕妇不饮酒。不提倡饮高度烈性酒。高血压及心脑血管病患者应尽量戒酒	0.27~0.53kPa

注：BMI：体重指数 = 体重/身高² (kg/m²)。

（三）特殊人群高血压治疗方案

1. 老年高血压 65 岁以上的老年人中 2/3 以上有高血压，老年人降压治疗强调平缓降压，应给予长效制剂，对可耐受者应尽可能降至18.7/12.0kPa 以下，但舒张压不宜低于8.0kPa，否则是预后不佳的危险因素。

2. 糖尿病 常并发血脂异常、直立性低血压、肾功能不全、冠心病，选择降压药应兼顾或至少不加重这些异常。

3. 冠心病 高血压并发冠心病的患者发生再次梗死或猝死的机会要高于不并发高血压的冠心病患者，它们均与高血压有直接关系，应积极治疗。研究显示，伴有冠心病的高血压患者，不论选用β-受体阻断药还是钙通道阻滞药，作为控制血压的一线药物，最后结果是一样的。

4. 脑血管病 对于病情稳定的非急性期脑血管病患者，血压水平应控制在18.7/12.0kPa 以下。急性期脑血管病患者另作别论。

5. 肾脏损害 血肌酐<221μmol/L，首选 ACEI，因其对减少蛋白尿及延缓肾病变的进展有利；血肌酐>265μmol/L 应停用 ACEI，可选择钙通道阻滞药、α-受体阻断药、β-受体阻断药。伴有肾脏损害或有蛋白尿的患者（24h 蛋白尿 >1g），控制血压宜更严格。

6. 妊娠高血压 因妊娠早期的血管扩张作用，在妊娠 20 周前，轻度高血压的患者不需药物治疗，从 16 周至分娩通常使用的较为安全的药物包括：甲基多巴、β-受体阻滞药、肼屈嗪（短期），降低所有的心血管危险因素，须停止吸烟。改变生活方式产生的效果与药量和时间有关，某些人的效果更好。

四、高血压病常见护理问题

（一）疼痛：头痛

1. 相关因素 与血压升高有关。

2. 临床表现 头部疼痛。

3. 护理措施 如下所述。

（1）评估患者头痛的情况，如头痛程度（长海痛尺）、持续时间、是否伴有恶心、呕吐、视物模糊等伴随症状。

（2）尽量减少或避免引起或加重头痛的因素，保持病室环境安静，减少探视，护理人员做到操作轻、说话轻、走路轻、关门轻，保证患者有充足的睡眠。

（3）向患者讲解引起头痛的原因，嘱患者合理安排工作和休息，避免劳累、精神紧张、情绪激动等，戒烟、酒。

（4）指导患者放松的技巧，如听轻音乐、缓慢呼吸等。

（5）告知患者控制血压稳定和坚持长期、规律服药的重要性，加强患者的服药依从性。

（二）活动无耐力

1. 相关因素　与并发心力衰竭有关。

2. 临床表现　乏力，轻微活动后即感呼吸困难、无力等。

3. 护理措施　如下所述。

（1）告知患者引起乏力的原因，尽量减少增加心脏负担的因素，如剧烈活动等。

（2）评估患者心功能状态，评估患者活动情况，根据患者心功能情况制订合理的活动计划。督促患者坚持动静结合，循序渐进增加活动量。

（3）嘱患者一旦出现心慌、呼吸困难、胸闷等情况应立即停止活动，保证休息，并以此作为最大活动量的指征。

（三）有受伤的危险

1. 相关因素　与头昏、视物模糊有关。

2. 临床表现　头昏、眼花、视物模糊，严重时可出现昏厥。

3. 护理措施　如下所述。

（1）警惕急性低血压反应：避免剧烈运动、突然改变体位，改变体位时动作应缓慢，特别是夜间起床时；服药后不要站立太久，因为长时间的站立会使腿部血管扩张，血流增加，导致脑部供血不足；避免用过热的水洗澡，防止周围血管扩张导致昏厥。

（2）如出现昏厥、恶心、乏力时应立即平卧，头低足高位，促进静脉回流，增加脑部的血液供应。上厕所或外出应有人陪伴，若头晕严重应尽量卧床休息，床上大小便。

（3）避免受伤：活动场所应灯光明亮，地面防滑，厕所安装扶手，房间应减少障碍物。

（4）密切检测血压的变化，避免血压过高或过低。

（四）执行治疗方案无效

1. 相关因素　与缺乏相应治疗知识和治疗长期性、复杂性有关。

2. 临床表现　不能遵医嘱按时服药。

3. 护理措施　如下所述。

（1）告知患者按时服药的重要性，不能血压正常时就自行停药。

（2）嘱患者定期门诊随访，监测血压控制情况。

（3）坚持服药的同时还要注意观察药物的不良反应，如使用利尿药时应注意监测血钾水平，防止低血钾；用 β - 受体阻断药应注意其抑制心肌收缩力、心动过缓、支气管痉挛、低血糖等不良反应；使用血管紧张素转换酶（ACE）抑制剂应注意其头昏、咳嗽、肾功能损害等不良反应。

（五）潜在并发症：高血压危重症

1. 相关因素　与血压短时间突然升高有关。

2. 临床表现　在高血压病程中，患者血压显著升高，出现头痛、烦躁、心悸、气急、恶心、呕吐、视物模糊等。

3. 护理措施　如下所述。

（1）患者应进入加强监护室，绝对卧床休息，避免一切不良刺激，保证良好的休息环境。持续监测血压和尽快应用适合的降压药。

（2）安抚患者，做好心理护理，严密观察患者病情变化。

（3）迅速减压，静脉输注降压药，1h 使平均动脉血压迅速下降但不超过 25%，在以后的 2～6h 内血压降至 21.33（13.33～14.67）kPa。血压过度降低可引起肾、脑或冠脉缺血。如果这样的血压水平可耐受和临床情况稳定，在以后 24～48h 逐步降低血压达到正常水平。

（4）急症常用降压药有硝普钠（静脉注射）、尼卡地平、乌拉地尔、二氮嗪、肼屈嗪、拉贝洛尔、艾司洛尔、酚妥拉明等。用药时注意效果及有无不良反应，如静滴硝酸甘油等药物时应注意监测血压变化。

（5）向患者讲明遵医嘱按时服药，保证血压稳定的重要性，争取患者及家属的配合。

（6）告知患者如出现血压急剧升高、剧烈头痛、呕吐等不适应及时来院就诊。

（7）协助生活护理，勤巡视病房，勤询问患者的生活需要。

五、健康教育

高血压的健康教育就是根据文化、经济、环境和地理的差异，针对不同的目标人群采用多种形式进行信息的传播，公众教育应着重于宣传高血压的特点、原因和并发症的有关知识；它的可预防性和可治疗性，及生活方式在高血压的预防和治疗中的作用。尤其应针对不同人群开展不同内容的健康教育。

（一）随访教育

1. 教育诊断　确定患者的目前行为状况、知识、技能水平和学习能力、态度和信念及近期内患者首先要采取改变的问题。

2. 咨询指导　指导要具体化，行为改变从小量开始，多方面的参与支持，从各方面给患者持续的、一致的、正面的健康信息，可加强患者行为的改变。要加强家庭和朋友的参与。

3. 随访和监测　定期随访患者，及时评价和反馈，并继续设定下一步的目标，可使患者改变的行为巩固和持续下去。一旦开始应用抗高血压药物治疗，多数患者应每月随诊，调整用药直至达到目标血压。2 级高血压或有复杂并发症的患者应增加随访的次数。每年至少监测 1 或 2 次血钾和肌酐。如血压已达标并保持稳定，可每隔 3～6 个月随访 1 次。如有伴随疾病如心力衰竭，或并发其他疾病如糖尿病，或实验室检查的需要均会影响随诊的频率。其他的心血管危险因素也应达到相应的治疗目标，并大力提倡戒烟。由于未控制的高血压患者服用小剂量阿司匹林脑出血的危险增加，只有在血压控制的前提下，才提倡小剂量阿司匹林治疗。

（二）饮食指导

在利尿药及其他降压药问世以前，高血压的治疗主要以饮食为主，随着药物学的发展，饮食治疗逐渐降至次要地位。然而近年来关于高血压病病因和发病机制的研究又促进人们重新评价营养在本病防治中的重要作用。其主要原因是由于：第一，高血压病作为一种常见病，其发生与环境因素，特别是与营养因素密切相关；第二，现有的各种降压药物均有一定的不良反应，而营养治疗不仅具有一定的疗效，而且合乎生理，因此更适宜于大规模人群的防治。

1. 营养因素在高血压病防治中的作用　如下所述。

（1）钠和钾的摄入与高血压病的发病和防治有关：第一，流行病学方面大量资料表明，高血压病的发病率与居民膳食中钠盐摄入量呈显著正相关；第二，临床观察发现，不少轻度高血压患者，只需中度限制钠盐摄入，即可使其血压降至正常范围。即使是重度或顽固性高血压病患者，低盐饮食也常可增加药物疗效，减少用药剂量。第三，动物实验表明，钠盐摄入过多可使小鸡和大鼠形成高血压，血压增高的程度与盐量成正比。进一步研究还表明，钠盐对血压的影响与遗传因素有关。通过近亲交配所产生的对盐敏感的大鼠，即使喂以钠盐不高的饲料，也可产生高血压。钠盐摄入过多引起高血压的机制尚未明了。据认为可能与细胞外液扩张，心排血量增加，组织过分灌注，以至造成周围血管阻力增加和血压增高。有人发现高血压患者小动脉中每单位干重所含钠盐较正常人为高，这可使动脉壁增厚，血管阻力增加，也可使血管的舒缩性发生改变。

钾不论动物实验或人体观察均提示其具有对抗钠所引起的不利作用。临床观察表明，氯化钾可使血压呈规律性下降，而氯化钠则可使之上升。

（2）水质硬度和微量元素：软水地区高血压的发病率较硬水地区为高，这可能与微量元素镉有关。动物实验已证明，镉可引起大鼠的高血压，而当用镉的螯合剂时则可使其逆转。上海市高血压病研究所发现不论健康人或高血压患者的血压增高与血中镉含量的对数呈正相关。锌具有对抗镉的作用，其含量降低可使血压升高。此外，也有报道提到镁对高血压患者有扩张血管作用，能使大多数类型患者的心排血量增加。

（3）其他因素：包括热能、蛋白质、糖类和脂肪等也与本病的发生和防治有一定的联系。

2. 防治措施 如下所述。

（1）限制钠盐摄入：健康成人每天钠的需要量仅为 200mg（相当于 0.5g 食盐）。WHO 建议每人每日食盐量不超过 6g。我国膳食中约 80% 的钠来自烹调或含盐高的腌制品，因此限盐首先要减少烹调用盐及含盐高的调料，少食各种咸菜及盐腌食品。根据 WHO 的建议，北方居民应减少日常用盐一半，南方居民减少 1/3。

（2）减少膳食脂肪，补充适量优质蛋白质：有流行病学资料显示，即使不减少膳食中的钠和不减重，如果将膳食脂肪控制在总热量 25% 以下，P/S 比值维持在 1，连续 40d 可使男性 SBP 和 DBP 下降 12%，女性下降 5%。有研究表明每周吃鱼 4 次以上与吃鱼最少的相比，冠心病发病率减少 28%。

建议改善动物性食物结构，减少含脂肪高的猪肉，增加含蛋白质较高而脂肪较少的禽类及鱼类。蛋白质占总热量 15% 左右，动物蛋白占总蛋白质 20%。蛋白质质量依次为：奶、蛋；鱼、虾；鸡、鸭；猪、牛、羊肉；植物蛋白，其中豆类最好。

（3）注意补充钾和钙：研究资料表明钾与血压呈明显负相关，中国膳食低钾、低钙，因此要增加含钾多、含钙高的食物，如绿叶菜、鲜奶、豆类制品等。这一点在使用利尿药，特别是当血钾含量偏低时尤为重要。

（4）多吃蔬菜和水果：增加蔬菜或水果摄入，减少脂肪摄入可使 SBP 和 DBP 有所下降。素食者比肉食者有较低的血压，其降压的作用可能基于水果、蔬菜、食物纤维和低脂肪的综合作用。人类饮食应以素食为主，适当肉量最理想。

（5）限制饮酒：尽管有研究表明非常少量饮酒可能减少冠心病发病的危险，但是饮酒和血压水平及高血压患病率之间却呈线性相关，大量饮酒可诱发心脑血管事件发作。因此不提倡用少量饮酒预防冠心病，提倡高血压患者应戒酒，因饮酒可增加服用降压药物的耐药性。如饮酒，建议每日饮酒量应为少量，男性饮酒的酒精不超过 25g，即葡萄酒 < 100 ~ 150mL，或啤酒 < 250 ~ 500mL，或白酒 < 25 ~ 50mL；女性则减半量，孕妇不饮酒。不提倡饮高度烈性酒。WHO 对酒的新建议是越少越好。

（三）心理护理

1. 评估患者 通过问诊了解患者的家庭、社会、文化状况及行为，分析患者的心理，向患者解释造成高血压最主要的原因及疾病的转归，再向患者说明高血压可以控制，甚至可以治愈，从而以增强患者战胜疾病的信心。

2. 克服心理障碍 针对中年高血压患者存在的不良心理进行施护。麻痹大意心理：自以为年轻，身强力壮，采取无所谓的态度。针对这种心理首先要唤起患者对疾病的重视，使之认识到防治高血压的重要性，在调养方法和注意事项上给予正确的引导，使之配合医师治疗，同时给患者制定个体化健康教育计划，并调动家属参与治疗活动，配合医护完成治疗任务，使之早日康复；焦虑、紧张、恐惧心理：一些患者，认为得了高血压就是终身疾病，而且还会得心脑血管病，于是，久而久之产生焦虑恐惧心理。采取的措施是暗示诱导，应诱导患者使其注意力从一个客体转移到另一个客体，从而打破原来心理上存在的恶性循环，保持乐观情绪，轻松愉快地接受治疗，以达到防病治病的目的。

（四）正确测量血压

血压测量是诊断高血压及评估其严重程度的主要手段，目前主要用以下 3 种方法。

1. 诊所血压 是目前临床诊断高血压和分级的标准方法，由医护人员在标准条件下按统一的规范进行测量。具体要求如下。

（1）选择符合计量标准的水银柱血压计或者经国际标准（BHS 和 AAMD）检验合格的电子血压计进行测量。

（2）使用大小合适的袖带，袖带气囊至少应包裹 80% 上臂。大多数人的臂围 25～35cm，应使用长 35cm、宽 12～13cm 规格气囊的袖带；肥胖者或臂围大者应使用大规格袖带；儿童使用小规格袖带。

（3）被测量者至少安静休息 5min，在测量前 30min 内禁止吸烟或饮咖啡，排空膀胱。

（4）被测量者取坐位，最好坐靠背椅，裸露右上臂，上臂与心脏处在同一水平。如果怀疑外周血管病，首次就诊时应测量左、右上臂血压。特殊情况下可以取卧位或站立位。老年人、糖尿病患者及出现直立性低血压情况者，应加测直立位血压。直立位血压应在卧位改为直立位后 1min 和 5min 时测量。

（5）将袖带缚于被测者的上臂，袖带的下缘应在肘弯上 2.5cm，松紧适宜。将听诊器探头置于肱动脉搏动处。

（6）测量时快速充气，使气囊内压力达到桡动脉搏动消失后再升高 30mmHg（4.0kPa），然后以恒定的速率（0.3～0.8kPa/s）缓慢放气。在心率缓慢者，放气速率应更慢些。获得舒张压读数后，快速放气至零。

（7）在放气过程中仔细听取柯氏音，观察柯氏音第Ⅰ时相（第一音）和第Ⅴ时相（消失音）水银柱凸面的垂直高度。收缩压读数取柯氏音第Ⅰ时相，舒张压读数取柯氏音第Ⅴ时相。<12 岁儿童、妊娠妇女、严重贫血、甲状腺功能亢进、主动脉瓣关闭不全及柯氏音不消失者，以柯氏音第Ⅳ时相（变音）定为舒张压。

（8）血压单位在临床使用时采用毫米汞柱（mmHg），在我国正式出版物中注明毫米汞柱与千帕斯卡（kPa）的换算关系，1mmHg＝0.133kPa。

（9）应相隔 1～2min 重复测量，取 2 次读数的平均值记录。如果收缩压或舒张压的 2 次读数相差 0.67kPa 以上，应再次测量，取 3 次读数的平均值记录。

2. 自测血压　对于评估血压水平及严重程度，评价降压效应，改善治疗依从性，增强治疗的主动参与，自测血压具有独特优点。且无白大衣效应，可重复性较好。目前，患者家庭自测血压在评价血压水平和指导降压治疗上已经成为诊所血压的重要补充。然而，对于精神焦虑或根据血压读数常自行改变治疗方案的患者，不建议自测血压。推荐使用符合国际标准的上臂式全自动或半自动电子血压计，正常上限参考值为 18.0/11.3kPa。应注意患者向医生报告自测血压数据时可能有主观选择性，即报告偏差，患者有意或无意选择较高或较低的血压读数向医师报告，影响医师判断病情和修改治疗。有记忆存储数据功能的电子血压计可克服报告偏差。血压读数的报告方式可采用每周或每月的平均值。家庭自测血压低于诊所血压，家庭自测血压 18.0/11.3kPa 相当于诊所血压 18.7/12.0kPa。对血压正常的人建议定期测量血压（20～29 岁，每 2 年测 1 次；30 岁以上每年至少 1 次）。

3. 动态血压　如下所述。

（1）动态血压监测能提供日常活动和睡眠时血压的情况：动态血压监测提供评价在无靶器官损害的情况下（白大衣效应）高血压的可靠证据，也有助于评估明显耐药的患者，抗高血压药物引起的低血压综合征，阵发性高血压及自主神经功能失调。动态血压测值常低于诊所血压测值。通常高血压患者清醒时血压≥18.0/11.3kPa，睡眠时≥16.0/10.0kPa。动态血压监测值与靶器官损害的相关性优于诊所血压。动态血压监测能提供血压升高占测量总数的百分比、整体血压负荷及睡眠时血压降低的程度。大多数人在夜间血压下降 10%～20%，如果不存在这种血压下降现象，则其发生心血管事件的危险会增加。

（2）动态血压测量应使用符合国际标准的监测仪：动态血压的正常值推荐以下国内参考标准，24h 平均值 <17.3/10.7kPa，白昼平均值 <18.0/11.3kPa，夜间平均值 <16.7/10.0kPa。正常情况下，夜间血压均值比白昼血压值低 10%～15%。

（3）动态血压监测在临床上可用于诊断白大衣性高血压、隐蔽性高血压、顽固难治性高血压、发作性高血压或低血压，评估血压升高严重程度，但是目前主要仍用于临床研究，如评估心血管调节机制、预后意义、新药或治疗方案疗效考核等，不能取代诊所血压测量。

（4）动态血压测量时应注意以下问题：①测量时间间隔应设定一般为每 30min 测 1 次。可根据需要而设定所需的时间间隔。②指导患者日常活动，避免剧烈运动。测血压时患者上臂要保持伸展和静止状态。③若首次检查由于伪迹较多而使读数 <80% 的预期值，应再次测量。④可根据 24h 平均血压，日间血压或夜间血压进行临床决策参考，但倾向于应用 24h 平均血压。

（五）适量运动

1. 运动的作用　运动除了可以促进血液循环，降低胆固醇的生成外，并能增强肌肉、骨骼，减少关节僵硬的发生，还能增加食欲，促进肠胃蠕动、预防便秘、改善睡眠。

2. 运动的形式　最好养成持续运动的习惯，对中老年人应包括有氧、伸展及增强肌力练习 3 类，具体项目可选择步行、慢跑、太极拳、门球、气功等。

3. 运动强度的控制　每个参加运动的人特别是中老年人和高血压患者在运动前最好了解一下自己的身体状况，以决定自己的运动种类、强度、频度和持续运动时间。运动强度必须因人而异，按科学锻炼的要求，常用运动强度指标可用运动时最大心率达到 180（或 170）减去年龄，如 50 岁的人运动心率为 120~130 次/min，如果求精确则采用最大心率的 60%~85% 作为运动适宜心率，需在医师指导下进行。运动频度一般要求每周 3~5 次，每次持续 20~60min 即可，可根据运动者身体状况和所选择的运动种类及气候条件等而定。

（六）在医生指导下正确用药

1. 减药　高血压患者一般须终身治疗。患者经确诊为高血压后若自行停药，其血压（或迟或早）终将回复到治疗前水平。但患者的血压若长期控制，可以试图小心、逐步地减少服药数或剂量。尤其是认真地进行非药物治疗，密切地观察改进生活方式进度和效果的患者。患者在试行这种"逐步减药"时，应十分仔细地监测血压。

2. 记录　一般高血压病患者的治疗时间长达数十年，治疗方案会有多次变换，包括药物的选择。最好建议患者详细记录其用过的治疗药物及疗效。医生则更应为经手治疗的患者保存充分的记录，随时备用。

3. 剂量的调整　对大多数非重症或急症高血压，要寻找其最小有效耐受剂量药物，也不宜降压太快。故开始给小剂量药物，经 1 个月后，如疗效不够而不良反应少或可耐受，可增加剂量；如出现不良反应不能耐受，则改用另一类药物。随访期间血压的测量应在每天的同一时间，对重症高血压，须及早控制其血压，可以较早递增剂量和合用药。随访时除患者主观感觉外，还要做必要的化验检查，以了解靶器官状况和有无药物不良反应。对于非重症或急症高血压，经治疗血压长期稳定达 1 年以上，可以考虑减少剂量，目的为减少药物的可能不良反应，但以不影响疗效为前提。

（1）选择针对性强的降血压药：降血压药物品种很多，个体差异很大，同一种药物不同的患者服用后的效果会因人而异。对医生开的降血压药，护理人员和患者必须了解药物的名称、作用、剂量、用法、不良反应等，并遵照医嘱按时服药。

（2）合适的剂量：一般由小剂量开始，逐渐调整到合适的剂量。晚上睡觉前的治疗剂量，尤其要偏小，因入睡后如果血压降得太低，则易出现脑动脉血栓形成。药品剂量不能忽大忽小，否则血压波动太大，会造成实质性脏器的损伤。

（3）不能急于求成：如血压降得太低，常会引起急性缺血性脑血管病和心脏缺血性疾病的发生。

（4）不要轻易中断治疗：应用降血压药过程中，症状改善后，仍需坚持长期服药，也不可随意减少剂量，必须听从医生的治疗安排。

（5）不宜频繁更换降血压药物：各种降血压药，在人体内的作用时间不尽相同，更换降血压药时，往往会引起血压的波动，换降血压药必须在医生指导下进行，不宜多种药合用，以避免药物不良反应。

（6）患痴呆症或意识不清的老人，护理人员必须协助服药，并帮助管理好药物，以免发生危险。

（7）注意观察不良反应，必要时，采取相应的防范措施：若患者突然出现头痛、多汗、恶心、呕吐、烦躁、心慌等症状，家人协助患者立即平卧抬高头部，用湿毛巾敷在头部；测量血压，若血压过高，应用硝苯地平嚼碎舌下含服等，以快速降血压；如果半小时后血压仍不下降，且症状明显，应立即去医院就诊。

（杨言慧）

第二节　心绞痛

心绞痛（angina pectoris）是冠状动脉供血不足，心肌急剧的、暂时的缺血与缺氧引起的综合征。其特点为阵发性的前胸压榨性疼痛感觉，主要位于胸骨后部，可放射至左上肢，常发生于劳累或情绪激动时，持续数分钟，休息或服用硝酸酯制剂后消失。本病多见于男性，多数患者在 40 岁以上，劳累、情绪激动、饱食、受寒、阴雨天气、急性循环衰竭等为常见的诱因。

一、病因

1. 基本病因　对心脏予以机械性刺激并不引起疼痛，但心肌缺血、缺氧则引起疼痛。当冠状动脉的"供血"与心肌的"需氧"出现矛盾，冠状动脉血流量不能满足心肌代谢需要时，引起心肌急剧的、暂时的缺血、缺氧时，即产生心绞痛。

2. 其他病因　除冠状动脉粥样硬化外，主动脉瓣狭窄或关闭不全、梅毒性主动脉炎、肥厚性心肌病、先天性冠状动脉畸形、风湿性冠状动脉炎，都可引起冠状动脉在心室舒张期充盈障碍，引发心绞痛。

二、临床表现与诊断

（一）临床表现

1. 心绞痛

（1）部位：典型心绞痛主要在胸骨体上段或中段之后，可波及心前区，有手掌大小范围，可放射至左肩、左上肢前内侧，达无名指和小指；不典型心绞痛疼痛可位于胸骨下段、左心前区或上腹部，放射至颈、下颌、左肩胛部或右前胸。

（2）性质：胸痛为压迫、发闷，或紧缩性，也可有烧灼感。发作时，患者往往不自觉地停止原来的活动，直至症状缓解。

（3）诱因：典型的心绞痛常在相似的条件下发生。以体力劳累为主，其次为情绪激动。登楼、平地快步走、饱餐后步行、逆风行走，甚至用力大便或将臂举过头部的轻微动作，暴露于寒冷环境、进冷饮、身体其他部位的疼痛，及恐怖、紧张、发怒、烦恼等情绪变化，都可诱发。晨间痛阈低，轻微劳力如刷牙、剃须、步行即可引起发作；上午及下午痛阈提高，则较重的劳力亦可不诱发。

（4）时间：疼痛出现后常逐步加重，然后在 3~5min 内逐渐消失，一般在停止原活动后缓解。一般为 1~15min，多数 3~5min，偶可达 30min 的，可数天或数星期发作 1 次，亦可 1 日内发作多次。

（5）硝酸甘油的效应：舌下含用硝酸甘油片如有效，心绞痛应于 1~2min 内缓解，对卧位型心绞痛，硝酸甘油可能无效。在评定硝酸甘油的效应时，还要注意患者所用的药物是否已经失效或接近失效。

2. 体征　平时无异常体征，心绞痛发作时常见心律增快、血压升高、表情焦虑、皮肤冷或出汗，有时出现第四或第三奔马律。可有暂时性心尖部收缩期杂音，是乳头肌缺血以致功能失调引起二尖瓣关闭不全所致。

（二）诊断

1. 冠心病诊断　如下所述。

（1）据典型的发作特点和体征，含用硝酸甘油后缓解，结合年龄和存在冠心病易患因素，除外其他原因所致的心绞痛，一般即可确立诊断。

（2）心绞痛发作时心电图：绝大多数患者 ST 段压低 0.1mV（1mm）以上，T 波平坦或倒置（变异型心绞痛者则有关导联 ST 段抬高），发作过后数分钟内逐渐恢复。

（3）心电图无改变的患者可考虑做负荷试验。发作不典型者，诊断要依靠观察硝酸甘油的疗效和发作时心电图的改变；如仍不能确诊，可多次复查心电图、心电图负荷试验或 24h 动态心电图连续监测，如心电图出现阳性变化或负荷试验诱发心绞痛发作亦可确诊。

（4）诊断有困难者可考虑行选择性冠状动脉造影或做冠状动脉 CT。考虑施行外科手术治疗者则必须行选择性冠状动脉造影。冠状动脉内超声检查可显示管壁的病变，对诊断可能更有帮助。

2. 分型诊断　根据世界卫生组织"缺血性心脏病的命名及诊断标准"，现将心绞痛做如下归类。

（1）劳累性心绞痛：是由运动或其他增加心肌需氧量的情况所诱发的心绞痛。包括 3 种类型。①稳定型劳累性心绞痛，简称稳定型心绞痛，亦称普通型心绞痛：是最常见的心绞痛。指由心肌缺血缺氧引起的典型心绞痛发作，其性质在 1~3 个月内并无改变。即每日和每周疼痛发作次数大致相同，诱发疼痛的劳累和情绪激动程度相同，每次发作疼痛的性质和疼痛部位无改变，用硝酸甘油后也在相同时间内发生疗效。②初发型劳累性心绞痛，简称初发型心绞痛：指患者过去未发生过心绞痛或心肌梗死，而现在发生由心肌缺血缺氧引起的心绞痛，时间尚在 1~2 个月内。有过稳定型心绞痛但已数月不发生心绞痛，再发生心绞痛未到 1 个月者也归入本型。③恶化型劳累性心绞痛，进行型心绞痛：指原有稳定型心绞痛的患者，在 3 个月内疼痛的频率、程度、诱发因素经常变动，进行性恶化。可发展为心肌梗死与猝死。

（2）自发性心绞痛：心绞痛发作与心肌需氧量无明显关系，与劳累性心绞痛相比，疼痛持续时间一般较长，程度较重，且不易为硝酸甘油所缓解。包括 4 种类型。①卧位型心绞痛：在休息时或熟睡时发生的心绞痛，其发作时间较长，症状也较重，发作与体力活动或情绪激动无明显关系，常发生在半夜，偶尔在午睡或休息时发作。疼痛常剧烈难忍，患者烦躁不安、起床走动。硝酸甘油的疗效不明显或仅能暂时缓解。可能与夜梦、夜间血压降低或发生未被察觉的左心室衰竭，以致狭窄的冠状动脉远端心肌灌注不足；或平卧时静脉回流增加，心脏工作量增加，需氧增加等有关。②变异型心绞痛：本型患者心绞痛的性质、与卧位型心绞痛相似，也常在夜间发作，但发作时心电图表现不同，显示有关导联的 ST 段抬高而与之相对应的导联中则 ST 段压低。本型心绞痛是由于在冠状动脉狭窄的基础上，该支血管发生痉挛，引起一片心肌缺血所致。③中间综合征：亦称冠状动脉功能不全。指心肌缺血引起的心绞痛发作历时较长，达 30min 或 1h 以上，发作常在休息时或睡眠中发生，但心电图、放射性核素和血清学检查无心肌坏死的表现。本型疼痛其性质是介于心绞痛与心肌梗死之间，常是心肌梗死的前奏。④梗死后心绞痛：在急性心肌梗死后不久或数周后发生的心绞痛。由于供血的冠状动脉阻塞，发生心肌梗死，但心肌尚未完全坏死，一部分未坏死的心肌处于严重缺血状态下又发生疼痛，随时有再发生梗死的可能。

（3）混合性心绞痛：劳累性和自发性心绞痛混合出现，因冠状动脉的病变使冠状动脉血流储备固定地减少，同时又发生短暂的再减损所致，兼有劳累性和自发性心绞痛的临床表现。

（4）不稳定型心绞痛：在临床上被广泛应用并被认为是稳定型劳累性心绞痛和心肌梗死和猝死之间的中间状态。它包括了除稳定型劳累性心绞痛外的上述所有类型。其病理基础是在原有病变上发生冠状动脉内膜下出血、粥样硬化斑块破裂、血小板或纤维蛋白凝集、冠状动脉痉挛等除了没有诊断心肌梗死的明确的心电图和心肌酶谱变化外，目前应用的不稳定心绞痛的定义根据以下 3 个病史特征做出。①在相对稳定的劳累相关性心绞痛基础上出现逐渐增强的疼痛。②新出现的心绞痛（通常 1 个月内），由很轻度的劳力活动即可引起心绞痛。③在静息和很轻劳力时出现心绞痛。

三、治疗原则

预防：主要预防动脉粥样硬化的发生和发展。

治疗原则：改善冠状动脉的血供；减低心肌的耗氧；同时治疗动脉粥样硬化。

（一）发作时的治疗

（1）休息：发作时立刻休息，经休息后症状可缓解。

（2）药物治疗：应用作用较快的硝酸酯制剂。

（3）在应用上述药物的同时，可考虑用镇静药。

（二）缓解期的治疗

系统治疗，清除诱因、注意休息、使用作用持久的抗动脉粥样硬化药物，以防心绞痛发作，可单独、交替或联合应用。调节饮食，特别是一次进食不应过饱；禁烟酒。调整日常生活与工作量；减轻精神负担；保持适当的体力活动，但以不致发生疼痛症状为度；一般不需卧床休息。

（三）其他治疗

低分子右旋糖酐或羟乙基淀粉注射液，作用为改善微循环的灌流，可用于心绞痛的频繁发作。抗凝药，如肝素；溶血栓药和抗血小板药可用于治疗不稳定型心绞痛。高压氧治疗增加全身的氧供应，可使顽固的心绞痛得到改善，但疗效不易巩固。体外反搏治疗可能增加冠状动脉的血供，也可考虑应用。兼有早期心力衰竭者，治疗心绞痛的同时宜用快速作用的洋地黄类制剂。

（四）外科手术治疗

主动脉－冠状动脉旁路移植手术（coronary artery bypass grafting，CABG）方法：取患者自身的大隐静脉或内乳动脉作为旁路移植材料。一端吻合在主动脉，另一端吻合在有病变的冠状动脉段的远端，引主动脉的血液以改善该冠状动脉所供血的心肌的血流量。

（五）经皮腔内冠状动脉成形术

经皮腔内冠状动脉成形术（percutaneous transluminal coronary angioplasty，PTCA）方法：冠状动脉造影后，针对相应病变，应用带球囊的心导管经周围动脉送到冠状动脉，在导引钢丝的指引下进入狭窄部位；向球囊内加压注入稀释的造影剂使之扩张，解除狭窄。

（六）其他冠状动脉介入性治疗

由于PTCA有较高的术后再狭窄发生率，近来采用一些其他成形方法如激光冠状动脉成形术（PTCLA）、冠状动脉斑块旋切术、冠状动脉斑块旋磨术、冠状动脉内支架安置等，期望降低再狭窄发生率。

（七）运动锻炼疗法

谨慎安排进度适宜的运动锻炼有助于促进侧支循环的发展，提高体力活动的耐受量，改善症状。

四、常见护理问题

（一）心绞痛

1. 相关因素　与心肌急剧、短暂地缺血、缺氧，冠状动脉痉挛有关。

2. 临床表现　阵发性胸骨后疼痛。

3. 护理措施　如下所述。

（1）心绞痛发作时立即停止步行或工作，休息片刻即可缓解。根据疼痛发生的特点，评估心绞痛严重程度（表4-3），制订相应活动计划。频发者或严重心绞痛者，严格限制体力活动，并绝对卧床休息。

表4-3　劳累性心绞痛分级

心绞痛分级	表现
Ⅰ级：日常活动时无症状	较日常活动重的体力活动，如平地小跑步、快速或持重物上三楼、上陡坡等时引起心绞痛
Ⅱ级：日常活动稍受限制	一般体力活动，如常速步行1.5~2km、上三楼、上坡等即引起心绞痛
Ⅲ级：日常活动明显受损	较日常活动轻的体力活动，如常速步行0.5~1km、上二楼、上小坡等即引起心绞痛
Ⅳ级：任何体力活动均引起心绞痛	轻微体力活动（如在室内缓行）即引起心绞痛，严重者休息时亦发生心绞痛

（2）遵医嘱给予患者舌下含服硝酸甘油、吸氧，记录心电图，并通知医生。心绞痛频发或严重者遵医嘱使用硝酸甘油静脉微泵推注。由于此类药物能扩张头面部血管，有些患者使用后会出现颜面潮红、头痛等症状，应向患者说明。

（3）用药后动态观察患者胸痛变化情况，同时监测 ECG，必要时进行心电监测。

（4）告知患者在心绞痛发作时的应对技巧：一是立即停止活动；另一是立即含服硝酸甘油。向患者讲解含服硝酸甘油是因为舌下有丰富的静脉丛，吸收见效比口服硝酸甘油快。若疼痛持续 15min 以上不缓解，则有可能发生心肌梗死，需立即急诊就医。

（二）焦虑

1. 相关因素　与心绞痛反复频繁发作、疗效不理想有关。

2. 临床表现　睡眠不佳，缺乏自信心、思维混乱。

3. 护理措施　如下所述。

（1）向患者讲解心绞痛的治疗是一个长期过程，需要有毅力，鼓励其说出内心想法，针对其具体心理情况给予指导与帮助。

（2）心绞痛发作时，尽量陪伴患者，多与患者沟通，指导患者掌握心绞痛发作的有效应对措施。

（3）及时向患者分析讲解疾病好转信息，增强患者治疗信心。

（4）告知患者不良心理状况对疾病的负面影响，鼓励患者进行舒展身心的活动（如听音乐、看报纸）等活动，转移患者注意力。

（三）知识缺乏

1. 相关因素　与缺乏知识来源，认识能力有限有关。

2. 临床表现　患者不能说出心绞痛相关知识，不知如何避免相关因素。

3. 护理措施　如下所述。

（1）避免诱发心绞痛的相关因素：如情绪激动、饱食、焦虑不安等不良心理状态。

（2）告知患者心绞痛的症状为胸骨后疼痛，可放射至左臂、颈、胸，常为压迫或紧缩感。

（3）指导患者硝酸甘油使用注意事项。

（4）提供简单易懂的书面或影像资料，使患者了解自身疾病的相关知识。

五、健康教育

（一）心理指导

告知患者需保持良好心态，因精神紧张、情绪激动、饱食、焦虑不安等不良心理状态，可诱发和加重病情。患者常因不适而烦躁不安，且伴恐惧，此时鼓励患者表达感觉，告知尽量做深呼吸，放松情绪才能使疾病尽快消除。

（二）饮食指导

（1）减少饮食热能，控制体重：少量多餐（每天 4~5 餐），晚餐尤应控制进食量，提倡饭后散步，切忌暴饮暴食，避免过饱；减少脂肪总量，限制饱和脂肪酸和胆固醇的摄入量，增加不饱和脂肪酸；限制单糖和双糖摄入量，供给适量的矿物质及维生素，戒烟戒酒。

（2）在食物选择方面：应适当控制主食和含糖零食。多吃粗粮、杂粮，如玉米、小米、荞麦等；禽肉、鱼类，及核桃仁、花生、葵花子等坚果类含不饱和脂肪酸较多，可多食用；多食蔬菜和水果，不限量，尤其是超体重者，更应多选用带色蔬菜，如菠菜、油菜、番茄、茄子和带酸味的新鲜水果，如苹果、橘子、山楂，提倡吃新鲜泡菜；多用豆油、花生油、菜油及香油等植物油；蛋白质按劳动强度供给，冠心病患者蛋白质按 2g/kg 供给；尽量多食用黄豆及其制品，如豆腐、豆干、百叶等，其他如绿豆、赤豆也很好。

（3）禁忌食物：忌烟、酒、咖啡以及辛辣的刺激性食品；少用猪油、黄油等动物油烹调；禁用动物脂肪高的食物，如猪肉、牛肉、羊肉及含胆固醇高的动物内脏、动物脂肪、脑髓、贝类、乌贼鱼、蛋黄等；食盐不宜多用，每天 2～4g；含钠味精也应适量限用。

（三）作息指导

制订固定的日常活动计划，避免劳累。避免突发性的劳力动作，尤其在较长时间休息以后。如凌晨起来后活动动作宜慢。心绞痛发作时，应停止所有活动，卧床休息。频发或严重心绞痛患者，严格限制体力活动，应绝对卧床休息。

（四）用药指导

1. 硝酸酯类　硝酸甘油是缓解心绞痛的首选药。

（1）心绞痛发作时可用短效制剂 1 片舌下含化，1～2min 即开始起作用，持续半小时；勿吞服。如药物不易溶解，可轻轻嚼碎继续含化。

（2）应用硝酸酯类药物时可能出现头昏、头胀痛、头部跳动感、面红、心悸，继续用药数日后可自行消失。

（3）硝酸甘油应储存在棕褐色的密闭小玻璃瓶中，防止受热、受潮，使用时应注意有效期，每 6 个月须更换药物。如果含服药物时无舌尖麻辣、烧灼感，说明药物已失效，不宜再使用。

（4）为避免直立性低血压所引起的晕厥，用药后患者应平卧片刻，必要时吸氧。长期反复应用会产生耐药性而效力降低，但停用 10d 以上，复用可恢复效力。

2. 长期服用 β－受体阻滞药者　如使用阿替洛尔（氨酰心安）、美托洛尔（倍他乐克）时，应指导患者用药。

（1）不能随意突然停药或漏服，否则会引起心绞痛加重或心肌梗死。

（2）应在饭前服用，因食物能延缓此类药物吸收。

（3）用药过程中注意监测心率、血压、心电图等。

3. 钙通道阻滞药　目前不主张使用短效制剂（如硝苯地平），以减少心肌耗氧量。

（五）特殊及行为指导

（1）寒冷刺激可诱发心绞痛发作，不宜用冷水洗脸，洗澡时注意水温及时间。外出应戴口罩或围巾。

（2）患者应随身携带心绞痛急救盒（内装硝酸甘油片）。心绞痛发作时，立即停止活动并休息，保持安静。及时使用硝酸甘油制剂，如片剂舌下含服，喷雾剂喷舌底 1～2 下，贴剂粘贴在心前区。如果自行用药后，心绞痛未缓解。应请求协助救护。

（3）有条件者可以氧气吸入，使用氧气时，避免明火。

（4）患者洗澡时应告诉家属，不宜在饱餐或饥饿时进行，水温勿过冷过热，时间不宜过长，门不要上锁，以防发生意外。

（5）与患者讨论引起心绞痛的发作诱因，确定需要的帮助，总结预防发作的方法。

（六）病情观察指导

注意观察胸痛的发作时间、部位、性质、有无放射性及伴随症状，定时监测心率、心律。若心绞痛发作次数增加，持续时间延长，疼痛程度加重，含服硝酸甘油无效者，有可能是心肌梗死先兆，应立即就诊。

（七）出院指导

（1）减轻体重，肥胖者需限制饮食热量及适当增加体力活动，避免采用剧烈运动防治各种可加重病情的疾病，如高血压、糖尿病、贫血、甲状腺功能亢进等。特别要控制血压，使血压维持在正常水平。

（2）慢性稳定型心绞痛患者大多数可继续正常性生活，为预防心绞痛发作，可在 1h 前含服硝酸甘油 1 片。

（3）患者应随身携带硝酸甘油片以备急用，患者及家属应熟知药物的放置地点，以备急需。

（杨言慧）

第三节　心力衰竭

在致病因素作用下，心功能必将受到不同程度的影响，即为心功能不全（heart insufficiency）。在疾病的早期，机体能够通过心脏本身的代偿机制及心外的代偿措施，可使机体的生命活动处于相对恒定状态，患者无明显的临床症状和体征，此为心功能不全的代偿阶段。心力衰竭（heart failure），简称心衰，又称充血性心力衰竭，一般是指心功能不全的晚期，属于失代偿阶段，是指在多种致病因素作用下，心脏泵功能发生异常变化，导致心排血量绝对减少或相对不足，以致不能满足机体组织细胞代谢需要，患者有明显的临床症状和体征的病理过程。常见心力衰竭分类见图4-1。

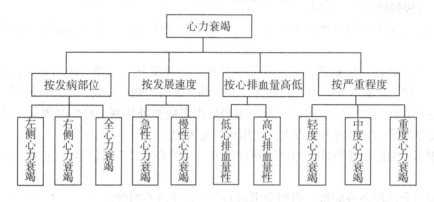

图4-1　心力衰竭的分类

近年来，很多学者将心力衰竭按危险因素和终末等级进行了分类，并指出新的治疗方式可以改善患者的生活质量。

（1）A和B阶段：指患者缺乏心力衰竭早期征象或症状，但存在有风险因素或心脏的异常，这些可能包括心脏形态和结构上的改变。

（2）C阶段：指患者目前或既往有过心力衰竭的症状，如气短等。

（3）D阶段：指患者目前有难治性心力衰竭，并适于进行特殊的进阶治疗，包括心脏移植。

一、病因与发病机制

（一）病因

1. 基本病因　心力衰竭的关键环节是心排血量的绝对减少或相对不足，而心排血量的多少与心肌收缩性的强弱、前负荷和后负荷的高低及心率的快慢密切相关。因此凡是能够减弱心肌收缩性、使心脏负荷过度和引起心率显著加快的因素均可导致心力衰竭的发生。

2. 诱因　如下所述。

（1）感染：呼吸道感染为最多，其次是风湿热。女性患者中泌尿道感染亦常见。亚急性感染性心内膜炎也常诱发心力衰竭。

（2）过重的体力劳动或情绪激动。

（3）钠盐摄入过多。

（4）心律失常：尤其是快速性心律失常，如阵发性心动过速、心房颤动等。

（5）妊娠分娩。

（6）输液（特别是含钠盐的液体）或输血过快或过量。

（7）洋地黄过量或不足。

（8）药物作用：如利舍平类、胍乙啶、维拉帕米、奎尼丁、肾上腺皮质激素等。

（9）其他：出血和贫血、肺栓塞、室壁膨胀瘤、心肌收缩不协调，乳头肌功能不全等。

（二）发病机制

心脏有规律的协调的收缩与舒张是保障心排血量的重要前提，其中收缩性是决定心排血量的最关键因素，也是血液循环动力的来源。因此心力衰竭发病的中心环节，主要是收缩性减弱，但也可见于舒张功能障碍，或两者兼而有之。心肌收缩性减弱的基本机制包括：①心肌结构破坏，导致收缩蛋白和调节蛋白减少。②心肌能量代谢障碍。③心肌兴奋－收缩偶联障碍。④肥大心肌的不平衡生长。

二、临床表现与诊断

（一）临床表现

1. 症状和体征　心力衰竭的临床表现与左右心室或心房受累有密切关系。左侧心力衰竭的临床特点主要是由于左心房和（或）左心室衰竭引起肺瘀血、肺水肿；右侧心力衰竭的临床特点是由于右心房和（或）右心室衰竭引起体循环静脉瘀血和钠水潴留。发生左侧心力衰竭后，右心也常相继发生功能损害，最终导致全心心力衰竭。出现右侧心力衰竭后，左心衰竭的症状可有所减轻。

2. 辅助检查　如下所述。

（1）X线：左侧心力衰竭可显示心影扩大，上叶肺野内血管纹理增粗，下叶血管纹理细，有肺静脉内血液重新分布的表现，肺门阴影增大，肺间质水肿引起肺野模糊，在两肺野外侧可见水平位的 Kerley B 线。

（2）心脏超声：利用心脏超声可以评价瓣膜、心腔结构、心室肥厚及收缩和舒张功能等心脏完整功能参数。其对心室容积的测定、收缩功能和局部室壁运动异常的检出结果可靠。可检测射血分数、心脏舒张功能。

（3）血流动力学监测：除二尖瓣狭窄外，肺毛细血管楔嵌压的测定能间接反映左心房压或左心室充盈压，肺毛细血管楔嵌压的平均压正常值为 $<1.6kPa$（12mmHg）。

（4）心脏核素检查：心血池核素扫描为评价左和右室整体收缩功能及心肌灌注提供了简单方法。利用核素技术可以评价左室舒张充盈早期相。

（5）吸氧运动试验：运动耐量有助于评价其病情的严重性并监测其进展。监测内容包括运动时最大氧摄入量和无氧代谢阈（AT）。

（二）诊断

1. 急性心力衰竭（AHF）　AHF 的诊断主要依靠症状和体征，辅以适当的检查，如心电图、胸部X线、生化标志物和超声心动图。

2. 慢性心力衰竭　包括收缩性心力衰竭和舒张性心力衰竭。

（1）收缩性心力衰竭（SHF）：多指左侧心力衰竭，主要判定标准为心力衰竭的症状、左心腔增大、左心室收缩末容量增加和左室射血分数（LVEF）≤40%。近年研究发现 BNP 在心力衰竭诊断中具有较高的临床价值，其诊断心力衰竭的敏感性为94%，特异性为95%，为心力衰竭的现代诊断提供了重要的方法。

（2）舒张性心力衰竭（DHF）：是指以心肌松弛性、顺应性下降为特征的慢性充血性心力衰竭，往往发生于收缩性心力衰竭前，约占心力衰竭总数的1/3，欧洲心脏病协会于1998年制定了原发性 DHF 的诊断标准，即必须具有以下3点：①有充血性心力衰竭的症状和体征。②LVEF≥45%。③有左心室松弛、充盈、舒张期扩张度降低或僵硬度异常的证据。这个诊断原则在临床上往往难以做到，因此 Zile 等经过研究认为只要患者满足以下 2 项就可以诊断为 DHF：①有心力衰竭的症状和体征。②LVEF＞50%。

三、治疗原则

（一）急性心力衰竭

治疗即刻目标是改善症状和稳定血流动力学状态。

（二）慢性心力衰竭

慢性心力衰竭治疗原则：去除病因；减轻心脏负荷；增强心肌收缩力；改善心脏舒张功能；支持疗法与对症处理。治疗目的：纠正血流动力学异常，缓解症状；提高运动耐量，改善生活质量；防治心肌损害进一步加重；降低病死率。

1. 防治病因及诱因　如能应用药物和手术治疗基本病因，则心力衰竭可获改善。如高血压心脏病的降压治疗，心脏瓣膜病及先天性心脏病的外科手术矫治等。避免或控制心力衰竭的诱发因素，如感染、心律失常、操劳过度及甲状腺功能亢进纠正甲状腺功能。

2. 休息　限制其体力活动，以保证有充足的睡眠和休息。较严重的心力衰竭者应卧床休息。

3. 控制钠盐摄入　减少钠盐的摄入，可减少体内水潴留，减轻心脏的前负荷，是治疗心力衰竭的重要措施。在大量利尿的患者，可不必严格限制食盐。

4. 利尿药的应用　可作为基础用药，是控制心力衰竭体液潴留的唯一可靠方法。应该用于所有伴有体液潴留的、有症状的心力衰竭患者。但对远期存活率、死亡率的影响尚无大宗试验验证；多与一种 ACEI 类或 β - 受体阻滞药合用，旨在减轻症状和体液潴留的表现。

5. 血管扩张药的应用　是通过减轻前负荷和（或）后负荷来改善心脏功能。应用小动脉扩张药如肼屈嗪等，可以降低动脉压力，减少左心室射血阻力，增加心排血量。

6. 洋地黄类药物的应用　洋地黄可致心肌收缩力加强，可直接或间接通过兴奋迷走神经减慢房室传导。能改善血流动力学，提高左室射血分数，提高运动耐量，缓解症状；降低交感神经及肾素 - 血管紧张素 - 醛固酮（R - A - A）活性，增加压力感受器敏感性。地高辛为迄今唯一被证明既能改善症状又不增加死亡危险的强心药，地高辛对病死率呈中性作用。

7. 非洋地黄类正性肌力药物　虽有短期改善心力衰竭症状作用，但对远期病死率并无有益的作用。研究结果表明不但不能使长期病死率下降，其与安慰剂相比反而有较高的病死率。

8. 血管紧张素转换酶抑制药（ACEI 类）　其作为神经内分泌拮抗药之一已广泛用于临床。可改善血流动力学，直接扩张血管；降低肾素、血管紧张素Ⅱ（AngⅡ）及醛固酮水平，间接抑制交感神经活性；纠正低血钾、低血镁，降低室性心律失常危险，减少心脏猝死（SCD）。

9. β - 受体阻滞药　其作为神经内分泌阻断药的治疗地位日显重要。21 世纪慢性心力衰竭的主要药物是 β - 受体阻滞药。可拮抗交感神经及 R - A - A 活性，阻断神经内分泌激活；减缓心肌增生、肥厚及过度氧化，延缓心肌坏死与凋亡；上调 $β_1$ - 受体密度，介导信号传递至心肌细胞；通过减缓心率而提高心肌收缩力；改善心肌松弛，增强心室充盈；提高心电稳定性，降低室性心律失常及猝死率。

四、常见护理问题

（一）有急性左侧心力衰竭发作的可能

1. 相关因素　左心房和（或）左心室衰竭引起肺瘀血、肺水肿。

2. 临床表现　突发呼吸困难，尤其是夜间阵发性呼吸困难明显，患者不能平卧，只能端坐呼吸。呼吸急促、频繁，可达 30～40/min，同时患者有窒息感，面色灰白、口唇发绀、烦躁不安、大汗淋漓、皮肤湿冷、咳嗽，咳出浆液性泡沫痰，严重时咳出大量红色泡沫痰，甚至出现呼吸抑制、窒息、神志障碍、休克、猝死等。

3. 护理措施　急性左侧心力衰竭发生后的急救口诀：坐位下垂降前荷，酒精高氧吗啡静，利尿扩管两并用，强心解痉激素添。

（二）心排血量下降

1. 相关因素　与心肌收缩力降低、心脏前后负荷的改变、缺氧有关。

2. 临床表现　左、右侧心力衰竭常见的症状和体征均可出现。

3. 护理措施　如下所述。

（1）遵医嘱给予强心、利尿、扩血管药物，注意药效和观察不良反应及毒性反应。

（2）保持最佳体液平衡状态：遵医嘱补液，密切观察效果；限制液体和钠的摄入量；根据病情控制输液速度，一般每分钟 20~30 滴。

（3）根据病情选择适当的体位。

（4）根据患者缺氧程度予（适当）氧气吸入。

（5）保持患者身体和心理上得到良好的休息：限制活动减少氧耗量；为患者提供安静舒适的环境，限制探视。

（6）必要时每日测体重，记录 24h 尿量。

（三）气体交换受损

1. 相关因素　与肺循环瘀血，肺部感染，及不能有效排痰与咳嗽相关。

2. 临床表现　如下所述。

（1）劳力性呼吸困难、端坐呼吸、发绀（发绀是指毛细血管血液内还原血红蛋白浓度超过 50g/L，皮肤、黏膜出现青紫的颜色，以口唇、舌、口腔黏膜、鼻尖、颊部、耳垂和指、趾末端最为明显）。

（2）咳嗽、咳痰、咳血。

（3）呼吸频率、深度异常。

3. 护理措施　如下所述。

（1）休息：为患者提供安静、舒适的环境，保持病房空气新鲜，定时通风换气。

（2）体位：协助患者取有利于呼吸的卧位，如高枕卧位、半坐卧位、端坐卧位。

（3）根据患者缺氧程度给予（适当）氧气吸入。

（4）咳嗽与排痰方法：协助患者翻身、拍背，利于痰液排出，保持呼吸道通畅。

（5）教会患者正确咳嗽、深呼吸与排痰方法：屏气 3~5s，用力地将痰咳出来，连续 2 次短而有力地咳嗽。

1）深呼吸：首先，患者应舒服地斜靠在躺椅或床上，两个膝盖微微弯曲，垫几个枕头在头和肩部后作为支撑，这样的深呼吸练习，也可以让患者坐在椅子上，以患者的手臂做支撑。其次，护理者将双手展开抵住患者最下面的肋骨，轻轻挤压，挤压的同时，要求患者尽可能地用力呼吸，使肋骨突起，来对抗护理者手的挤压力。

2）年龄较大的心力衰竭患者排痰姿势：年龄较大、排痰困难的心衰患者，俯卧向下的姿势可能不适合他们，因为这样可能会压迫横膈膜，使得呼吸发生困难。可采取把枕头垫得很高，患者身体侧过来倚靠在枕头上，呈半躺半卧的姿势，这样将有助于患者排痰。

（6）病情允许时，鼓励患者下床活动，以增加肺活量。

（7）呼吸状况监测：呼吸频率、深度改变，有无呼吸困难、发绀。血气分析、血氧饱和度改变。

（8）使用血管扩张药的护理。

（9）向患者或家属解释预防肺部感染方法：如避免受凉、避免潮湿、戒烟等。

（四）体液过多

1. 相关因素　与静脉系统瘀血致毛细血管压增高，R-A-A 系统活性和血管加压素水平升高，使水、钠潴留，饮食不当相关。

2. 临床表现　如下所述。

（1）水肿：表现为下垂部位如双下肢水肿，为凹陷性，起床活动者以足、踝内侧和胫前部较明显。仰卧者则表现为骶部、腰背部、腿部水肿，严重者可发展为全身水肿，皮肤绷紧而光亮。

（2）胸腔积液：全心心力衰竭者多数存在，右侧多见，主要与体静脉压增高及胸膜毛细血管通透性增加有关。

（3）腹腔积液：多发生在心力衰竭晚期，常并发心源性肝硬化，由于腹腔内体静脉压及门静脉压增高引起。

（4）尿量减少，体重增加。

（5）精神差，乏力，焦虑不安。

（6）呼吸短促，端坐呼吸。

3. 护理措施　如下所述。

（1）水肿程度的评估：每日称体重，一般在清晨起床后排空大小便而未进食前穿同样的衣服、用同样的磅秤测量。如 1~2d 内体重快速增加，应考虑是否有水潴留，可增加利尿药的用量，应用利尿药后尿量明显增加，水肿消退。体重下降至正常时，体重又称干体重。同时为患者记出入水量。在急性期出量大于入量，出入量的基本平衡，有利于防止或控制心力衰竭。出量为每日全部尿量、大便量、引流量，同时加入呼吸及皮肤蒸发量 600~800mL。入量为饮食、饮水量、水果、输液等，每日总入量为 1 500~2 000mL。

（2）体位：尽量抬高水肿的双下肢，以利于下肢静脉回流，减轻水肿的程度。

（3）饮食护理：予低盐、高蛋白饮食，少食多餐。按病情限制钠盐及水分摄入，重度水肿盐摄入量为 1g/d、中度水肿 3g/d、轻度水肿 5g/d；还要控制含钠高的食物摄入，如腊制品、发酵的点心、味精、酱油、皮蛋、方便面、啤酒、汽水等。每日的饮水量通常一半量在用餐时摄取，另一半量在两餐之间摄入，必要时可给患者行口腔护理，以减轻口渴感。

（4）用药护理：应用强心苷和利尿药期间，监测水、电解质平衡情况，及时补钾。控制输液量和速度。

（5）保持皮肤清洁干燥，保持衣着宽松舒适，床单、衣服干净平整。观察患者皮肤水肿消退情况，定时更换体位，避免水肿部位长时间受压，避免在水肿明显的下肢深静脉输液，防止皮肤破损和压疮形成。

（五）活动无耐力

1. 相关因素　与心排血量减少，组织缺血、缺氧及胃肠瘀血引起食欲缺乏、进食减少有关。

2. 临床表现　如下所述。

（1）生活不能自理。

（2）活动持续时间短。

（3）主诉疲乏、无力。

3. 护理措施　如下所述。

（1）评估心功能状态。

（2）设计活动目标与计划，以调节其心理状况，促进活动的动机和兴趣。让患者了解活动无耐力原因及限制活动的必要性，根据心功能决定活动量。

（3）循序渐进为原则，逐渐增加患者的活动量，避免使心脏负荷突然增加。①抬高床头 45°~60°，使患者半卧位。②病室内行走。③病区走廊内进行短距离的行走，然后逐渐增加距离。

（4）注意监测活动时患者心率、呼吸、面色、发现异常立即停止活动。

（5）在患者活动量允许范围内，让患者尽可能自理，为患者自理活动提供方便条件。①将患者的常用物品放置在患者容易拿到的地方。②及时巡视病房，询问患者有无生活需要，及时满足其需求。③教会患者使用节力技巧。

（6）教会患者使用环境中的辅助设施，如床栏，病区走廊内、厕所内的扶手等，以增加患者的活动耐力。

（7）根据病情和活动耐力限制探视人次和时间。

（8）间断或持续鼻导管吸氧，氧流量 2~3L/min，严重缺氧时 4~6L/min 为宜。

（六）潜在并发症：电解质紊乱

1. 相关因素　如下所述。

（1）全身血流动力学、肾功能及体内内分泌的改变。

（2）交感神经张力增高与 R-A-A 系统活性增高的代偿机制对电解质的影响。

（3）心力衰竭使 $Na^+ - K^+ - ATP$ 酶受抑制，使离子交换发生异常改变。

（4）药物治疗可影响电解质：①袢利尿药及噻嗪类利尿药可导致低钾血症、低钠血症和低镁血症。②保钾利尿药如螺内酯可导致高钾血症。③血管紧张素转换酶抑制药（ACEI）可引起高钾血症，尤其肾功能不全的患者。

2. 临床表现　如下所述。

（1）低钾血症：轻度乏力至严重的麻痹性肠梗阻、肌肉麻痹、心电图的改变（T波低平、U波）、心律失常，并增加地高辛的致心律失常作用。

（2）低钠血症：轻度缺钠的患者可有疲乏、无力、头晕等症状，严重者可出现休克、昏迷，甚至死亡。

（3）低镁血症：恶心、呕吐、乏力、头晕、震颤、痉挛、麻痹、严重低镁可导致房性或室性心律失常。

（4）高钾血症：乏力及心律失常。高钾血症会引起致死性心律失常，出现以下 ECG 改变：T波高尖；P-R 间期延长；QRS 波增宽。

3. 护理措施　如下所述。

（1）密切监测患者的电解质，及时了解患者的电解质变化，尤其是血钾、血钠和血镁。

（2）在服用利尿药、ACEI 等药物期间，密切观察患者的尿量和生命体征变化，观察患者有无因电解质紊乱引起的胃肠反应、神志变化、心电图改变。

（3）一旦出现电解质紊乱，应立即报告医生，给予相应的处理

1）低钾血症：停用排钾利尿药及洋地黄制剂；补充钾剂，通常应用 10%枸橼酸钾口服与氯化钾静脉应用均可有效吸收。传统观念认为严重低钾者可静脉补钾，静滴浓度不宜超过 40mmol/L，速度最大为 20mmol/h（1.5g/h），严禁用氯化钾溶液直接静脉推注。但新的观点认为在做好患者生命体征监护的情况下，高浓度补钾也是安全的。

高浓度静脉补钾有如下优点：能快速、有效地提高血钾的水平，防止低钾引起的心肌应激性及血管张力的影响；高浓度静脉补钾避免了传统的需输注大量液体，从而减轻了心脏负荷，尤其适合于心力衰竭等低钾血症患者。

高浓度补钾时的护理：①高浓度静脉补钾必须在严密的监测血清钾水平的情况下和心电监护下进行，需每 1~2h 监测 1 次血气分析，了解血清钾水平并根据血钾提高的程度来调整补钾速度，一般心力衰竭患者血钾要求控制在 4.0mmol/L 以上，>4.5mmol/L 需停止补钾。②严格控制补钾速度，最好用微泵调节，速度控制在 20mmol/h 以内，补钾的通道严禁推注其他药物，避免因瞬间通过心脏的血钾浓度过高而致心律失常。③高浓度静脉补钾应在中心静脉管道内输注，严禁在外周血管注射，因易刺激血管的血管壁引起剧痛或静脉炎。④补钾期间应监测尿量 >30mL/h，若尿量不足可结合中心静脉压（CVP）判断血容量，如为血容量不足应及时扩容使尿量恢复。⑤严密观察心电图改变，了解血钾情况，如 T 波低平，ST 段压低，出现 U 波，提示低钾可能，反之 T 波高耸则表示有高钾血症的可能。⑥补钾的同时也应补镁，因为细胞内缺钾的同时多数也缺镁，且缺镁也易诱发心律失常，甚至有人认为即使血镁正常也应适当补镁，建议监测血钾的同时也监测血镁的情况。

2）低钠血症：稀释性低钠血症患者对利尿药的反应很差，血浆渗透压低，因此选用渗透性利尿药甘露醇利尿效果要优于其他利尿药，联合应用强心药和袢利尿药。甘露醇 100~250mL 需缓慢静滴，一般控制在 2~3h 内静脉滴注，并在输注到一半时应用强心药（毛花苷 C），10~20min 后根据患者情况静脉注射呋塞米 100~200mg。

真性低钠血症利尿药的效果很差。应当采用联合应用大剂量袢利尿药和输注小剂量高渗盐水的治疗方法。补钠的量可以参照补钠公式计算。

补钠量（g）=（142mmol/L - 实测血清钠）×0.55×体重（kg）÷17

根据临床情况，一般第 1 天输入补充钠盐量的 1/4~1/3，根据患者的耐受程度及血清钠的水平决定下次补盐量。具体方案 1.4%~3.0%的高渗盐水 150mL，30min 内快速输入，如果尿量增多，应注意

静脉给予 10%KCl 20~40mL/d，以预防低钾血症。入液量为 1 000mL，每天测定患者体重、24h 尿量、血电解质和尿的实验室指标。严密观察心肺功能等病情变化，以调节剂量和滴速，一般以分次补给为宜。

3）低镁血症：有症状的低镁血症：口服 2~4mmol/kg 体重，每 8~24h 服 1 次。补镁的过程中应注意不要太快，如过快会超过肾阈值，导致镁从尿液排出。无症状者亦应口服补充。不能口服时，也可用 50%硫酸镁 20mL 溶于 50%葡萄糖 1 000mL 静滴，缓慢滴注。通常需连续应用 3~5d 才能纠正低镁血症。

4）高钾血症：出现高钾血症时，应立即停用保钾利尿药，纠正酸中毒；静脉注射葡萄糖酸钙剂对抗高钾对心肌传导的作用，这种作用是快速而短暂的，一般数分钟起作用，但只维持不足 1h。如 ECG 改变持续存在，5min 后再次应用。为了增加钾向细胞内的转移，应用胰岛素 10IU 加入 50%葡萄糖 50mL 静滴可在 10~20min 内降低血钾，此作用可持续 4~6h；应用袢利尿药以增加钾的肾排出；肾功能不全的严重高血钾（>7mmol/L）患者应当立即给予透析治疗。

（七）潜在的并发症：洋地黄中毒

1. 相关因素　与洋地黄类药物使用过量、低血钾等因素有关。

2. 临床表现　如下所述。

（1）胃肠反应：一般较轻，常见食欲缺乏、恶心、呕吐、腹泻、腹痛。

（2）心律失常：服用洋地黄过程中，心律突然转变，是诊断洋地黄中毒的重要依据。如心率突然显著减慢或加速，由不规则转为规则，或由规则转为有特殊规律的不规则。洋地黄中毒的特征性心律失常有：多源性室性期前收缩呈二联律，特别是发生在心房颤动基础上；心房颤动伴完全性房室传导阻滞与房室结性心律；心房颤动伴加速的交接性自主心律呈干扰性房室分离；心房颤动频发交界性逸搏或短阵交界性心律；室上性心动过速伴房室传导阻滞；双向性交界性或室性心动过速和双重性心动过速。洋地黄引起的不同程度的窦房和房室传导阻滞也颇常见。应用洋地黄过程中出现室上性心动过速伴房室传导阻滞是洋地黄中毒的特征性表现。

（3）神经系统表现：可有头痛、失眠、忧郁、眩晕，甚至神志错乱。

（4）视觉改变：可出现黄视或绿视及复视。

（5）血清地高辛浓度 >2.0ng/mL。

3. 护理措施　如下所述。

（1）遵医嘱正确给予洋地黄类药物。

（2）熟悉洋地黄药物使用的适应证、禁忌证和中毒反应，若用药前心率 <60/min，禁止给药。

用药适应证：洋地黄类适用于心功能 Ⅱ 级以上各种心力衰竭，除非有禁忌证不能使用，还适用于心功能 Ⅲ、Ⅳ 级收缩性心力衰竭，窦性心律的心力衰竭。

用药禁忌证：本品禁用于预激综合征并发心房颤动，二度或三度房室传导阻滞，病态窦房结综合征无起搏器保护者，低血钾。

洋地黄中毒敏感人群：老年人；急性心肌梗死（AMD）、心肌炎、肺心病、重度心力衰竭；肝、肾功能不全；低钾血症、贫血、甲状腺功能减退症。

使地高辛浓度升高的药物：奎尼丁、胺碘酮、维拉帕米。

（3）了解静脉使用毛花苷 C 的注意事项：需稀释后才能使用，成人静脉注射毛花苷 C 洋地黄化负荷剂量为 0.8mg，首次给药 0.2mg 或 0.4mg 稀释后静脉推注，每隔 2~4h 可追加 0.2mg，24h 内总剂量不宜超过 0.8~1.2mg。对于易于发生洋地黄中毒者及 24h 内用过洋地黄类药物者应根据情况酌情减量或减半量给药。推注时间一般 15~20min，推注过程中密切观察患者心律和心率的变化，一旦心律出现房室传导阻滞、长间歇及心率 <60/min，均应立即停止给药，并通知医生。

（4）注意观察患者有无洋地黄中毒反应的发生。

（5）一旦发生洋地黄中毒，及时处理洋地黄制剂的毒性反应：①临床中毒患者立即停药，同时停用排钾性利尿药，重者内服不久时立即用温水、浓茶或 1：2 000 高锰酸钾溶液洗胃，用硫酸镁导泻。

②内服通用解毒药或鞣酸蛋白 3～5g。③发生少量期前收缩或短阵二联律时可口服 10% 氯化钾液 10～20mL，每日 3～4 次，片剂有发生小肠炎、出血或肠梗阻的可能，故不宜用。如中毒较重，出现频发的异位搏动，伴心动过速、室性心律失常时，可静脉滴注氯化钾，注意用钾安全。④如有重度房室传导阻滞、窦性心动过缓、窦房阻滞、窦性停搏、心室率缓慢的心房颤动及交界性逸搏心律等，根据病情轻重酌情采用硫酸阿托品静脉滴注、静脉注射或皮下注射。⑤当出现洋地黄引起的各种快速心律失常时如伴有房室传导阻滞的房性心动过速和室性期前收缩等患者，苯妥英钠可称为安全有效的良好药物，可用 250mg 稀释于 20mL 的注射用水或生理盐水中（因为强碱性，不宜用葡萄糖液稀释），于 5～15min 内注射完，待转为窦性心律后，用口服法维持，每次 0.1g，每日 3～4 次。⑥出现急性快速型室性心律失常，如频发室性期前收缩、室性心动过速、心室扑动及心室颤动等，可用利多卡因 50～100mg 溶于 10% 葡萄糖溶液 20mL，在 5min 内缓慢静脉注入，若无效可取低限剂量重复数次，间隔 20min，总量不超过 300mg，心律失常控制后，继以 1～3mg/min 静脉滴注维持。

除上述方法外，电起搏对洋地黄中毒诱发的室上性心动过速和其引起的完全性房室传导阻滞且伴有阿－斯综合征者是有效而适宜的方法。前者利用人工心脏起搏器发出的电脉冲频率，超过或接近心脏的异位频率，通过超速抑制而控制异位心律；后者是采用按需型人工心脏起搏器进行暂时性右室起搏。为避免起搏电极刺激诱发严重心律失常，应同时合用苯妥英钠或利多卡因。

（八）焦虑

1. 相关因素　与疾病的影响、对治疗及预后缺乏信心、对死亡的恐惧有关。
2. 临床表现　精神萎靡、消沉、失望；容易激动；夜间难以入睡；治疗、护理欠合作。
3. 护理措施　如下所述。
（1）患者出现呼吸困难、胸闷等不适时，守候患者身旁，给患者以安全感。
（2）耐心解答患者提出的问题，给予健康指导。
（3）与患者和家属建立融洽关系，避免精神应激，护理操作要细致、耐心。
（4）尽量减少外界压力刺激，创造轻松和谐的气氛。
（5）提供有关治疗信息，介绍治疗成功的病例，注意正面效果，使患者树立信心。
（6）必要时寻找合适的支持系统，如单位领导和家属对患者进行安慰和关心。

五、健康教育

（一）心理指导

急性心力衰竭发作时，患者因不适而烦躁。护士要以亲切语言安慰患者，告知患者尽量做缓慢深呼吸，采取放松疗法，稳定情绪，配合治疗及护理，才能很快缓解症状。长期反复发病患者，需保持情绪稳定，避免焦虑、抑郁、紧张及过度兴奋，以免诱发心力衰竭。

（二）饮食指导

（1）提供令人愉快、舒畅的进餐环境，避免进餐时间进行治疗；饮食宜少食多餐、不宜过饱，在食欲最佳的时间进食，宜进食易消化、营养丰富的食物。控制钠盐的摄入，每日摄入食盐 5g 以下。对使用利尿药患者，由于在使用利尿药的同时，常伴有体内电解质的排出，容易出现低血钾、低血钠等电解质紊乱，并容易诱发心律失常、洋地黄中毒等，可指导患者多食香蕉、菠菜、苹果、橙子等含钾高的食物。

（2）适当控制主食和含糖零食，多吃粗粮、杂粮，如玉米、小米、荞麦等；禽肉、鱼类，及核桃仁、花生、葵花子等坚果类含不饱和脂肪酸较多，可多用；多食蔬菜和水果，不限量，尤其是超体重者，更应多选用带色蔬菜，如菠菜、油菜、番茄、茄子和带酸味的新鲜水果，如苹果、橘子、山楂，提倡吃新鲜蔬菜；多用豆油、花生油、菜油及香油等植物油；蛋白质按 2g/kg 供给，蛋白尽量多用黄豆及其制品，如豆腐、豆干、百叶等，其他如绿豆、赤豆。

（3）禁忌食物：限制精制糖，包括蔗糖、果糖、蜂蜜等单糖类；最好忌烟酒，忌刺激性食物及调味品，忌油煎、油炸等烹调方法；少用猪油、黄油等动物油烹调；禁用动物脂肪高的食物，如猪肉、牛肉、羊肉及含胆固醇高的动物内脏、动物脂肪、蛋黄等；食盐不宜多用，每天 2～4g；含钠味精也应适量限用。

（三）作息指导

减少干扰，为患者提供休息的环境，保证睡眠时间。有呼吸困难者，协助患者采取适当的体位。教会患者放松疗法如局部按摩、缓慢有节奏的呼吸或深呼吸等。根据不同的心功能采取不同的活动量。在患者活动耐力许可范围内，鼓励患者尽可能生活自理。教会患者保存体力，减少氧耗的技巧，在较长时间活动中穿插休息，日常用品放在易取放位置。部分自理活动可坐着进行，如刷牙、洗脸等。心力衰竭症状改善后增加活动量时，首先是增加活动时间和频率，然后才考虑增加运动强度。运动方式可采取半坐卧、坐起、床边摆动肢体、床边站立、室内活动、短距离步行。

（四）出院指导

（1）避免诱发因素，气候转凉时及时添加衣服，预防感冒。

（2）合理休息，体力劳动不要过重，适当的体育锻炼以提高活动耐力。

（3）进食富含维生素、粗纤维食物，保持大便通畅。少量多餐，避免过饱。

（4）强调正确按医嘱服药，不随意减药或撤换药的重要性。

（5）定期门诊随访，防止病情发展。

（赵卫萍）

第五章

消化科疾病护理

第一节　急性胃炎

一、概述

急性胃炎指由各种原因引起的急性胃黏膜炎症，其病变可以仅局限于胃底、胃体、胃窦的任何一部分，病变深度大多局限于黏膜层，严重时则可累及黏膜下层、肌层，甚至达浆膜层。临床表现多种多样，可以有上腹痛、恶心、呕吐、上腹不适、呕血、黑粪，也可无症状，而仅有胃镜下表现。急性胃炎的病因虽然多样，但各种类型在临床表现、病变的发展规律和临床诊治等方面有一些共性。大多数患者通过及时诊治能很快痊愈，但也有部分患者其病变可以长期存在并转化为慢性胃炎。

二、护理评估

（一）健康史

评估患者既往有无胃病史，有无服用对胃有刺激的药物，如阿司匹林、保泰松、洋地黄、铁剂等，评估患者的饮食情况及睡眠。

（二）临床症状评估与观察

1. 腹痛的评估　患者主要表现为上腹痛、饱胀不适。多数患者无症状，或症状被原发疾病所掩盖。

2. 恶心、呕吐的评估　患者可有恶心、呕吐、食欲缺乏等症状，注意观察患者呕吐的次数及呕吐物的性质、量的情况。

3. 腹泻的评估　食用沙门菌、嗜盐菌或葡萄球菌毒素污染食物引起的胃炎患者常伴有腹泻。评估患者的大便次数、颜色、性状及量的情况。

4. 呕血和（或）黑粪的评估　在所有上消化道出血的病例中，急性糜烂出血性胃炎所致的消化道出血占10%～30%，仅次于消化性溃疡。

（三）辅助检查的评估

1. 病理　主要表现为中性粒细胞浸润。

2. 胃镜检查　可见胃黏膜充血、水肿、糜烂、出血及炎性渗出。

3. 实验室检查　血常规检查：糜烂性胃炎可有红细胞、血红蛋白减少；大便常规检查：大便潜血阳性；血电解质检查：剧烈腹泻患者可有水、电解质紊乱。

（四）心理－社会因素评估

1. 生活方式　评估患者生活是否规律，包括学习或工作、活动、休息与睡眠的规律性，有无烟酒嗜好等。评估患者是否能得到亲人及朋友的关爱。

2. 饮食习惯　评估患者是否进食过冷、过热、过于粗糙的食物；是否食用刺激性食物，如辛辣、

— 89 —

过酸或过甜的食物，以及浓茶、浓咖啡、烈酒等；是否注意饮食卫生。

3. 焦虑或恐惧　因出现呕血、黑粪或症状反复发作而产生紧张、焦虑、恐惧心理。

4. 认知程度　是否了解急性胃炎的病因及诱发因素，以及如何防护。

（五）腹部体征评估

上腹部压痛是常见体征，有时上腹胀气明显。

三、护理问题

1. 腹痛　由于胃黏膜的炎性病变所致。

2. 营养失调：低于机体需要量　由于胃黏膜的炎性病变所致的食物摄入、吸收障碍所致。

3. 焦虑　由于呕血、黑粪及病情反复所致。

四、护理目标

（1）患者腹痛症状减轻或消失。

（2）患者住院期间保证机体需热量，维持水电解质及酸碱平衡。

（3）患者焦虑程度减轻或消失。

五、护理措施

（一）一般护理

1. 休息　患者应注意休息，减少活动，对急性应激造成者应卧床休息，同时应做好患者的心理疏导。

2. 饮食　一般可给予无渣、半流质的温热饮食。如少量出血可给予牛奶、米汤等以中和胃酸，有利于黏膜的修复。剧烈呕吐、呕血的患者应禁食，可静脉补充营养。

3. 环境　为患者创造整洁、舒适、安静的环境，定时开窗通风，保证空气新鲜及温湿度适宜，使其心情舒畅。

（二）心理护理

1. 解释症状出现的原因　患者因出现呕血、黑粪或症状反复发作而产生紧张、焦虑、恐惧心理。护理人员应向其耐心说明出血原因，并给予解释和安慰。应告知患者，通过有效治疗，出血会很快停止；并通过自我护理和保健，可减少本病的复发次数。

2. 心理疏导　耐心解答患者及家属提出的问题，向患者解释精神紧张不利于呕吐的缓解，特别是有的呕吐与精神因素有关，紧张、焦虑还会影响食欲和消化能力，而树立信心及情绪稳定则有利于症状的缓解。

3. 应用放松技术　利用深呼吸、转移注意力等放松技术，减少呕吐的发生。

（三）治疗配合

1. 患者腹痛的时候　遵医嘱给予局部热敷、按摩、针灸，或给予止痛药物等缓解腹痛症状，同时应安慰、陪伴患者以使其精神放松，消除紧张恐惧心理，保持情绪稳定，从而增强患者对疼痛的耐受性；非药物止痛方法还可以用分散注意力法，如数数、谈话、深呼吸等；行为疗法，如放松技术、冥想、音乐疗法等。

2. 患者恶心、呕吐、上腹不适　评估症状是否与精神因素有关，关心和帮助患者消除紧张情绪。观察患者呕吐的次数及呕吐物的性质和量的情况。一般呕吐物为消化液和食物时有酸臭味。混有大量胆汁时呈绿色，混有血液呈鲜红色或棕色残渣。及时为患者清理呕吐物、更换衣物，协助患者采取舒适体位。

3. 患者呕血、黑粪　排除鼻腔出血及进食大量动物血、铁剂等所致呕吐物呈咖啡色或黑粪。观察患者呕血与黑粪的颜色性状和量的情况，必要时遵医嘱给予输血、补液、补充血容量治疗。

（四）用药护理

（1）向患者讲解药物的作用、不良反应、服用时的注意事项，如抑制胃酸的药物多于饭前服用；抗生素类多于饭后服用，并询问患者有无过敏史，严密观察用药后的反应；应用止泻药时应注意观察排便情况，观察大便的颜色、性状、次数及量，腹泻控制时应及时停药；保护胃黏膜的药物大多数是餐前服用，个别药例外；应用解痉止痛药如654-2或阿托品时，会出现口干等不良反应，并且青光眼及前列腺肥大者禁用。

（2）保证患者每日的液体入量，根据患者情况和药物性质调节滴注速度，合理安排所用药物的前后顺序。

（五）健康教育

（1）应向患者及家属讲明病因，如是药物引起，应告诫今后禁止用此药；如疾病需要必须用该药，必须遵医嘱配合服用制酸剂以及胃黏膜保护剂。

（2）嗜酒者应劝告戒酒。

（3）嘱患者进食要有规律，避免食生、冷、硬及刺激性食物和饮料。

（4）让患者及家属了解本病为急性病，应及时治疗及预防复发，防止发展为慢性胃炎。

（5）应遵医嘱按时用药，如有不适，及时来院就医。

（赵卫萍）

第二节　慢性胃炎

一、概述

慢性胃炎系指不同病因引起的慢性胃黏膜炎性病变，其发病率在各种胃病中居位首。随着年龄增长而逐渐增高，男性稍多于女性。

二、护理评估

（一）健康史

评估患者既往有无其他疾病，是否长期服用NSAID类消炎药如阿司匹林、吲哚美辛等，有无烟酒嗜好及饮食、睡眠情况。

（二）临床症状评估与观察

1. 腹痛的评估　评估腹痛发生的原因或诱因，疼痛的部位、性质和程度；与进食、活动、体位等因素的关系，有无伴随症状。慢性胃炎进展缓慢，多无明显症状。部分患者可有上腹部隐痛与饱胀的表现。腹痛无明显节律性，通常进食后较重，空腹时较轻。

2. 恶心、呕吐的评估　评估恶心、呕吐发生的时间、频率、原因或诱因，与进食的关系；呕吐的特点及呕吐物的性质、量；有无伴随症状，是否与精神因素有关。慢性胃炎的患者进食硬、冷、辛辣或其他刺激性食物时可引发恶心、反酸、嗳气、上腹不适、食欲不振等症状。

3. 贫血的评估　慢性胃炎并发胃黏膜糜烂者可出现少量或大量上消化道出血，表现以黑粪为主，持续3~4d停止。长期少量出血可引发缺铁性贫血，患者可出现头晕、乏力及消瘦等症状。

（三）辅助检查的评估

1. 胃镜及黏膜活组织检查　这是最可靠的诊断方法，可直接观察黏膜病损。慢性萎缩性胃炎可见黏膜呈颗粒状、黏膜血管显露、色泽灰暗、皱襞细小；慢性浅表性胃炎可见红斑、黏膜粗糙不平、出血点（斑）。两种胃炎皆可见伴有糜烂、胆汁反流。活组织检查可进行病理诊断，同时可检测幽门螺杆菌。

2. 胃酸的测定　慢性浅表性胃炎胃酸分泌可正常或轻度降低，而萎缩性胃炎胃酸明显降低，其分泌胃酸功能随胃腺体的萎缩、肠腺化生程度的加重而降低。

3. 血清学检查　慢性胃体炎患者血清抗壁细胞抗体和内因子抗体呈阳性，血清胃泌素明显升高；慢性胃窦炎患者血清抗壁细胞抗体多呈阴性，血清胃泌素下降或正常。

4. 幽门螺杆菌检测　通过侵入性和非侵入性方法检测幽门螺杆菌。慢性胃炎患者胃黏膜中幽门螺杆菌阳性率的高低与胃炎活动与否有关，且不同部位的胃黏膜其幽门螺杆菌的检测率亦不相同。幽门螺杆菌的检测对慢性胃炎患者的临床治疗有指导意义。

（四）心理－社会因素评估

1. 生活方式　评估患者生活是否有规律；生活或工作负担及承受能力；有无过度紧张、焦虑等负性情绪；睡眠的质量等。

2. 饮食习惯　评估患者平时饮食习惯及食欲，进食时间是否规律；有无特殊的食物喜好或禁忌，有无食物过敏，有无烟酒嗜好。

3. 心理－社会状况　评估患者的性格及精神状态；患病对患者日常生活、工作的影响。患者有无焦虑、抑郁、悲观等负性情绪及其程度。评估患者的家庭成员组成，家庭经济、文化、教育背景，对患者的关怀和支持程度；医疗费用来源或支付方式。

4. 认知程度　评估患者对慢性胃炎的病因、诱因及如何预防的了解程度。

（五）腹部体征的评估

慢性胃炎的体征多不明显，少数患者可出现上腹轻压痛。

三、护理问题

1. 疼痛　由于胃黏膜炎性病变所致。
2. 营养失调：低于机体需要量　由于厌食、消化吸收不良所致。
3. 焦虑　由于病情反复、病程迁延所致。
4. 活动无耐力　由于慢性胃炎引起贫血所致。
5. 知识缺乏　缺乏对慢性胃炎病因和预防知识的了解。

四、护理目标

（1）患者疼痛减轻或消失。

（2）患者住院期间能保证机体所需热量、水分、电解质的摄入。

（3）患者焦虑程度减轻或消失。

（4）患者活动耐力恢复或有所改善。

（5）患者能自述疾病的诱因及预防保健知识。

五、护理措施

（一）一般护理

1. 休息　指导患者急性发作时应卧床休息，并可用转移注意力、做深呼吸等方法来减轻。

2. 活动　病情缓解时，进行适当的锻炼，以增强机体抵抗力。嘱患者生活要有规律，避免过度劳累，注意劳逸结合。

3. 饮食　急性发作时可予少渣半流食，恢复期患者指导其食用富含营养、易消化的食物，避免食用辛辣、生冷等刺激性食物及浓茶、咖啡等饮料。嗜酒患者嘱其戒酒。指导患者加强饮食卫生并养成良好的饮食习惯，定时进餐、少量多餐、细嚼慢咽。如胃酸缺乏者可酌情食用酸性食物如山楂、食醋等。

4. 环境　为患者创造良好的休息环境，定时开窗通风，保证病室的温湿度适宜。

（二）心理护理

1. 减轻焦虑　提供安全舒适的环境，减少患者的不良刺激。避免患者与其他有焦虑情绪的患者或亲属接触。指导其散步、听音乐等转移注意力的方法。

2. 心理疏导　首先帮助患者分析这次产生焦虑的原因，了解患者内心的期待和要求；然后共同商讨这些要求是否能够实现，以及错误的应对机制所产生的后果。指导患者采取正确的应对机制。

3. 树立信心　向患者讲解疾病的病因及防治知识，指导患者如何保持合理的生活方式和去除对疾病的不利因素。并可以请有过类似疾病的患者讲解采取正确应对机制所取得的良好效果。

（三）治疗配合

1. 腹痛　评估患者疼痛的部位、性质及程度。嘱患者卧床休息，协助患者采取有利于减轻疼痛的体位。可利用局部热敷、针灸等方法来缓解疼痛。必要时遵医嘱给予药物止痛。

2. 活动无耐力　协助患者进行日常生活活动。指导患者体位改变时动作要慢，以免发生直立性低血压。根据患者病情与患者共同制订每日的活动计划，指导患者逐渐增加活动量。

3. 恶心、呕吐　协助患者采取正确体位，头偏向一侧，防止误吸。安慰患者，消除患者紧张、焦虑的情绪。呕吐后及时为患者清理，更换床单位并协助患者采取舒适体位。观察呕吐物的性质、量及呕吐次数。必要时遵医嘱给予止吐药物治疗。

附：呕吐物性质及特点分析

1. 呕吐不伴恶心　呕吐突然发生，无恶心、干呕的先兆，伴明显头痛，且呕吐于头痛剧烈时出现，常见于神经血管头痛、脑震荡、脑溢血、脑炎、脑膜炎及脑肿瘤等。

2. 呕吐伴恶心　多见于胃源性呕吐，例如胃炎、胃溃疡、胃穿孔、胃癌等，呕吐多与进食、饮酒、服用药物有关，吐后常感轻松。

3. 清晨呕吐　多见于妊娠呕吐和酒精性胃炎的呕吐。

4. 食后即恶心、呕吐　如果食物尚未到达胃内就发生呕吐，多为食管的疾病，如食管癌、食管贲门失弛缓症。食后即有恶心、呕吐伴腹痛、腹胀者常见于急性胃肠炎、阿米巴痢疾。

5. 呕吐发生于饭后2~3h　可见于胃炎、胃溃疡和胃癌。

6. 呕吐发生于饭后4~6h　可见于十二指肠溃疡。

7. 呕吐发生在夜间　呕吐发生在夜间，且量多有发酵味者，常见于幽门梗阻、胃及十二指肠溃疡、胃癌。

8. 大量呕吐　呕吐物如为大量，提示有幽门梗阻、胃潴留或十二指肠淤滞。

9. 少量呕吐　呕吐常不费力，每口吐出量不多，可有恶心，进食后可立即发生，吐完后可再进食，多见于神经官能性呕吐。

10. 呕吐物性质辨别

（1）呕吐物酸臭：呕吐物酸臭或呕吐隔日食物见于幽门梗阻、急性胃炎。

（2）呕吐物中有血：应考虑消化性溃疡、胃癌。

（3）呕吐黄绿苦水：应考虑十二指肠梗阻。

（4）呕吐物带粪便：见于肠梗阻晚期，带有粪臭味见于小肠梗阻。

（四）用药护理

（1）向患者讲解药物的作用、不良反应及用药的注意事项，观察患者用药后的反应。

（2）根据患者的情况进行指导，避免使用对胃黏膜有刺激的药物，必须使用时应同时服用抑酸剂或胃黏膜保护剂。

（3）有幽门螺杆菌感染的患者，应向其讲解清除幽门螺杆菌的重要性，嘱其连续服药两周，停药4周后再复查。

（4）静脉给药患者，应根据患者的病情、年龄等情况调节滴注速度，保证入量。

（五）健康教育

（1）向患者及家属介绍本病的有关病因，指导患者避免诱发因素。

（2）教育患者保持良好的心理状态，平时生活要有规律，合理安排工作和休息时间，注意劳逸结合，积极配合治疗。

（3）强调饮食调理对防止疾病复发的重要性，指导患者加强饮食卫生和饮食营养，养成有规律的饮食习惯。

（4）避免刺激性食物及饮料，嗜酒患者应戒酒。

（5）向患者介绍所用药物的名称、作用、不良反应，以及服用的方法剂量和疗程。

（6）嘱患者定期按时服药，如有不适及时就诊。

（赵卫萍）

第三节 上消化道大出血

一、概述

上消化道出血（upper gastrointestinal hemorrhage）系指屈氏韧带（the ligament of Treitz）以上的消化道，包括食管、胃、十二指肠、胃空肠吻合术后的空肠病变，以及胰、胆病变的出血，是常见急症之一。

上消化道大量出血指数小时内的失血量大于 1 000mL，或大于循环血容量的20%，临床表现为呕血或黑粪，常伴有血容量减少而引起的急性周围循环衰竭，导致失血性休克而危及患者的生命。

二、护理评估

（一）临床表现

上消化道出血的临床表现一般取决于病变性质、部位和出血量与速度。

1. 呕血与黑粪　是上消化道出血的特征性表现。上消化道大量出血之后，均有黑粪。出血部位在幽门以上者常伴有呕血。若出血量较少、速度慢也可无呕血。反之，幽门以下出血如出血量大、速度快，可因血反流入胃腔引起恶心、呕吐而表现为呕血。

呕血多为棕褐色，呈咖啡渣样，这是血液经胃酸作用形成正铁血红素所致。如出血量大，未经胃酸充分混合即呕出，则为鲜红或有血块。黑粪呈柏油样，黏稠而发亮，系血红蛋白的铁经肠内硫化物作用形成硫化铁所致。出血量大时，血液在肠内推进快，粪便可呈暗红甚至鲜红色，酷似下消化道出血。呕吐物及黑粪潜血试验呈强阳性。

2. 失血性周围循环衰竭　急性大量失血由于循环血容量迅速减少而导致周围循环衰竭。一般表现为头昏、心慌、乏力，突然起立发生昏厥、口渴、出冷汗、心率加快、血压偏低等。严重者呈休克状态，表现为烦躁不安或神志不清、面色苍白、四肢湿冷、口唇发绀、呼吸急促、血压下降、脉压缩小、心率加快，休克未改善时尿量减少。

3. 贫血和血象变化　慢性出血可表现为贫血。急性大量出血后均有急性失血后贫血，但在出血的早期，血红蛋白浓度、红细胞计数与血细胞比容可无明显变化。在出血后，一般须经 3~4h 以上才出现贫血，出血后 24~72h 红细胞稀释到最大限度。贫血程度除取决于失血量外，还和出血前有无贫血基础、出血后液体平衡状况等因素有关。

急性出血患者为正细胞正色素性贫血，在出血后骨髓有明显代偿性增生，可暂时出现大细胞性贫血，慢性失血则呈小细胞低色素性贫血。出血 24h 内网织红细胞即见增高，至出血后 4~7d 可高达 5%~15%，以后逐渐降至正常。如出血未止，网织红细胞可持续升高。

上消化道大量出血 2~5h，白细胞计数升达（10~20）×10^9/L，出血停止后 2~3d 才恢复正常。

但在肝硬化患者，如同时有脾功能亢进，则白细胞计数可不增高。

4. 发热　上消化道大量出血后，多数患者在24h内出现低热，但一般不超过38.5℃，持续3~5d降至正常。

5. 氮质血症　在上消化道大量出血后，由于大量血液蛋白质的消化产物在肠道被吸收，血中尿素氮浓度可暂时增高，称为肠性氮质血症。一般于一次出血后数小时血尿素氮开始上升，约24~48h可达高峰，大多不超出14.3mmol/L（40mg/dl），3~4日后降至正常。

血容量减少及低血压，导致肾血流量减少、肾小球过滤率下降，亦可引起一过性氮质血症。对血尿素氮持续升高超过3~4d或明显升高超过17.9mmol/L（50mg/dl）者，若活动性出血已停止，且血容量已基本纠正而尿量仍少，则应考虑由于休克时间过长或原有肾脏病变基础而发生肾功能衰竭。

（二）辅助检查

1. 实验室检查　测定红细胞、白细胞和血小板计数，血红蛋白浓度、血细胞比容、肝功能、肾功能、粪潜血等，有助于估计失血量及动态观察有无活动性出血，判断治疗效果及协助病因诊断。

2. 胃镜检查　是目前诊断上消化道出血病因的首选检查方法。胃镜检查在直视下顺序观察食管、胃、十二指肠球部直至降段，从而判断出血病变的部位、病因及出血情况。多主张检查在出血后24~48h内进行，称急诊胃镜检查（emergency endoscopy）。一般认为这可大大提高出血病因诊断的准确性，因为有些病变如急性糜烂出血性胃炎可在短短几天内愈合而不留痕迹；有些病变如血管异常在活动性出血或近期出血期间才易于发现；对同时存在两个或多个病变者可确定其出血所在。急诊胃镜检查还可根据病变的特征判断是否继续出血或估计再出血的危险性，并同时进行内镜止血治疗。在急诊胃镜检查前需先纠正休克、补充血容量、改善贫血。如有大量活动性出血，可先插胃管抽吸胃内积血，并用生理盐水灌洗，以免积血影响观察。

3. X线钡餐检查　X线钡餐检查目前已多为胃镜检查所代替，故主要适用于有胃镜检查禁忌证或不愿进行胃镜检查者，但对经胃镜检查出血原因未明，疑病变在十二指肠降段以下小肠段，则有特殊诊断价值。检查一般在出血停止且病情基本稳定数日后进行。

4. 其他检查　选择性动脉造影、放射性核素^{99m}Tc标记红细胞扫描、吞棉线试验及小肠镜检查等主要适用于不明原因的小肠出血。由于胃镜检查已能彻底搜寻十二指肠降段以上消化道病变，故上述检查很少应用于上消化道出血的诊断。但在某些特殊情况，如患者处于上消化道持续严重大量出血紧急状态，以致胃镜检查无法安全进行或因积血影响视野而无法判断出血灶，而患者又有手术禁忌，此时行选择性肠系膜动脉造影可能发现出血部位，并同时进行介入治疗。

（三）治疗原则

上消化道大量出血病情急、变化快，严重者可危及生命，应采取积极措施进行抢救。抗休克、迅速补充血容量应放在一切医疗措施的首位。

1. 一般急救措施　患者应卧位休息，保持呼吸道通畅，避免呕血时血液吸入引起窒息，必要时吸氧，活动性出血期间禁食。

严密监测患者生命体征，如心率、血压、呼吸、尿量及神志变化。观察呕血与黑粪情况。定期复查血红蛋白浓度、红细胞计数、血细胞比容与血尿素氮。必要时行中心静脉压测定。对老年患者根据情况进行心电监护。

2. 积极补充血容量　立即查血型和配血，尽快建立有效的静脉输液通道，尽快补充血容量。在配血过程中，可先输平衡液或葡萄糖盐水。遇血源缺乏，可用右旋糖酐或其他血浆代用品暂时代替输血。改善急性失血性周围循环衰竭的关键是要输足全血。下列情况为紧急输血指征（图5-1）。

输血量视患者周围循环动力学及贫血改善情况而定，尿量是有价值的参考指标。应注意避免因输液、输血过快、过多而引起肺水肿，原有心脏病或老年患者必要时可根据中心静脉压调节输入量。肝硬化患者宜用新鲜血。

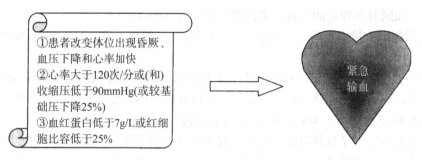

图 5 - 1　紧急输血指征

3. 止血措施　见图 5 - 2。

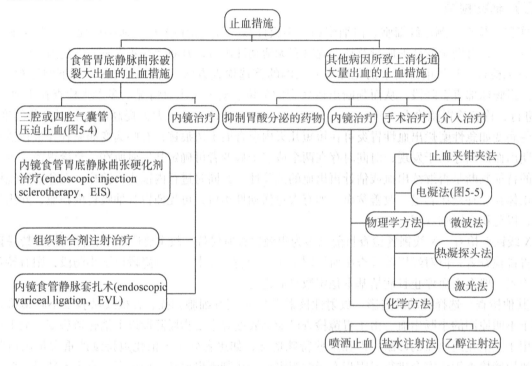

图 5 - 2　止血措施

（四）护理诊断（图 5 - 3）

1. 组织灌注量改变　与上消化道大量出血有关。

2. 体液不足　与出血有关。

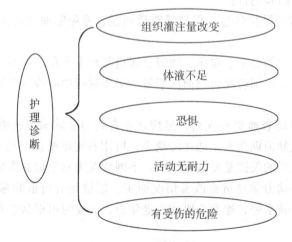

图 5 - 3　护理诊断

3. 恐惧　与出血有关。

4. 活动无耐力　与血容量减少有关。

5. 有受伤的危险，如创伤、窒息、误吸　与食管胃底黏膜长时间受压、囊管阻塞气道、血液或分泌物反流入气管有关。

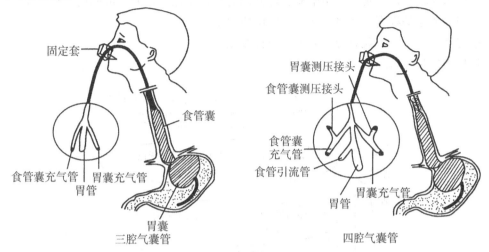

图 5 - 4　三（四）腔气囊管的使用

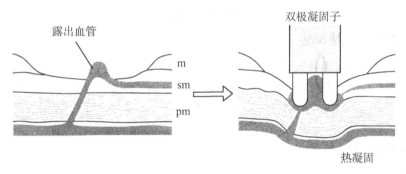

图 5 - 5　电凝止血

（五）护理目标（图 5 - 6）

患者无继续出血的征象，组织灌注恢复正常；没有脱水征，生命体征稳定；因出血引起的恐惧感减轻；能够获得足够休息，活动耐力逐渐增加，能叙述活动时保证安全的要点；患者呼吸道通畅，无窒息、误吸，食管胃底黏膜未因受气囊压迫而损伤。

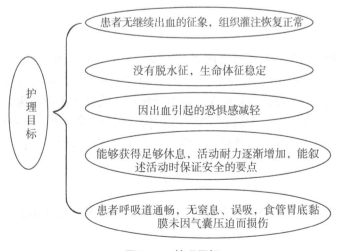

图 5 - 6　护理目标

三、护理措施

（一）评估（图5-7）

（1）评估患者生命体征，观察发生呕血、黑粪的时间、颜色、性质，准确记录出入量。

（2）评估患者脱水的程度、尿量、尿色、电解质水平。

（3）评估患者的耐受力，观察患者有无出血性改变。

（4）评估患者的情绪状况。

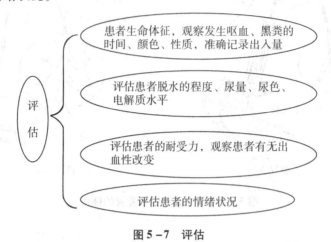

图5-7　评估

（二）生活护理

1. 休息与体位　大出血时患者应绝对卧床休息，保持安静，及时帮助患者清理被污染的床单，取平卧位并将下肢略抬高，以保证脑部供血。呕吐时头偏向一侧，保证呼吸道通畅，防止窒息或误吸；必要时用负压吸引器清除气道内的分泌物、血液或呕吐物，保持呼吸道通畅。遵医嘱给予吸氧。

2. 饮食护理　见图5-8。

（1）出血活动期应禁食。

（2）出血停止后

1）消化性溃疡引起的出血，于出血停止6h可进温凉、清淡无刺激性的流食，以后可改为半流食、软食，或营养丰富、易消化食物。开始需少量多餐，逐步过渡到正常饮食。忌食生冷食物、粗糙、坚硬、刺激性食物。

2）食管胃底静脉曲张破裂出血，出血停止后1~2日可进高热量、高维生素流食，限制钠和蛋白质摄入，避免诱发和加重腹腔积液、肝性脑病。避免进食粗糙的硬食，应细嚼慢咽，防止损伤曲张静脉而再次出血。

（三）心理护理

突然大量的呕血，常使患者及其家属极度恐惧不安。反复长期消化道出血，则容易使患者产生恐惧、悲观、绝望的心理反应，对疾病的治疗失去信心。而患者的消极情绪，又可加重病情，不利于疾病的康复。应关心、安慰、陪伴患者，但避免在床边讨论病情。抢救工作应迅速、忙而不乱，以减轻患者的紧张情绪及恐惧心理。经常巡视，大出血时陪伴患者，使其有安全感。呕血或解黑粪后及时清除血迹、污物，以减少对患者的恶性刺激。解释各项检查、治疗措施，听取并解答患者或家属的提问，以减轻他们的疑虑。

（四）治疗配合

1. 病情观察　上消化道大量出血在短期内出现休克症状，为临床常见的急症，应做好病情的观察。

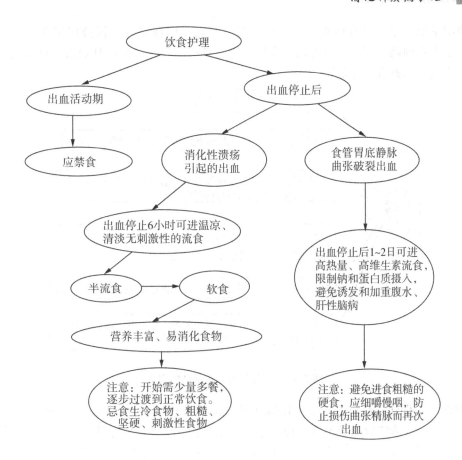

图 5-8 饮食护理

（1）出血量的估计（表 5-1）及出血程度的分类（表 5-2）。

表 5-1 出血量的估计

出血量	临床表现
> 5mL	粪潜血（+）
> 50 ~ 70mL	黑粪
250 ~ 300mL	呕血
< 400mL	不引起全身症状
400 ~ 500mL	可引起全身症状
> 1 000mL	急性周围循环衰竭或失血性休克

表 5-2 上消化道出血程度的分类

分级	失血量	血压	脉搏	血红蛋白	症状
轻度	全身总血量的 10% ~ 15%（成人失血量 < 500mL）	基本正常	正常	无变化	可有头晕
中度	全身总血量的 20%（成人失血量 > 800 ~ 1 000mL）	下降	100 次/分	70 ~ 100g/L	一时性眩晕、口渴、心悸、少尿
重度	全身总血量 30% 以上（成人失血量 > 1 500mL）	< 80mmHg	> 120 次/分	< 70g/L	心悸、冷汗、四肢厥冷、尿少、神志恍惚

（2）继续或再次出血的判断：观察中出现图 5-9 中提及的迹象，提示有活动性出血或再次出血。

（3）出血性休克的观察：大出血时严密监测患者的心率、血压、呼吸和神志变化，必要时进行心电监护。准确记录出入量，疑有休克时留置导尿管，测每小时尿量，应保持尿量 30mL/h。注意症状、体征的观察，如患者烦躁不安、面色苍白、皮肤湿冷、四肢湿冷提示微循环血液灌注不足；而皮肤逐渐转暖、出汗停止则提示血液灌注好转。

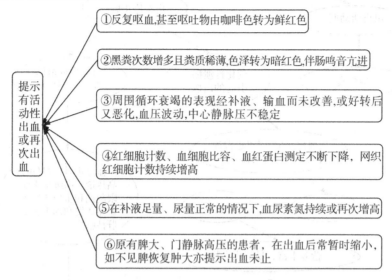

提示有活动性出血或再次出血
- ①反复呕血,甚至呕吐物由咖啡色转为鲜红色
- ②黑粪次数增多且粪质稀薄,色泽转为暗红色,伴肠鸣音亢进
- ③周围循环衰竭的表现经补液、输血而未改善,或好转后又恶化,血压波动,中心静脉压不稳定
- ④红细胞计数、血细胞比容、血红蛋白测定不断下降,网织红细胞计数持续增高
- ⑤在补液足量、尿量正常的情况下,血尿素氮持续或再次增高
- ⑥原有脾大、门静脉高压的患者,在出血后常暂时缩小,如不见脾恢复肿大亦提示出血未止

图 5 - 9　判断是否存在活动性出血

2. 用药护理　立即建立静脉通道。遵医嘱迅速、准确地实施输血、输液、各种止血药物治疗及用药等抢救措施，并观察治疗效果及不良反应。输液开始应快，必要时测定中心静脉压作为调整输液量和速度的依据。避免因输液、输血过多、过快而引起急性肺水肿，对老年患者和心肺功能不全者尤应注意。肝病患者忌用吗啡、巴比妥类药物；应输新鲜血，因库存血含氨量高，易诱发肝性脑病。血管加压素可引起腹痛、血压升高、心律失常、心肌缺血，甚至发生心肌梗死，故滴注速度应遵医嘱准确无误，并严密观察不良反应。患有冠心病的患者忌用血管加压素。

3. 三（四）腔气囊管的护理　熟练的操作和插管后的密切观察及细致护理是达到预期止血效果的关键。留置三（四）腔气囊管流程见图 5 - 10。留置三（四）腔气囊管的注意事项见图 5 - 11。

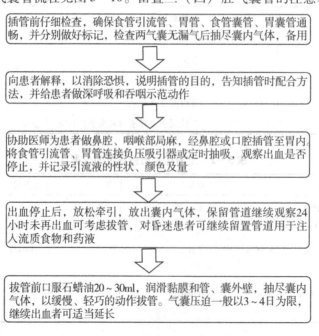

插管前仔细检查,确保食管引流管、胃管、食管囊管、胃囊管通畅,并分别做好标记,检查两气囊无漏气后抽尽囊内气体,备用

↓

向患者解释,以消除恐惧,说明插管的目的,告知插管时配合方法,并给患者做深呼吸和吞咽示范动作

↓

协助医师为患者做鼻腔、咽喉部局麻,经鼻腔或口腔插管至胃内,将食管引流管、胃管连接负压吸引器或定时抽吸,观察出血是否停止,并记录引流液的性状、颜色及量

↓

出血停止后,放松牵引,放出囊内气体,保留管道继续观察24小时未再出血可考虑拔管,对昏迷患者可继续留置管道用于注入流质食物和药液

↓

拔管前口服石蜡油20~30ml,润滑黏膜和管、囊外壁,抽尽囊内气体,以缓慢、轻巧的动作拔管。气囊压迫一般以3~4日为限,继续出血者可适当延长

图 5 - 10　留置三（四）腔气囊管流程

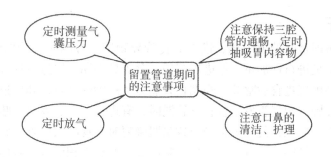

图 5-11 留置三 (四) 腔气囊管的注意事项

(五) 健康指导

1. 介绍病因 上消化道出血的临床过程及预后因引起出血的病因而异。

2. 介绍治疗 应帮助患者和家属掌握有关疾病的预防、治疗和护理知识,以减少再度出血的危险。

3. 饮食指导 注意饮食卫生和规律,进食营养丰富、易消化的食物,避免过饥或暴饮暴食,避免粗糙、刺激性食物,或过冷、过热、产气多的食物、饮料等,合理饮食是避免诱发上消化道出血的重要环节。

4. 生活指导 加强口腔护理,保持皮肤清洁,预防并发症。生活起居要有规律,劳逸结合,保持乐观情绪,保证睡眠,减少外部刺激,重者需卧床休息并注意保暖。应戒烟、戒酒,在医师指导下用药。

5. 特殊交代 指导患者及家属学会早期识别出血征象及应急措施,若出现呕血、黑粪或头昏、心悸等不适,立即卧床休息,保持安静,减少身体活动;呕吐时取侧卧位以免误吸;立即送医院治疗。

6. 复查指导 有呕血、黑粪、上腹不适应随时就诊。

(六) 护理评价

患者出血停止,组织灌注恢复正常;无脱水征,生命体征恢复正常;恐惧感减轻;休息和睡眠充足,活动耐力增加或恢复至出血前的水平;患者活动时无昏厥、跌倒等意外发生;无窒息或误吸,食管胃底黏膜无糜烂、坏死。

(胡金容)

第四节 食管癌

一、病因与发病机制

关于食管癌的发病因素,近年来有许多深入的研究和调查,但尚无公认的结论。一般认为可能与饮食习惯、吸烟、饮酒、营养、食管慢性炎症、口腔卫生不佳和遗传易感性有关。食物的物理刺激如粗、硬、烫的饮食,吸烟、饮酒、吃酸菜、咀嚼烟叶、槟榔被认为可反复刺激食管,引起慢性炎,最终发生恶变。在我国食管癌高发区,人们喜爱食用腌制的蔬菜,这些食品常被真菌污染,真菌除产生毒素外,与亚硝胺的合成有密切关系。亚硝胺是致癌物质,大量存在于饮水和食物中,也能在体内合成。根据国内外研究,水及饮食中缺乏钼、锌、钛等微量元素,可能使植物中硝酸盐聚集,为合成亚硝胺提供前生物,从而直接或间接与食管癌的发生有关系。此外口腔、食管的长期慢性炎,导致上皮增生,最后可能发生癌变。扩散途径可通过直接扩散、淋巴道转移和血行转移。

二、临床表现与诊断

食管癌可发生在食管任何位置,但中段最多,约占 50%;下段次之,占 30%;上段最少,占 20%。

（一）症状与体征

食管癌早期有大口进硬食时的梗阻感、进食后食管异物感、吞咽时食管内疼痛及胸骨后闷胀不适感，这些症状时轻时重，呈进行性加重，但进展缓慢。食管癌中期是以进行性吞咽困难为特征的典型症状。有些患者梗阻较重会出现进食后呕吐。晚期食管癌多为癌肿的并发症和压迫症状，表现为压迫气管导致咳嗽、呼吸困难；癌肿侵犯气管发生食管气管漏时，有进食呛咳、发热、咳脓痰、肺炎和肺脓肿形成；侵犯喉返神经出现声音嘶哑；侵犯膈神经导致膈肌麻痹时出现呼吸困难、膈肌反常运动；癌肿远处转移时，则出现锁骨上淋巴结肿大、肝大、黄疸、腹腔肿块及腹腔积液等。身体多处持续性疼痛，应考虑骨骼转移可能；出现恶病质，表现为极度消瘦和衰竭。

（二）诊断

1. X线检查　早期食管癌的病变仅侵犯食管黏膜或黏膜下层。早期食管癌的 X 线征象为：局限性食管黏膜皱襞增粗、中断，潜在的龛影，小的充盈缺损。晚期则为充盈缺损、管腔狭窄和梗阻。

按食管癌形态特点可分为 5 型（图 5 - 12）：①髓质型：约占 60%，肿瘤累及食管壁的全层，向腔内外生长，伴有中重度梗阻，食管造影显示明显的充盈缺损，晚期可见肿瘤的软组织阴影。②蕈伞型：占 15% ~ 20%，肿瘤向腔内突出，呈扁平状肿块，累及食管壁一部分，梗阻症状轻，食管造影显示部分管壁呈不对称的碟影充盈缺损。③溃疡型：占 10% ~ 15%，肿瘤在食管壁上呈大小不等的溃疡，梗阻症状轻，食管造影显示较大的溃疡龛影。④缩窄型：占 10% 左右，肿瘤呈环形或短管形狭窄，食管造影显示对称性高度梗阻，梗阻以上的食管显著扩张。⑤腔内型：约占 2%，瘤体呈管腔内巨大包块，可有蒂、息肉状，表面可有溃疡，食管壁浸润不明显，病变段食管明显扩张，腔内可见椭圆形或腊肠状肿块阴影。

2. 细胞学检查　检查工具为带网的气囊，拉网获取食管脱落细胞，做脱落细胞巴氏染色检查，两次阳性结果才能确诊。

3. 食管镜检查　早期食管癌在食管镜下显示黏膜充血水肿、糜烂或小的菜花样突起。

4. CT 检查　了解食管癌向腔外扩展情况和有无腹腔内器官或淋巴结转移，对决定手术有参考价值。

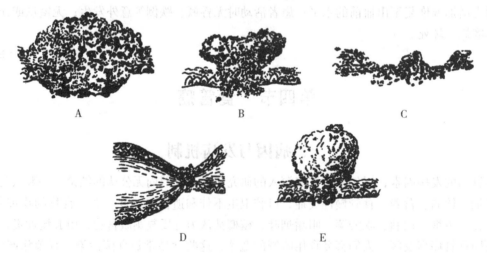

图 5 - 12　食管癌分型

A. 髓质型；B. 蕈伞型；C. 溃疡型；D. 缩窄型；E. 腔内型

三、治疗原则

食管癌的治疗包括外科治疗、放射及药物治疗以及手术加放射和药物综合治疗。

（一）手术治疗

1. 根治性切除手术　适于早期病例，可彻底切除肿瘤，以胃、结肠或空肠做食管重建术（图 5 - 13）。

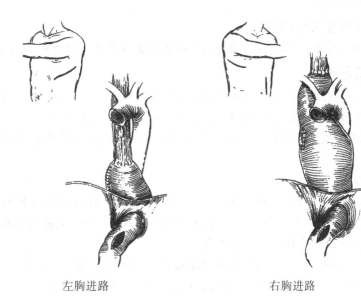

左胸进路 右胸进路

图 5 - 13 食管切除胃代食管

2. 姑息性切除手术 多为中晚期病例，虽可切除肿瘤，但不易彻底切净。

3. 姑息性手术 晚期肿瘤不能切除的病例，为减轻患者的吞咽困难，可采用食管腔内置管术、胃造口术、食管胃转流或食管结肠转流吻合术，这些手术对延长患者生存时间效果不大。

（二）放射治疗

1. 术前放疗加手术 术前放疗可使癌肿缩小，减少淋巴结转移，可提高手术切除率，减少术中癌肿扩散。病例选择的标准是食管中段或上中段癌，根据病史、食管造影所见手术切除可能性小，一般情况好，可进半流饮食者，放疗后休息 2～3 周再行手术。

2. 单纯放射 病理选择的标准是颈、上胸段食管癌及其他不宜手术的中晚期食管癌，一般情况较好。放疗的危险性较小，常见并发症有放射性肺炎、放疗后狭窄、气管食管漏、放射性骨髓炎、出血等详见本节护理问题部分。

（三）药物治疗

可用于缓解晚期癌肿患者的症状，常与其他疗法综合应用，但食管癌化疗效果不佳。

四、常见护理问题

（一）疼痛

1. 相关因素 ①手术后各种管道的刺激。②手术造成的组织及神经末梢的损伤，物理切割等引起的炎症反应。③手术后患者深呼吸、咳嗽及主动或被动变换体位等的基本活动牵拉震荡胸廓及胸壁伤口。

2. 临床表现 患者自诉疼痛，一般在术后 1～3d 内显著，以后逐日递减，疼痛性质多为刺痛或刀割样疼痛，呈持续性或阵发性加重，常在深呼吸、咳嗽或变换体位后加剧，疼痛剧烈时可放射到同侧的肩部或背部。

3. 护理措施 如下所述。

（1）向患者及家属解释疼痛的原因、持续时间和治疗护理措施，解除患者的顾虑，稳定其情绪。

（2）协助患者采取舒适卧位，并定时调整，协助患者进行呼吸训练和有效咳嗽。

（3）避免外界不良刺激，为患者提供安静、舒适的休息、睡眠环境。

（4）妥善固定胸腔闭式引流管，防止牵拉引起疼痛，患者有明显刺激疼痛时，应及时调整其位置。

（5）做各项治疗护理操作时，动作要轻柔，避免牵拉伤口引起疼痛。

（6）鼓励患者描述疼痛的部位、性质、程度、范围和自我耐受力，观察患者疼痛情况，正确评估疼痛，必要时遵医嘱应用镇静或止痛药物。

（7）教会并指导患者及家属正确使用分散注意力的方法来降低患者对疼痛的敏感性。

（二）清理呼吸道无效

1. 相关因素　①开胸手术后伤口剧烈疼痛致使患者惧怕咳嗽。②全身麻醉后引起呼吸道分泌物增多，纤毛运动减弱。③全身麻醉使膈肌受抑制，术后患者疲乏无力，排痰困难。

2. 临床表现　患者呼吸急促，胸闷，发绀，听诊呼吸音减弱或消失并伴有干湿啰音；患者咳嗽无效或没有咳嗽。

3. 护理措施　如下所述。

（1）戒烟：术前应戒烟3周以上，指导患者进行深呼吸训练，教会其有效咳痰的方法：咳嗽时让患者采取坐位，深吸气后屏气3~5s后用力从胸部深处咳嗽，不要从口腔后面或咽喉部咳嗽，也可轻轻进行肺深部咳嗽，将痰引至大气管处，再用力咳出。

（2）术前雾化吸入：术前行雾化吸入能有效排除肺底部分泌物，预防术后肺炎、肺不张的发生。

（3）体位引流（图5-14）：对痰量多的患者，在病情许可的情况下可采用体位引流的方法，使患侧肺朝上，引流支气管开口朝下，2~3次/d，每次5~10min，同时鼓励患者深呼吸及有效咳嗽，减少肺部并发症的发生。

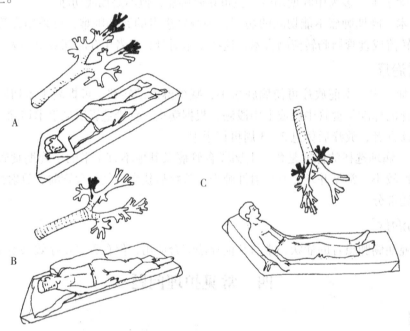

图5-14　体位引流

（4）指导并协助患者深呼吸、有效咳嗽：有效咳痰方法如下。①叩拍胸背震动支气管内痰液，使其松动，以利排出：护士应协助患者采取坐位或患侧朝上的侧卧位，五指并拢，掌指关节屈曲，有节律地、由下至上、由外至内叩拍患者胸背部（图5-15）。叩拍时用力适度，避免在肋骨、伤口、乳房等处拍打，以免引起患者损伤或剧烈疼痛。②扶持前胸后背：护士站在非手术侧，从前后胸壁扶持术侧胸廓，轻压伤口，以不限制胸廓膨胀为宜。嘱患者深吸气后用力咳嗽。③腹部加压：护士站在手术侧，双手扶住患者的左上腹，在患者咳嗽的同时辅以压力，可增加膈肌作用力，促进排痰（图5-16）。

（5）术后雾化吸入：2~4次/d，常用的雾化吸入药物有庆大霉素8万U、糜蛋白酶5mg、地塞米松5mg、异丙托溴铵500μg等加入生理盐水5mL。氧气驱动雾化吸入调节氧流量为6~8L/min，每次15~20min。

（6）合理止痛：准确评估患者的疼痛程度，主动及时给予止痛，减轻患者的疼痛和不适，有利于患者休息和恢复体力，主动咳嗽和排痰。

（7）其他：保持病室内适宜的温湿度，防止患者黏膜干燥，注意保暖，防止上呼吸道感染引起呼吸道分泌物增多而影响痰液的排出。

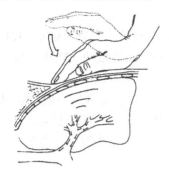

图 5-15　叩拍胸背部辅助排痰

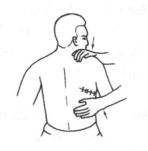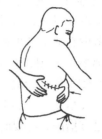

图 5-16　协助咳嗽的姿势和方法

（三）低效型呼吸形态

1. 相关因素　①疼痛。②手术操作对肺部的牵拉。③麻醉后呼吸功能的障碍。④胸腔积液或积气。

2. 临床表现　①呼吸浅快。②脉搏增快。③端坐呼吸。

3. 护理措施　如下所述。

（1）评估患者的呼吸形态（频率、节律、幅度及呼吸音等情况），观察患者有无胸闷、气急、口唇发绀等缺氧症状。

（2）指导鼓励患者进行有效的呼吸、深呼吸及腹式呼吸，每 2～4h 行有效咳痰，及时排除呼吸道分泌物，保持呼吸道通畅。腹式呼吸的方法：患者取仰卧位，双手置于腹部，吸气时保持胸部不动，腹部上升鼓起，呼气时尽量将腹壁下降呈舟腹状，呼吸缓慢均匀，频率≤8～12/min。

（3）向患者解释低效型呼吸形态的原因、呼吸锻炼和有效咳嗽的重要性，解除顾虑，使其主动配合。

（4）移动体位或咳嗽时给予有效的胸部保护，减轻胸部疼痛，必要时应用镇静或止痛药物。

（5）遵医嘱给予吸氧 2～4L/min，血压平稳后取半卧位。

（6）痰液黏稠不易咳出者，给予雾化吸入 2～4 次/d，以促进痰液排出。

（7）保持室内适宜的温湿度，定时开窗通风。

（8）必要时配合医师行胸腔穿刺或胸腔闭式引流，解除积液和积气。

（四）生活自理能力缺陷

1. 相关因素　①疼痛。②手术创伤。③活动耐力下降。④术后留置多根管道。

2. 临床表现　①自我进食缺陷。②沐浴自理缺陷。③穿衣自理缺陷。④如厕自理缺陷。⑤使用器具自理缺陷。

3. 护理措施　如下所述。

（1）评估患者自理缺陷的项目、程度、范围，制订生活护理计划，满足患者需求。

（2）做好与患者的沟通工作，解释说明加强自我护理对促进康复的意义，鼓励患者主动参与自理活动。

（3）与患者及家属共同讨论患者能够自理的范围、程度，制订自我护理计划，促进自理能力的恢复。

（4）妥善固定各引流管道，为患者活动提供方便。

（5）观察患者活动时有无呼吸困难、心悸、发绀等症状，掌握其自理能力的恢复情况及时给予帮助和支持。

（五）潜在并发症：出血

1. 相关因素　与手术创面大，患者凝血功能障碍或肿瘤破裂有关。

2. 临床表现　引流液呈血性、量多，患者烦躁不安、皮肤黏膜苍白、末梢湿冷、脉搏快而细数、血压下降、尿量减少等血容量不足的表现。

3. 护理措施　如下所述。

（1）观察胃肠减压引流液的颜色、性状及量，并做好24h总结。食管癌术后一般6～12h可从胃管内引流少量血性胃液，术后第一个24h引流量100～200mL，术后48h引流量约300mL，如引流大量血性液，应考虑有活动性出血，应减小负压吸引力，并及时报告医生，及时处理。

（2）观察胸腔闭式引流液的颜色、性状及量，并做好24h总结。食管癌术后一般24h引流量约为500mL，如术后胸腔引流液突然增多，呈鲜红色，超过200mL/h，且呈递增趋势，连续3h，患者表现为面色苍白、表情淡漠、心率加快，应考虑胸腔内活动性出血可能，应立即报告医生，遵医嘱给予止血及补充血容量等措施，必要时做好开胸止血的准备。

（3）严密监测生命体征，观察神志、皮肤黏膜、末梢情况，发现异常及时处理。

（4）定时观察切口渗血情况。

（5）保持引流管通畅，定时挤压，防止血凝块阻塞管道，影响病情观察延误抢救时机。

（6）妥善固定胃管，每日检查胃管固定情况，防止因胃管压迫鼻腔黏膜引起损伤或出血。

（六）潜在并发症：感染

1. 相关因素　与手术创伤、呼吸道分泌物增加、使用侵入性插管、抵抗力降低、皮肤受损有关。

2. 临床表现　①体温升高。②脉搏增快。③白细胞计数升高。④引流液浑浊。⑤胸痛、胸闷。⑥乏力、食欲缺乏。⑦伤口感染可见脓性分泌物，局部红、肿、热、痛。

3. 护理措施　如下所述。

（1）密切观察体温的变化。

（2）指导患者注意保暖，预防感冒。

（3）指导协助患者进行有效的深呼吸及咳痰，彻底清除呼吸道分泌物，预防肺部感染。

（4）术前当日认真备皮，切勿损伤皮肤，预防切口感染。

（5）注意保持伤口敷料清洁、干燥、定期换药，观察切口愈合情况，发现感染迹象及时处理。

（6）保持胸腔闭式引流管通畅，防止阻塞；妥善固定，防止引流管口及衔接处脱落；水封瓶液面应低于胸腔60cm左右，搬动患者或更换胸腔闭式引流瓶时须夹闭胸管，防止引流液倒流引起逆行感染。胸腔闭式引流装置要求：密闭、通畅、无菌。其装置组成：水封瓶的橡皮盖上插有两根长短不一的玻璃管，长管插入瓶内，并没入水面下2～3cm，上端接引流管排液或排气；短管一端通大气另一端插入引流瓶内4～5cm，将引流的气体排出（图5-17）。

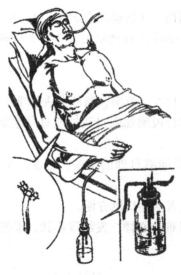

图5-17　胸腔闭式引流水封瓶

目前临床上使用的一次性胸腔引流调压水封贮液瓶，由贮液仓、水封仓和调压仓三部分组成。该装置优点有：①密闭性能好，能有效防止脱管、倒吸、使用方便，可悬挂于床边，易于转运患者。②贮液仓容量大、标有刻度，便于护士临床观察和记录引流液量。③引流瓶只需每周更换一次，减少了感染机会，同时也大大减少了护理工作量。

（7）引流管一旦滑出或脱管，应立即用凡士林纱布封闭伤口，再做进一步处理。

（8）严格掌握拔管指征，术后 48~72h，引流液 <50mL/d，且颜色变淡，无渗血倾向时，即可拔除。拔管时嘱患者深吸气并屏住呼吸后快速拔除胸管，用无菌凡士林纱布覆盖伤口；拔管后应注意观察患者呼吸情况，有无胸痛、呼吸困难等症状，观察局部伤口有无渗血、渗液和漏气，并定时更换敷料直至伤口愈合。

（9）严格各项无菌操作，遵医嘱合理使用抗生素。

（10）提供高蛋白、高热量、高维生素营养支持，提高机体抵抗力。

（七）潜在并发症：食管吻合口漏

1. 相关因素　与感染、营养不良、手术操作不当、过早进食有关。

2. 临床表现　①持续性的体温升高。②脉搏增快。③白细胞计数升高。④胸腔穿刺或胸腔引流液中可见浑浊、带臭味液体，混有食物残渣。⑤胸痛、胸闷、呼吸困难、频繁刺激性咳嗽。⑥听诊术侧肺呼吸音明显减弱或消失。⑦严重者出现黄疸、休克，甚至菌血症。

3. 护理措施　如下所述。

（1）保持持续有效的胃肠减压，充分引流胃内液体及气体，降低吻合口张力，促进吻合口愈合。

（2）妥善固定胃管，并在胃管出鼻尖处做好标记，防止脱出。一旦脱出，不可盲目插入，以免损伤吻合口。

（3）指导并监督患者按规定正确饮食或禁食：胃肠减压期间禁食水，做好口腔护理。胃肠功能恢复后可少量饮水，次日起进半量流质3d，再改为全量流质3d，然后给予半流饮食，2周后可进软食。护士应注意观察患者进食后有无腹胀、腹痛、恶心、呕吐等不适。

（4）有颈部吻合口的患者避免过早采取半坐卧位，并限制颈部过早、过多活动。

（5）遵医嘱给予静脉高营养或空肠营养治疗，增加机体抵抗力。空肠营养的应用：以往食管癌术后肠外营养应用比较广泛，但目前食管癌术后早期肠内营养越来越受到人们的重视。具体方法：将十二指肠营养管的顶端插入胃管的第一个侧孔，并用丝线做两处固定，术前留置胃管同时经鼻孔将双管送进胃内，术中切除食管后，分离胃管和营养管，用弯卵圆钳送入幽门以下。

（6）遵医嘱给予抗感染治疗。

（7）严密观察生命体征，胸腔闭式引流液的颜色、性质及量，认真听取患者主诉，如出现胸部剧痛及全身中毒症状时，应及时报告，加强护理。

（8）一旦确诊发生吻合口漏，应及早做闭式引流，应用大剂量抗生素控制感染及输血、输液等全身支持治疗。同时停止口服，改经胃管或做空肠造瘘供给营养。

（八）潜在并发症：胃动力障碍

1. 相关因素　①手术切除迷走神经引起胃动力减弱。②手术使胃提入胸腔，解剖位置发生变化。③手术创伤抑制胃液分泌。④电解质紊乱、营养不良。⑤不完全性机械性幽门梗阻。

2. 临床表现　①胸闷、气短。②上腹饱胀。③溢出性呕吐。④胃肠减压量 >500mL/d。⑤X线检查示胃内有较高液平面。⑥透视胸胃无蠕动或蠕动微弱。

3. 护理措施　如下所述。

（1）指导患者术后正确饮食，少量多餐，避免暴饮暴食，餐后保持半坐或站立位，并适当活动，借助重力加速胃排空。

（2）保持水、电解质平衡，避免电解质紊乱和营养不良等诱发因素；一旦出现胃动力障碍，应积极纠正水、电解质和酸碱紊乱。

（3）护士应注意观察患者进食后有无腹胀、腹痛、恶心、呕吐等不适，及时发现病情变化。

（4）及时禁食、水，留置胃管，充分胃肠减压，充分引流胃内液体及气体，解除胃潴留。

（5）加强营养，遵医嘱给予静脉高营养或空肠营养。

（6）遵医嘱给予胃动力药物的使用，如多潘立酮、甲氧氯普胺等以增强胃动力，促进胃排空。

（九）潜在并发症：胃食管反流

1. 相关因素　与胃食管接合部解剖位置的改变、去神经化影响与体位不当有关。

2. 临床表现　①胃灼热。②进食后胸痛。③反胃。④间歇性吞咽困难（炎症刺激所致）。⑤食管外症状（咽炎、声嘶、呛咳、吸入性肺炎）。

3. 护理措施　如下所述。

（1）指导患者合理正确进食方法，少量多餐，忌食巧克力、咖啡等高脂、高糖饮食，戒烟，避免过量饮酒，餐后保持半坐或站立位，并适当活动，睡前 2～3h 勿进食，尽量采用低坡卧位（30°）睡眠。

（2）遵医嘱使用制酸和胃动力药如雷尼替丁、西咪替丁、奥美拉唑等。

（十）尿潴留

1. 相关因素　①全身麻醉的影响。②尿道损伤。③镇痛药物的使用。④排尿习惯的改变。⑤心理因素。

2. 临床表现　患者主诉下腹胀痛、排尿困难，体检见耻骨上膨隆，叩诊呈实音。

3. 护理措施　如下所述。

（1）做好心理护理，做好解释和安慰工作，解除患者的焦虑和不安。

（2）妥善留置尿管，避免损伤尿道引起排尿困难。

（3）术前 3d 进行床上排尿的训练，以免因排尿姿势不习惯而导致尿潴留。

（4）拔除尿管前，予夹闭尿管 4～6h，待膀胱充盈患者有尿意后开放，以训练膀胱收缩功能。

（5）病情许可的情况下应尽早拔除尿管，防止泌尿系统感染的发生，对留置导尿者应注意观察患者有无尿道口红、肿、痛、分泌物增多等感染的症状，发现异常，应及时处理。

（6）鼓励患者尽早床上活动或下床活动，对于不能下床者应协助患者抬高上身或采取坐位尽量以习惯的姿势进行排尿。

（7）对于术后使用镇痛泵的患者可适当延长留置尿管时间。

（8）注意私密性保护措施，为患者创造适合的排尿环境，消除患者窘迫和紧张情绪。

（9）热敷、按摩下腹部以放松肌肉，促进排尿。

（10）利用条件反射诱导排尿，让患者听流水声、温水冲洗会阴部诱导排尿。

（11）如采取各种方法仍不能排尿，应再次行导尿术。

（十一）废用综合征

废用综合征是指机体感受到或可能感受到因不能活动造成的负面作用，个体处于或有可能处于身体系统发生退化或功能发生改变的状态。

1. 相关因素　手术使肋骨、胸骨、多处肌肉受损，手术创伤大，术后剧烈疼痛、疲乏无力，加上多根置管等因素造成患者体位和活动受限。

2. 临床表现　主要表现在术侧肩关节强直、手臂活动受限、压疮、肺不张、腹胀等。

3. 护理措施　如下所述。

（1）鼓励患者术后尽早床上活动或离床活动：早期活动有助于增加肺活量，改善呼吸功能，防止术后肺部并发症，促进肠蠕动，促进胃肠功能恢复，同时下床活动有助于全身肢体功能的锻炼，增强患者自信心，促进早日康复。

患者麻醉清醒后，生命体征平稳后给予半卧位，定时协助患者翻身，调整体位等适当的床上活动，术后第 1d 病情平稳即可指导患者进行抬臀、翻身或肩臂活动等床上运动；术后第 2d 可鼓励和协助患者床边活动，活动时应注意观察患者病情变化，若出现头昏、心慌、气急、出冷汗、面色苍白等情况，应立即停止活动，卧床休息，监测生命体征，做好相关处理。

（2）术侧手臂及肩部的活动：防止肩关节强直，预防肺不张。术侧手臂及肩膀的运动操（图5-18）：①手肘上举，将手肘靠近耳朵，固定肩关节将手臂伸直。②将手臂伸直由下往前向后伸展绕肩关节活动。③双手叉腰，将手肘尽量向肩关节靠拢。④将手臂高举到肩膀高度，将手肘弯成90°，旋转肩膀将手臂在前后划弧。⑤将手臂伸直，掌心向上，由旁往上划至头顶，然后再回复原来的位置。⑥将手术侧的手肘弯曲，手掌放在腹部，再用健侧手抓住手术侧手腕，拉离腹部划弧，并上举超过头顶，再回复原来的位置。

（3）鼓励患者自行进行日常活动，如刷牙、洗脸、梳头等。

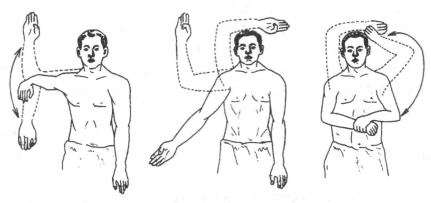

图5-18 胸部手术后术侧上肢与肩部的运动

（十二）心理问题（焦虑、恐惧）

焦虑是指个体或群体处于对模糊的、不具体的威胁感到不安或忧虑及自主神经系统受到刺激的状态。

1. 相关因素 ①预感到个体健康受到威胁，担心疼痛、担心疾病的预后。②创伤性的检查、手术对躯体的打击。③环境的改变。④基本生理需求得不到满足。⑤角色功能和角色转换不适应。

2. 临床表现 ①生理方面：心率加快、血压增高、失眠、疲劳、虚弱、口干、肌肉紧张、疼痛、感觉异常、面色苍白或潮红。②心理方面：忧郁、恐惧、无助感、神经紧张、控制力差、易激动、没有耐心、哭泣、抱怨、不能面对现实。③认知方面：注意力不集中、缺乏对环境的认识。

3. 护理措施 如下所述。

（1）建立良好的护患关系，鼓励患者主动表达自己的内心感受或疑问，耐心解释，给予正确及时的心理疏导，减少和消除患者的不良情绪，以积极的心态接受治疗和护理。

（2）评估患者的焦虑程度，观察患者的言行举止，身心状态有无异常，如心率加快、血压增高、失眠、疲劳、面色苍白或潮红等，做好相应的护理措施。

（3）对于有焦虑的患者，鼓励其倾诉原因，对于有手术顾虑的患者，护士应详细介绍术前准备的内容、各项检查的目的、手术时间、麻醉的方式、术后恢复的进程及患者配合的注意事项等；请其他患者做现身说法教育，尽可能地消除患者的顾虑。

（4）组织患者进行适当的活动或采取松弛疗法，分散患者的注意力。

（5）为患者创造良好的休息治疗环境，向患者详细介绍病区环境、安排与积极乐观的病友同住，尊重患者，保持病室安静整洁、减少灯光、噪声、疼痛的刺激。

（6）告知家属产生焦虑的原因和表现，请患者家属共同参与，及时给予患者心理安慰和支持。

五、康复与健康教育

（一）精神卫生指导

良好的心理状态可增强机体的抵御能力，疾病的康复与精神状态密切相关，术后应给予患者及时心理安慰，精神疏导，稳定患者情绪，有利于疾病的康复。

（二）功能锻炼的指导

1. 呼吸功能的锻炼　让患者了解深呼吸及有效咳嗽的意义，指导患者进行有效咳嗽和咳痰，防止肺部并发症的发生。

2. 术后活动指导　使患者知晓早期活动的意义。术后第 1d 指导患者进行抬臀、翻身或肩臂活动等床上运动；术后第 2d 鼓励和协助患者床边活动，逐渐增加活动范围，指导患者做患侧上肢功能锻炼。

（三）各引流管的指导

告知患者和家属各引流管的作用及注意事项，妥善固定的重要性及方法，防止管道扭曲、阻塞、脱落或过度牵拉；防止引流液倒流，保持引流管通畅。

（1）胃肠减压管是食管癌手术后最重要的管道，保持胃肠减压持续负压吸引有利于吻合口愈合，防止吻合口漏、感染，于术后 5~7d，胃肠蠕动恢复后拔除。

（2）十二指肠营养管可进行术后早期肠内营养的补充。早期肠内营养有助于维护肠黏膜结构和功能的完整性，防止肠源性感染的发生，迅速补充蛋白质及各种营养物质，可以部分或完全替代静脉输液和营养的补充，减少经济支出。营养管应妥善固定，避免打折，营养滴注液可选择无渣、低黏度液，以维持管道通畅。术后第 1d 滴注糖盐水 500mL；术后第 2d 开始滴注营养液首次给予 500mL，第 3d 加量至 1 000~1 500mL，第 4d 改为 1 500~2 000mL，滴注时要求由慢到快，嘱患者一旦有腹痛、腹胀、恶心呕吐等症状，应立即告知医护人员。

（3）胸腔闭式引流管的作用是引流胸腔内积液及积气，平衡胸膜腔内压力，有利于肺膨胀。保持胸腔引流管的密闭性，如发生脱管、引流瓶损坏等意外情况应及时报告医生。

（四）饮食指导

胃管减压期间须绝对禁食，拔管后第 1d 可试饮水或糖水 50mL，1/2h；第 2d 予糖水或米汤 50mL，2h 一次；第 3~6d 予糖水或米汤每天递增 50mL 至每次 200mL，每次间隔 2h；第 7d 进半量流质饮食；若无发热、腹痛等不适次日进全量流质饮食；2d 后改半流质，若无不适术后 2 周后可进软食。由于食管癌手术术中切断迷走神经，使得胃张力下降，易造成腹胀及胃肠功能紊乱等症状。患者进食高蛋白、高热量、高维生素、易消化饮食，如鸡蛋、牛奶、新鲜水果、蔬菜等，禁吃坚硬、油炸、辛辣等刺激性食物，少量多餐，防止胃过度膨胀。进食后不宜马上卧床休息，应适当散步或保持半卧位，减少食物反流。

（五）生活指导

生活规律，劳逸结合。注意饮食卫生，忌暴饮暴食。戒烟、酒，保持心情舒畅。

（六）复查

术后患者均需定期复查，一般 3 月至 6 个月复查 1 次，并确定是否需要进行放疗、化疗、免疫等综合治疗。

（胡金容）

第五节　胃食管反流病

胃食管反流病（gastro esophageal reflux disease，GERD）是一种因胃和（或）十二指肠内容物反流入食管引起胃灼热、反流、胸痛等症状和（或）组织损害的综合征，包括食管综合征和食管外综合征。食管综合征有典型反流综合征、反流胸痛综合征及伴食管黏膜损伤的综合征，如反流性食管炎（reflux esophagitis，RE）、反流性狭窄、Barrett 食管（barrett's esophagus，BE）及食管腺癌。食管外综合征有反流性咳嗽综合征、反流性喉炎综合征、反流性哮喘综合征及反流性蛀牙综合征，还可能有咽炎、鼻窦炎、特发性肺纤维化及复发性中耳炎。

根据内镜下表现的不同，GERD 可分为非糜烂性反流病（non-erosive reflux disease，NERD）、RE

及 BE，我国 60%～70% 的 GERD 表现为 NERD。

一、病因和发病机制

与 GERD 发生有关的机制包括抗反流防御机制的削弱、食管黏膜屏障的完整性破坏及胃十二指肠内容物反流对食管黏膜的刺激等。

（一）抗反流机制的削弱

抗反流机制的削弱是 GERD 的发病基础，包括下食管括约肌（lower esophageal sphincter，LES）功能失调、食管廓清功能下降、食管组织抵抗力损伤、胃排空延迟等。

1. LES 功能失调　LES 功能失调在 GERD 发病中起重要作用，其中 LES 压力降低、一过性下食管括约肌松弛（transient lower esophageal sphincter relaxation，TLESR）及裂孔疝是引起 GERD 的三个重要因素。

LES 正常长 3～4cm，维持 10～30mmHg 的静息压，是重要的抗反流屏障。当 LES 压力 <6mmHg 时，即易出现胃食管反流。即使 LES 压力正常，也不一定就没有胃食管反流。近来的研究表明 TLESR 在 GERD 的发病中有重要作用。TLESR 系指非吞咽情况下 LES 发生自发性松弛，可持续 8～10s，长于吞咽时 LES 松弛，并常伴胃食管反流。TLESR 是正常人生理性胃食管反流的主要原因，目前认为 TLESR 是小儿胃食管反流的最主要因素，胃扩张（餐后、胃排空异常、空气吞入）是引发 TLESR 的主要刺激因素。裂孔疝破坏了正常抗反流机制的解剖和生理，使 LES 压力降低并缩短了 LES 长度，削弱了膈肌的作用，并使食管蠕动减弱，故食管裂孔疝是胃食管反流重要的病理生理因素。

2. 食管、胃功能下降　如下所述。

（1）食管：健康人食管借助正常蠕动可有效清除反流入食管的胃内容物。GERD 患者由于食管原发和继发蠕动减弱，无效食管运动发生率高，有如硬皮病样食管，致食管廓清功能障碍，不能有效廓清反流入食管的胃内容物。

（2）胃：胃轻瘫或胃排空功能减弱，胃内容物大量潴留，胃内压增加，导致胃食管反流。

（二）食管黏膜屏障

食管黏膜屏障是食管黏膜上皮抵抗反流物对其损伤的重要结构，包括食管上皮前（黏液层、静水层和黏膜表面 HCO_3^- 所构成的物理化学屏障）、上皮（紧密排列的多层鳞状上皮及上皮内所含负离子蛋白和 HCO_3^- 可阻挡和中和 H^+）及上皮后（黏膜下毛细血管提供 HCO_3^- 中和 H^+）屏障。当屏障功能受损时，即使是正常反流亦可致食管炎。

（三）胃十二指肠内容物反流

胃食管反流时，含胃酸、胃蛋白酶的胃内容物，甚至十二指肠内容物反流入食管，引起胃灼热、反流、胸痛等症状，甚至导致食管黏膜损伤。难治性 GERD 常伴有严重的胃食管反流。Vaezi 等发现，混合反流可导致较单纯反流更为严重的黏膜损伤，两者可能存在协同作用。

二、流行病学

GERD 是一常见病，在世界各地的发病率不同，欧美发病率为 10%～20%，在南美约为 10%，亚洲发病率约为 6%。无论在西方还是在亚洲，GERD 的发病率均呈上升趋势。

三、病理

RE 的病理改变主要有食管鳞状上皮增生，黏膜固有层乳头向表面延伸，浅层毛细血管扩张、充血和（或）出血，上皮层内中性粒细胞和淋巴细胞浸润，严重者可有黏膜糜烂或溃疡形成。慢性病变可有肉芽组织形成、纤维化以及 Barrett 食管改变。

四、临床表现

GERD 的主要临床表现包括以下内容。

（一）食管表现

1. 胃灼热　是指胸骨后的烧灼样感觉，胃灼热是 GERD 最常见的症状。胃灼热的严重程度不一定与病变的轻重程度一致。

2. 反流　反流指胃内容物反流入口中或下咽部的感觉，此症状多在胃灼热、胸痛之前发生。

3. 胸痛　胸痛作为 GERD 的常见症状，日渐受到临床的重视。可酷似心绞痛，对此有时单从临床很难作出鉴别。胸痛的程度与食管炎的轻重程度无平行关系。

4. 吞咽困难　指患者能感觉到食物从口腔到胃的过程发生障碍，吞咽困难可能与咽喉部的发胀感同时存在。引起吞咽困难的原因很多，包括与反流有关的食管痉挛、食管运动功能障碍、食管瘢痕狭窄及食管癌等。

5. 上腹痛　也可以是 GERD 的主要症状。

（二）食管外表现

1. 咽喉部表现　如慢性喉炎、慢性声嘶、发音困难、声带肉芽肿、咽喉痛、流涎过多、癔球症、颈部疼痛、牙周炎等。

2. 肺部表现　如支气管炎、慢性咳嗽、慢性哮喘、吸入性肺炎、支气管扩张、肺脓肿、肺不张、咳血及肺纤维化等。

五、相关检查

（一）上消化道内镜

对 GERD 患者，内镜检查可确定是否有 RE 及病变的形态、范围与程度；同时可取活体组织进行病理学检查，明确有无 BE、食管腺癌；还可进行有关的治疗。但内镜检查不能观察反流本身，内镜下的食管炎也不一定都由反流引起。

洛杉矶分级是目前国际上最为广泛应用的内镜 RE 分级方案，根据内镜下食管黏膜破损的范围和形状，将 RE 划分为 A~D 级（图 5-19）。

（二）其他检查

1. 24h 食管 pH 监测　是最好的定量监测胃食管反流的方法，已作为 GERD 诊断的金标准。最常使用的指标是 pH < 4 总时间（%）。该方法有助于判断反流的有无及其和症状的关系，以及疗效不佳的原因。其敏感性与特异性分别为 79%~90% 和 86%~100%。该检查前 3~5d 停用改变食管压力的药物（胃肠动力剂、抗胆碱能药物、钙通道阻断剂、硝酸盐类药物、肌肉松弛剂等）、抑制胃酸的药物（PPI、H_2RA、抑酸药）。

近年无绳食管 pH 胶囊（bravo 胶囊）的应用使食管 pH 监测更为方便，易于接受，且可行食管多部位（远端、近端及下咽部等）及更长时间（48~72h）的监测。

2. 食管测压　可记录 LES 压力、显示频繁的 TLESR 和评价食管体部的功能。单纯用食管压力来诊断胃食管反流并不十分准确，其敏感性约 58%，特异性约 84%。因此，并非所有的 GERD 患者均需做食管压力测定，仅用于不典型的胸痛患者或内科治疗失败考虑用外科手术抗反流者。

3. 食管阻抗监测　通过监测食管腔内阻抗值的变化来确定是液体或气体反流。目前食管腔内阻抗导管均带有 pH 监测通道，可根据 pH 和阻抗变化进一步区分酸反流（pH < 4）、弱酸反流（pH 在 4~7）以及弱碱反流（pH > 7），用于 GERD 的诊断，尤其有助于对非酸反流为主的 NERD 患者的诊断、抗反流手术前和术后的评估、难治性 GERD 病因的寻找、不典型反流症状的 GERD 患者的诊断以及确诊功能性胃灼热患者。

4. 食管胆汁反流测定　用胆汁监测仪（bilitec 2000）测定食管内胆红素含量，从而了解有无十二指肠胃食管反流。现有的 24h 胆汁监测仪可得到胆汁反流次数、长时间反流次数、最长反流时间和吸收值 ≥0.14 的总时间及其百分比，从而对胃食管反流做出正确的评价。因采用比色法检测，必须限制饮食中的有色物质。

5. 上胃肠道 X 线钡餐　对观察有无反流及食管炎均有一定的帮助，还有助于排除其他疾病和发现有无解剖异常，如膈疝，有时上胃肠道钡餐检查还可发现内镜检查没有发现的，轻的食管狭窄，但钡餐检查的阳性率不高。

6. 胃－食管放射性核素闪烁显像　此为服用含放射性核素流食后以 γ 照相机检测放射活性反流的技术。本技术有 90% 的高敏感性，但特异性低，仅为 36%。

7. GERD 诊断问卷　让疑似 GERD 患者回顾过去 4 周的症状以及症状发作的频率，并将症状由轻到重分为 0 ~ 5 级，评估症状程度，总分超过 12 分即可诊断为 GERD。

8. 质子泵抑制剂（proton pump inhibitors，PPI）试验　对疑似 GERD 的患者，可服用标准剂量 PPI，每天 2 次，用药时间为 1 ~ 2 周。患者服药后 3 ~ 7d，若症状消失或显著好转，本病诊断可成立。其敏感性和特异性均可达 60% 以上。但本试验不能鉴别恶性疾病，且可因用 PPI 而掩盖内镜所见。

9. 超声诊断　超声诊断直观性好，诊断敏感性高，并且对患者的损伤性小。B 超诊断 GERD 标准为至少在 2 次不同时间内观察到反流物充满食管下段和胃与食管间液体来回移动。

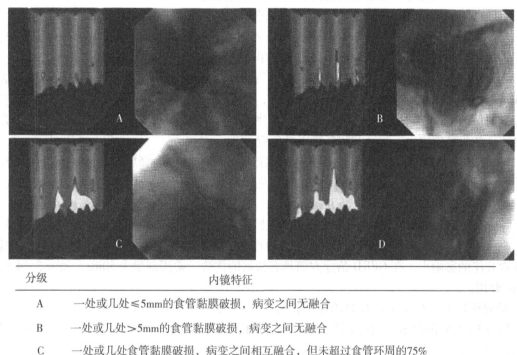

分级	内镜特征
A	一处或几处≤5mm的食管黏膜破损，病变之间无融合
B	一处或几处>5mm的食管黏膜破损，病变之间无融合
C	一处或几处食管黏膜破损，病变之间相互融合，但未超过食管环周的75%
D	一处或几处食管黏膜破损，病变之间相互融合，至少累及食管环周的75%

附加描述项目：有无食管狭窄、食管溃疡及BE

图 5－19　GERD 内镜分级

六、诊断

由于 GERD 临床表现多种多样，症状轻重不一，有的患者可能有典型的反流症状，但内镜及胃食管反流检测无异常；而有的患者以其他器官系统的症状为主要表现，给 GERD 的诊断造成一定的困难。因此，GERD 的诊断应结合患者的症状及实验室检查综合判断。

1. RE 的诊断　有胃食管反流的症状，内镜可见累及食管远端的食管炎，排除其他原因所致的食管炎。

2. NERD 的诊断　有胃食管反流的症状，内镜无食管炎改变，但实验室检查有胃食管反流的证据，如：①24h 食管 pH 监测阳性。②食管阻抗监测、食管胆汁反流测定、静息放射性核素检查或钡餐检查显示胃食管反流。③食管测压示 LES 压力降低或 TLESR，或食管体部蠕动波幅降低。

七、治疗

胃食管反流病的治疗目标为充分缓解症状，治愈食管炎，维持症状缓解和胃镜检查的缓解，治疗或预防并发症。

1. GERD 的非药物治疗　非药物治疗指生活方式的指导，避免一切引起胃食管反流的因素等。如要求患者饮食不宜过饱；忌烟、酒、咖啡、巧克力、酸食和过多脂肪；避免餐后立即平卧。对仰卧位反流，抬高床头 10cm 就可减轻症状。对于立位反流，有时只要患者穿宽松衣服，避免牵拉、上举或弯腰就可减轻。超重者在减肥后症状会有所改善。某些药物能降低 LES 的压力，导致反流或使其加重，如抗胆碱能药物、钙通道阻断剂、硝酸盐类药物、肌肉松弛剂等，对 GERD 患者尽量避免使用这些药物。

2. GERD 的药物治疗　如下所述。

（1）抑酸药：抑酸药是治疗 GERD 的主要药物，主要包括 PPI 和 H_2 - 受体拮抗剂（histamine 2 receptor antagonist，H_2RA），PPI 症状缓解最快，对食管炎的治愈率最高。虽然 H_2RA 疗效低于 PPI，但在一些病情不是很严重的 GERD 患者中，采用 H_2RA 仍是有效的。

（2）促动力药：促动力药可用于经过选择的患者，特别是作为酸抑制治疗的一种辅助药物。对大多数 GERD 患者，目前应用的促动力药不是理想的单一治疗药物。

1）多巴胺受体拮抗剂：此类药物能促进食管、胃的排空，增加 LES 的张力。此类药物包括甲氧氯普胺（metoclopramide）和多潘立酮（domperidone），常用剂量为 10mg，每天 3～4 次，睡前和餐前服用。前者如剂量过大或长期服用，可导致锥体外系神经症状，故老年患者慎用；后者长期服用亦可致高催乳素血症，产生乳腺增生、泌乳和闭经等不良反应。

2）非选择性 5 - HT_4 受体激动剂：此类药能促进肠肌丛节后神经释放乙酰胆碱而促进食管、胃的蠕动和排空，从而减轻胃食管反流。目前常用的为莫沙必利（mosapride），常用剂量为 5mg，每天 3～4 次，饭前 15～30min 服用。

3）伊托必利（itopride）：此类药可通过阻断多巴胺 D_2 受体和抑制胆碱酯酶的双重功能，起到加速胃排空、改善胃张力和敏感性、促进胃肠道动力的作用。该药消化道特异性高，对心脏、中枢神经系统、泌乳素分泌的影响小，在 GERD 治疗方面具有长远的优势。常用剂量为 50mg，每天 3～4 次，饭前 15～30min 服用。

（3）黏膜保护剂：对控制症状和治疗反流性食管炎有一定疗效。常用的药物有硫糖铝 1g，每天 3～4 次，饭前 1h 及睡前服用；铝碳酸镁 1g，每天 3～4 次，饭前 1h 及睡前服用，具有独特的网状结构，既可中和胃酸，又可在酸性环境下结合胆汁酸，对于十二指肠胃食管反流有较好的治疗效果。枸橼酸铋钾盐（tripotassium dicitrate bismuthate，TDB），480mg/d，分 2～4 次于饭前及睡前服用。

（4）γ - 氨基丁酸（GABA）受体抑制剂：由于 TLESR 是发生胃食管反流的主要机制，因此 TLESR 成为治疗的有效靶点。对动物及人类研究显示，GABA 受体抑制剂巴氯芬（baclofen）可抑制 TLESR，可能是通过抑制脑干反射而起作用的。巴氯芬对 GERD 患者既有短期作用，又有长期作用，可显著减少反流次数和缩短食管酸暴露时间，还可明显改善十二指肠胃食管反流及其相关的反流症状，是目前控制 TLESR 发生率最有前景的药物。

（5）维持治疗：因为 GERD 是一种慢性疾病，持续治疗对控制症状及防止并发症是适当的。

3. GERD 的内镜抗反流治疗　为了避免 GERD 患者长期需要药物治疗及手术治疗风险大的缺点，内镜医师在过去的几年中在内镜治疗 GERD 方面做出了不懈的努力，通过这种方法改善 LES 的屏障功能，发挥其治疗作用。

（1）胃镜下腔内折叠术：该方法是将一种缝合器安装在胃镜前端，于直视下在齿状线下缝合胃壁组织，形成褶皱，增加贲门口附近紧张度、"延长腹内食管长度"及形成皱褶，以阻挡胃肠内容物的反流。包括黏膜折叠方法或全层折叠方法。

（2）食管下端注射法：指内镜直视下环贲门口或食管下括约肌肌层注射无活性低黏度膨胀物质，增加 LES 的功能。

（3）内镜下射频治疗：该方法是将射频治疗针经活检孔道送达齿状线附近，刺入食管下端的肌层进行热烧灼，使肌层"纤维化"，增加食管下端张力。

内镜治疗 GERD 的安全性及可能性已经多中心研究所证明，且显示大部分患者可终止药物治疗，但目前仍缺乏严格的大样本多中心对照研究。

4. GERD 的外科手术治疗　对 GERD 患者行外科手术治疗时，必须掌握严格的适应证，主要包括：①需长期用药维持，且用药后症状仍然严重者。②出现严重并发症，如出血、穿孔、狭窄等，经药物或内镜治疗无效者。③伴有严重的食管外并发症，如反复并发肺炎、反复发作的难以控制的哮喘、咽喉炎，经药物或内镜治疗无效者。④疑有恶变倾向的 BE。⑤严重的胃食管反流而不愿终生服药者。⑥仅对大剂量质子泵抑制剂起效的年轻患者，如有严重并发症（出血、狭窄、BE）。

临床应用过的抗反流手术方法较多。目前治疗 GERD 的手术常用 Nissen 胃底折叠术、Belsey 胃底部分折叠术。各种抗反流手术治疗的效果均应通过食管 24h 的 pH 测定、内镜及临床表现进行综合评价。

近十几年来，腹腔镜抗反流手术得到了长足的发展。腹腔镜胃底折叠术是治疗 GERD 疗效确切的方法，是治疗 GERD 的主要选择之一，尤其对于年轻、药物治疗效果不佳、伴有裂孔疝的患者。与常规开放手术相比较，腹腔镜手术具有创伤小、术后疼痛轻和患者恢复快的优点，特别适用于年老体弱、心肺不佳的患者。但最近的研究显示，术后并发症高达 30%，包括吞咽困难、不能打嗝、腹泻及肛门排气等。约 62% 的患者在接受抗反流手术 10 年后仍需服用 PPI 治疗。因此，内科医师在建议 GERD 患者行腹腔镜胃底折叠术前应注意这些并发症，严格选择患者。

5. 并发症的治疗　如下所述。

（1）食管狭窄的治疗：早期给予有效的药物治疗是预防 GERD 患者食管狭窄的重要手段。内镜扩张疗法是治疗食管狭窄所致吞咽困难的有效方法。扩张疗法所需食管扩张器有各型探条、气囊、水囊及汞橡胶扩张器等。常将食管直径扩张至 14mm 或 44F。患者行有效的扩张食管治疗后，应用 PPI 或 H_2RA 维持治疗，避免食管再次狭窄。手术是治疗食管狭窄的有效手段。常在抗反流术前或术中同时使用食管扩张疗法。

（2）BE 的治疗

1）药物治疗：长期 PPI 治疗不能缩短 BE 的病变长度，但可促进部分患者鳞状上皮再生，降低食管腺癌发生率。选择性 COX－2 抑制剂有助于减少患食管癌，尤其是腺癌的风险。

2）内镜治疗：目前常采用的内镜治疗方法有各种方式的内镜消融治疗和内镜下黏膜切除术等。适应证为伴有异型增生和黏膜内癌的 BE 患者，超声内镜检查有助于了解病变的深度，有助于治疗方式的选择。

3）手术治疗：对已证实有癌变的 BE 患者，原则上应手术治疗。手术方法同食管癌切除术，胃肠道重建多用残胃或结肠，少数用空肠。

4）抗反流手术：包括外科手术和内镜下抗反流手术。虽然能在一定程度上改善 BE 患者的反流症状，但不能影响其自然病程，远期疗效有待证实。

八、护理评估

（一）健康史

询问患者症状出现的时间、频率和严重程度；了解患者饮食习惯如有无进食高脂食物、含咖啡因饮料等；有无烟酒嗜好；有无肥胖及其他疾病，是否服用对下食管括约肌压力有影响的药物等。

（二）身体评估

胃食管反流病的临床表现多样，轻重不一。

1. 反流症状　反酸、反食、嗳气等。常于餐后特别是饱餐后、平卧时发生，有酸性液体或食物从胃及食管反流到口咽部。反酸常伴胃灼热，是胃食管反流病最常见的症状。

2. 反流物刺激食管引起的症状　胃灼热、胸痛、吞咽痛等。胃灼热是一种胸骨后发热、烧灼样不适，常于餐后（尤其是饱食或脂肪餐）1h出现，躯体前屈或用力屏气时加重，站立或坐位时或服用抗酸药物后可缓解。一般认为是由于酸性反流物刺激食管上皮下的感觉神经末梢所致。反流物也可刺激机械感受器引起食管痉挛性疼痛，严重者可放射到颈部、后背、胸部，有时酷似心绞痛症状。部分患者可有吞咽痛和吞咽困难，常为间歇性发作，系食管动力异常所致，晚期可呈持续性进行性加重，常提示食管狭窄。

3. 食管以外刺激的临床表现　如咽部异物感、咳嗽、咽喉痛、声音嘶哑等。部分患者以咳嗽、哮喘为主要症状，系因反流物吸入呼吸道，刺激支气管黏膜引起炎症和痉挛；或因反流物刺激食管黏膜感受器，通过迷走神经反射性引起支气管痉挛所致。

4. 并发症　如下所述。

（1）上消化道出血：由于食管黏膜炎症、糜烂和溃疡所致，多表现为黑便，呕血较少。

（2）食管狭窄：重度反流性食管炎可因食管黏膜糜烂、溃疡，使纤维组织增生，瘢痕形成致食管狭窄，患者表现为渐进性吞咽困难，尤以进食固体食物时明显。

（3）Barrett食管：食管黏膜因受反流物的慢性刺激，食管与胃交界处的齿状线2cm以上的鳞状上皮被化生的柱状上皮替代，称为Barrett食管，是食管腺癌的主要癌前病变。

（三）辅助检查

1. 内镜检查　内镜检查是诊断反流性食管炎的最准确方法，并能判断反流性食管炎的严重程度和有无并发症。内镜下可见食管下段黏膜充血、水肿、糜烂，伴有浅表性溃疡和渗出物，晚期可见瘢痕形成和狭窄。

2. 食管X线钡餐检查　可见食管蠕动变弱，食管下段黏膜皱襞粗乱，有时可见小龛影及狭窄现象；头低位时可显示胃内钡剂反流入食管。其对胃食管反流病诊断的敏感性及特异性均较内镜检查低。

3. 24h食管pH监测　有助于明确在生理活动状态下有无过多的胃食管反流，且有助于明确患者的症状是否与酸反流有关，也可以用来监测正在治疗中的患者酸反流的控制情况。目前常用的观察指标是24h食管内pH<4的百分比、pH<4的次数、持续5min以上的反流次数以及最长反流持续时间。胆汁反流可用24h胆汁监测仪（Bilitec-2000）测定。

4. 食管内测压　正常人下食管括约肌压力10~30mmHg，下食管括约肌压力低于10mmHg提示可能出现胃食管反流。

5. 质子泵抑制剂（PPI）试验性治疗　PPI试验是应用较高剂量PPI在较短时间内对怀疑胃食管反流病的患者进行诊断性治疗。PPI试验的敏感性与pH监测相似，可达80%。

（四）心理–社会评估

重点评估患者的心理状况、工作及生活中的压力及其对生理心理状况的影响。如有无严重的焦虑或抑郁，对疾病知识的了解程度等。精神紧张、情绪变化和抑郁等均可影响食管动力和感觉功能，并影响患者对症状和疾病行为的感知能力，从而表现出焦虑、抑郁和躯体化精神症状。

九、护理措施

（一）指导患者改变不良生活方式和饮食习惯

（1）卧位时将床头抬高10~20cm，避免餐后平卧和睡前2h进食。

（2）少量多餐，避免过饱；食物以高蛋白、高纤维、低脂肪、易消化为主，应细嚼慢咽；避免进食可使下食管括约肌压降低的食物，如高脂肪、巧克力、咖啡、浓茶等；戒烟酒。

（3）避免剧烈运动以及使腹压升高的因素，如肥胖、紧身衣、束腰带等。

（4）避免使用使下食管括约肌压降低的药物，如β–肾上腺素能激动剂、α–肾上腺素能受体阻断剂、抗胆碱能制剂、钙离子通道阻滞剂、茶碱等。

（二）用药指导

抑制胃酸是胃食管反流病治疗的主要手段，根据医嘱给患者进行药物治疗，注意观察疗效及不良反应。常用药物有：

1. 抑制胃酸药物　质子泵抑制剂（如奥美拉唑 20mg bid，兰索拉唑 30mg qd，泮托拉唑 40mg bid，雷贝拉唑 10mg bid 或埃索美拉唑 40mg bid）可有效抑制胃酸分泌，最快速地缓解症状。一天一次应用 PPI 的患者应该在早餐前服用，而睡前服用 PPI 可更好控制夜间酸分泌，通常疗程在 8 周以上，部分患者需要长期服药。也可选用 H_2 - 受体阻断剂，如西咪替丁、雷尼替丁、法莫替丁等，疗程 8 ~ 12 周。适用于轻、中症患者。

2. 促动力药物　可增加下食管括约肌压力，改善食管蠕动功能，促进胃排空，减少胃食管反流，改善患者症状，可作为抑酸剂的辅助用药。常用药物有甲氧氯普胺或多潘立酮，餐前半小时服用，服药期间注意观察有无腹泻、便秘、腹痛、恶心等不良反应。

3. 黏膜保护剂　可以在食管黏膜表面形成保护性屏障，吸附胆盐和胆汁酸，阻止胃酸、胃蛋白酶的侵蚀，防止其对食管黏膜的进一步损伤。常用药物包括硫糖铝、铋剂、铝碳酸镁等。硫糖铝片需嚼碎后成糊状，餐前半小时用少量温开水冲服，但长期使用可抑制磷的吸收而致骨质疏松。

（三）手术治疗患者的护理

手术治疗的目的是使食管下段形成一个高压带，提高下食管括约肌的压力，阻止胃内容物的反流。适应证包括：①由于不良反应，患者不能耐受长期 PPI 治疗。②PPI 疗效不佳。③患者因不愿长期服药要求手术。④并发出血、狭窄、Barrett 食管等。⑤反流引起严重呼吸道疾病等。通常采用胃底折叠术，近年来开展了腹腔镜下胃底折叠术和内镜下贲门黏膜缝扎术，均取得较好的近期疗效。

1. 术前护理　术前评估患者的生命体征和临床症状、营养状态、心理状态及患者手术有关的知识和术后配合的知识的了解程度；讲解手术操作方法、各项检查目的、配合方法，使患者树立战胜疾病的信心，更好地配合治疗。

2. 术后护理　指导患者深呼吸、有效咳嗽，避免呼吸道并发症；密切观察病情，若观察到胸骨后及上腹部剧烈疼痛、发热等情况，考虑手术并发症的可能，应及时与医师联系。

（四）心理护理

关心体贴患者，告知疾病与治疗有关知识，消除患者紧张情绪，避免一些加重本病的刺激因素，使患者主动配合治疗，保持情绪稳定。

（胡金容）

第六节　肝硬化

一、疾病概要

（一）定义

肝硬化是由多种病因引起的慢性、弥散性、进行性肝病。是在肝细胞广泛变性和坏死的基础上，肝脏纤维结缔组织弥散性增生，形成假小叶，导致肝脏正常结构被破坏，生理功能逐渐下降，晚期出现肝功能衰竭、门静脉压增高、腹腔积液。

（二）病因和病机

1. 病毒性肝炎　病毒性肝炎是我国引起肝硬化的最常见的原因。其中乙型、丙型、丁型肝炎易形成肝硬化，甲型、戊型肝炎一般不发展为肝硬化。

2. 慢性酒精中毒　酒精中毒是国外引起肝硬化最常见的原因。长期大量饮酒，酒精的中间代谢产物乙醇对肝脏产生直接损害。

3. 胆汁淤积　肝外、肝内胆管阻塞、胆汁淤积，导致肝细胞缺血、坏死、纤维组织增生而形成肝硬化。

4. 药物及化学毒物　长期服用异烟肼、四环素、双醋酚汀、甲基多巴、辛可芬等可引起肝硬化。

长期接触四氯化碳、磷、坤、三氯甲烷等可引起肝硬化。

5. 其他　营养不良、循环障碍、血吸虫病、免疫紊乱等。

（三）病理生理

在致病因素作用下，肝细胞广泛地变性坏死、肝小叶纤维支架塌陷，再生肝细胞不沿原支架排列，形成不规则肝细胞团，肝细胞团周围弥散性纤维结缔组织增生，形成假小叶。早期肝脏体积增大，质地变硬，表面满布大小不等的结节。晚期因纤维化，肝脏体积可缩小。假小叶形成使肝内血管床缩小、血管扭曲、闭塞，造成肝内血液循环紊乱，门静脉血流受阻，门静脉压增高。门静脉压增高导致侧支循环开放，引起食管下段胃底、腹壁脐周、直肠肛门静脉曲张。肝硬化者，肝细胞功能下降，血浆白蛋白合成减少，肝间质细胞增生，球蛋白合成增多，白球比例倒置。胆色素代谢障碍，出现黄疸。肝对雌激素、血管升压素、醛固酮的灭能作用减弱，出现蜘蛛痣。凝血因子合成减少，导致出血倾向。

（四）诊断及治疗要点

1. 诊断要点　根据典型的临床表现和影像学检查可作出诊断。

2. 治疗要点　应采取综合性治疗措施。根据病情，适当安排休息和活动。饮食一般以高热量、高蛋白、适量脂肪、维生素丰富而易于消化吸收的食物为宜。有腹腔积液者少盐，避免进食粗糙食物。目前无特效药治疗，对症处理，支持治疗为主。

二、疾病护理

（一）护理评估

1. 健康史　了解患者有无病毒性肝炎尤其是乙型、丙型和丁型肝炎感染史；有无输血史；是否长期大量饮酒；是否长期服用异烟肼、四环素、双醋酚汀、甲基多巴、辛可芬等药物；是否长期接触四氯化碳、磷、坤、三氯甲烷等化学物品；有无慢性心力衰竭等循环障碍性疾病；有无胆汁淤积、免疫紊乱、血吸虫感染等病史。

2. 身体状况　临床表现可分为肝功能代偿期和肝功能失代偿期。

（1）肝功能代偿期：此期症状较轻，常缺乏特异性。以疲倦乏力、食欲减退、消化不良为主。常因劳累或伴发病加重，经休息或适当治疗可缓解。

（2）肝功能失代偿期：主要表现为肝功能减退和门静脉压增高。

1）肝功能减退的表现：①全身表现，消瘦乏力、精神不振、皮肤干枯、面色灰暗、水肿，可有不规则发热。②消化道症状，食欲明显减退、上腹饱胀不适、恶心、呕吐、腹泻，晚期可出现中毒性肠麻痹。半数以上患者有轻度黄疸，少数有中度或重度黄疸。③出血倾向，患者常有鼻出血、齿龈出血、皮肤出血、胃肠道出血。④内分泌失调，肝功能减退对雌激素的灭活作用下降，导致雌激素、醛固酮升高，男性患者出现性欲减退、睾丸萎缩、毛发脱落、乳房发育等。女性患者出现月经不调、闭经等。患者可在面部、颈、上胸、背部、两肩、上肢出现蜘蛛痣。患者可出现肝掌、皮肤色素沉着等。

2）门静脉压增高的表现：①腹腔积液：是肝硬化失代偿期最突出的表现，是由水钠潴留，门静脉压增高导致。②脾大：脾脏多为中度肿大，晚期脾大可导致白细胞、红细胞、血小板减少，称为脾亢。③侧支循环的建立与开放：食管下段胃底静脉曲张，曲张静脉破裂时可导致上消化道大出血；腹壁脐周静脉曲张，曲张静脉血流方向，脐以上向上，脐以下向下；痔静脉曲张，排便时可出现便后滴血。

3. 并发症

（1）上消化道出血：是本病最常见的并发症。

（2）感染：患者易并发肺炎、败血症、胆道感染、自发性腹膜炎等。

（3）肝性脑病：是本病最严重的并发症。

（4）原发性肝癌：在肝硬化的基础上发展为肝癌。

（5）肝肾综合征：肝硬化合并大量腹腔积液，患者出现自发性少尿，氮质血症等，但肾脏无明显器质性损害，故又称功能性肾衰竭。

（二）心理－社会状态

肝硬化是慢性疾病，因病程长，疗效不佳，预后不良，患者易产生焦虑、紧张、抑郁等心理，因需长期治疗，家庭经济负担逐渐加重，常使患者及家属出现悲观失望等不良情绪。

（三）辅助检查

1. 血常规　代偿期大都正常，失代偿期可出现贫血，感染时白细胞增多，脾功能亢进时，红细胞、白细胞、血小板全部下降。

2. 肝功能检查　失代偿期转氨酶增高，人血白蛋白降低，球蛋白升高，白/球比例倒置。凝血因子时间延长。

3. 腹腔积液检查　一般为漏出液。

4. 影像学检查　超声、CT、MRI检查可显示肝、脾的形态及腹腔积液的征象。

（四）护理诊断及合作性问题

1. 营养失调　低于机体需要量　与食欲减退、消化吸收障碍有关。

2. 体液过多　与水钠潴留有关。

3. 活动无耐力　与肝功能减退、大量腹腔积液有关。

4. 有皮肤完整性受损的危险　与营养不良、水肿、皮肤干燥、瘙痒及长期卧床有关。

5. 潜在并发症　上消化道出血、肝性脑病。

（五）护理目标

（1）患者能说出营养不良的原因，遵循饮食计划，营养状况改善。

（2）腹腔积液和水肿减轻。

（3）能遵循休息和活动计划，活动耐力和生活自理能力增强。

（4）无皮肤破损或感染。

（5）无并发症发生。

（六）护理措施

1. 一般护理

（1）休息与活动：应视病情安排适当的活动。代偿期患者适当减少活动量，可参加轻体力劳动；失代偿期患者应以卧床休息为主，可适当活动，活动量以不感到疲劳、不加重症状为宜。

（2）饮食护理

1）饮食原则：给予高热量、高蛋白、适量脂肪、高维生素易消化的饮食，并根据病情及时调整，戒烟忌酒，避免进食刺激性强、粗纤维多和较硬的食物。必要时遵医嘱静脉补充足够的营养，如高渗葡萄糖液、复方氨基酸、白蛋白等。

2）食物选择：热量以糖类为主，蛋白质（肝性脑病除外）1～1.5g/（kg·d），以豆制品、鸡蛋、牛奶、鱼、鸡肉及瘦猪肉为主，以利于肝细胞修复和维持血浆清蛋白正常水平。肝功能显著损害或有肝性脑病先兆时，应限制或禁食蛋白质并应选择植物蛋白，如豆制品，因其含蛋氨酸和产氨氨基酸较少。多食新鲜蔬菜和水果。

（3）皮肤护理：黄疸患者皮肤瘙痒时，协助患者温水擦浴，外用炉甘石洗剂止痒，嘱患者不要抓皮肤，以免引起皮肤破损、出血和感染。

2. 病情观察　准确记录24小时出入液量，定期测量腹围和体重，以观察腹腔积液消长情况；密切监测血清电解质和酸碱度的变化；注意有无呕血和黑便；有无精神异常；有无腹痛、腹胀、发热及短期内腹腔积液迅速增长；有无少尿、无尿等变化；及早发现上消化道出血、肝性脑病、自发性腹膜炎及肝肾综合征。如发现异常，应立即报告医师协助处理。

3. 腹腔积液处理

（1）体位：轻度腹腔积液应取平卧位，并抬高下肢，以增加肝、肾血流量，改善肝细胞营养，提高肾小球滤过率，减轻水肿。大量腹腔积液者可半卧位，以使膈肌下降，有利于呼吸，减轻呼吸困难和心悸。

（2）限制水钠摄入：遵医嘱给予低盐或无盐饮食，钠限制在每日 500～800mg（氯化钠 1.2～2.0g）；进水量限制在每日 1 000mL 左右，如有显著低钠血症，则应限制在每日 500mL 以内。少食咸肉，酱菜等食品，可适量添加柠檬汁、食醋等，以改善口味，增进食欲。腹腔积液减退后，仍需限制钠的摄入，防止腹腔积液再次出现。

（3）用药护理：主要使用螺内酯和呋塞米。使用利尿剂时应注意维持水、电解质和酸碱平衡，利尿速度不宜过快，以每日体重减轻不超过 0.5kg 为宜。

（4）协助腹腔穿刺放腹腔积液或腹腔积液浓缩回输：对大量腹腔积液引起呼吸困难、心悸，且利尿效果不佳者可酌情放腹腔积液或腹腔积液浓缩回输，后者可避免蛋白质丢失。

4. 心理护理　加强与患者的沟通，鼓励患者说出其内心感受，与患者一起讨论其面对的问题，给予患者真诚的安慰和支持。

三、健康指导

1. 疾病知识指导　向患者讲解本病的原因、临床表现、治疗护理措施，使患者了解本病相关知识，主动避免病因和诱因，并指导患者及家属识别病情变化，及时发现并发症，如肝性脑病早期的性格、行为改变；呕血、黑便可能是消化道出血等。发现异常及时就诊。

2. 生活指导　指导患者注意饮食卫生，说明饮食治疗的意义和原则，并强调高蛋白饮食的重要性；指导患者控制水钠摄入、增加食欲技巧；嘱患者戒烟、酒等。

3. 治疗指导　告之患者常用药物的不良反应和注意事项，特别是对肝脏有害的药物，嘱患者切记不要滥用药物，以免增加肝脏负担，加重肝功能损害；帮助患者认识定期复查的重要性，指导患者定期门诊复查肝功能。

四、护理评价

患者能否遵循饮食计划，营养状况是否改善；腹腔积液和水肿是否减轻；能否遵循休息和活动计划，活动耐力和生活自理能力是否增强；有无皮肤破损或感染；有无并发症发生。

（何敏珍）

第七节　肝性脑病

一、疾病概要

（一）概述

肝性脑病是由严重肝病引起、以代谢紊乱为基础、中枢神经系统功能失调为主的临床综合征，其主要表现为行为举止异常和不同程度的意识障碍。

（二）病因和病机

肝硬化是引起肝性脑病最常见的病因，特别是各型肝炎后肝硬化，部分可由改善门静脉高压的门体分流手术引起，重症肝炎、原发性肝癌等也可引起。

肝性脑病的发病机制迄今尚未完全明了。一般认为本病产生是由于肝细胞功能衰竭和门－腔静脉侧支循环形成，使来自肠道的许多毒性产物未被肝解毒或清除经侧支循环进入体循环，透过大脑屏障，引起脑功能紊乱。主要的学说有：①氨中毒学说：肝功能衰竭时，肝脏将氨合成尿素的能力减退；门体分流存在时，肠道的氨未经肝解毒而直接进入体循环，使血氨增高。氨对大脑的毒性作用主要是干扰脑的能量代谢及直接干扰神经传导。②假神经递质学说：肝衰竭时 β－多巴胺和苯乙醇胺增多，其化学结构与正常兴奋性神经递质去甲肾上腺素相似，但不能传递神经冲动，称为假神经递质。当假神经递质被脑细胞摄取并取代了突触中的正常递质，则发生神经传导障碍。③ γ－氨基丁酸/苯二氮（GABA/BZ）复合体学说：GABA 是抑制性神经递质，在门体分流和肝衰竭时，可绕过肝进入体循环，透过血脑屏障，激活 GABA 受体造成大脑功能紊乱。④氨基酸代谢不平衡学说：肝衰竭时，芳香族氨基酸如酪氨酸、苯丙氨酸增多而支链氨酸如缬氨酸、亮氨酸减少，可使芳香族氨基酸更多地进入脑组织形成假神经递质，从而抑制神经冲动的传导。

（三）诊断及治疗要点

1. 诊断要点　有肝炎、肝硬化病史，有诱发因素，主要临床表现为精神神经系统功能紊乱、意识障碍，脑电图异常。

2. 治疗要点　本病常采用综合治疗措施：①去除诱因，减少肠内氨的生成和吸收：限制蛋白质摄入量，减少氨的生成；灌肠或导泻，以清除肠内积食、积血；口服抗生素抑制肠道细菌生长，首选新霉素；长期治疗者可选用乳果糖口服；促进氨的代谢清除，纠正氨基酸代谢紊乱：可用降氨药物 L－门冬氨酸、谷氨酸钾和谷氨酸钠、精氨酸等；口服或静脉输注以支链氨基酸为主的氨基酸混合液等。②对症治疗：包括防治脑水肿，纠正水、电解质和酸碱平衡紊乱等。

二、疾病护理

（一）护理评估

1. 健康史　了解肝炎后肝硬化病史、门体分流手术、高蛋白饮食、上消化道出血、大量放腹腔积液、感染、麻醉、止痛、安眠、镇静药等情况。

2. 身体状况　根据精神神经系统表现、意识障碍程度和脑电图异常，可将肝性脑病的临床经过分为四期。

一期（前驱期）：轻度性格改变及行为异常。如欣快激动或淡漠少言，衣冠不整或随地便溺，应答尚准确。可出现扑翼样震颤（嘱患者两臂平伸，肘关节固定，手掌向背侧伸展，手指分开时，可见到手向外侧偏斜，掌指关节、腕关节、甚至肘与肩关节的急促而不规则的扑击样抖动。若紧握患者手一分钟，能感到患者抖动）。脑电图可正常或轻度变化。

二期（昏迷前期）：以意识错乱、睡眠障碍及行为异常为主。定向力和理解力均减退，对时间、地点和人物的概念混乱，不能完成简单的计算和构图如搭积木、用火柴棍摆五角星等；言语不清、书写障碍。睡眠时间倒错，行为异常，甚至出现幻觉、躁狂等严重精神症状。患者明显的体征有扑翼样震颤、腱反射亢进、肌张力增高、病理反射阳性。脑电图特异性异常。

三期（昏睡期）：以昏睡和精神错乱为主。呈昏睡状态，可唤醒，但常有神志不清和幻觉。扑翼样震颤仍可引出，肌张力明显增高，病理反射阳性。脑电图明显异常。

四期（昏迷期）：意识完全丧失，不能唤醒。不能引出扑翼样震颤。脑电图明显异常。

3. 心理－社会状况　本病病情逐渐加重，患者可出现焦虑、抑郁、紧张、恐惧心理；昏迷后，家属会出现紧张、恐惧心理。肝性脑病会出现精神症状，注意精神症状与心理问题的鉴别。

4. 辅助检查

（1）血氨：慢性肝性脑病尤其是门体分流性脑病血氨多增高；急性肝衰竭所致的脑病，血氨多数正常。

（2）脑电图检查：典型改变为节律变慢，二至三期患者出现普遍性每秒 4～7 次 δ 波或三相波；昏迷时表现为高波幅的 δ 波，每秒少于 4 次。

（二）护理诊断与合作性问题

1. 意识障碍　与血氨升高，干扰脑细胞能量代谢于引起大脑功能紊乱有关。

2. 营养失调：低于机体需要量　与肝功能衰竭、消化吸收障碍、限制蛋白质摄入有关。

（三）护理措施

1. 一般护理

（1）休息与环境：将患者安置于重症监护病房，绝对卧床休息，专人护理，保持室内空气新鲜，环境安静，限制探视。

（2）饮食护理：①暂停蛋白质摄入：因食物中的蛋白质可被肠菌的氨基酸氧化酶分解产氨，经肠道吸收后进入脑组织可加重病情。等患者神志清醒后，可逐步增加蛋白质的摄入，每日 20g，然后每 3～5 日增加 10g，逐渐增加至每日 40～50g，以植物蛋白为主。植物蛋白富含支链氨酸和非吸收纤维，后者可促进肠蠕动，被细菌分解后还可降低结肠的 pH，可以加速毒物排出和减少氨的吸收。②供给足够的热量，主食以糖类为主：可肠道给蜂蜜、葡萄糖及果汁等。③多食新鲜蔬菜和水果，补充维生素。禁用维生素 B_6，因其可影响多巴胺进入脑组织，减少正常神经递质。④减少脂肪摄入：因脂肪能延缓胃排空，尽量少用。

2. 病情观察　观察肝性脑病早期征象，观察生命体征及瞳孔变化，定时或按需测肝肾功能、电解质及血氨，监测凝血因子和血糖的变化。观察原发肝病的症状、体征及有无上消化道出血、感染等迹象，一旦发现及时报告医师并配合处理。

3. 配合治疗护理

（1）去除和避免诱发因素：①预防上消化道出血：因消化道出血可使肠道产氨增多，使血氨升高，故出血停止后应灌肠和导泻，清除肠道积血。②预防感染：因感染可使组织分解代谢提高，产氨增多。③避免快速利尿和大量放腹腔积液：因利尿和放腹腔积液使循环血容量减少、大量蛋白丢失及水电解质紊乱而加重肝脏损害。④保持大便通畅：可采用灌肠和导泻的方法，灌肠时应使用生理盐水或弱酸性溶液（生理盐水 1 000～2 000mL 加食醋 100mL），禁用碱性溶液如肥皂水灌肠。肠内保持偏酸环境，有利于血中氨逸入肠腔随粪便排出。也可用 25% 硫酸镁口服或鼻饲导泻。⑤避免使用麻醉、止痛、安眠、镇静药：因其直接抑制大脑呼吸中枢，造成脑细胞缺氧，从而降低脑对氨的耐受性。必要时可用地西泮。⑥防止大量输液，以免血液稀释、血钠过低而加重昏迷。

（2）用药护理：遵医嘱用降氨药物，并观察药物的疗效和不良反应。L－门冬氨酸：使用时应检查肾功能，严重肾衰竭者慎用或禁用。静脉注射时应控制速度，避免出现恶心、呕吐等消化道不良反应。谷氨酸钾或谷氨酸钠：为碱性制剂，血 pH 偏高者不宜使用。精氨酸：为酸性制剂，不宜和碱性药物配伍。静脉输液速度不宜过快，注意观察有无流涎、呕吐及面色潮红等不良反应。新霉素：长期服用可出现听力或肾功能损害，使用不宜超过 1 个月。大量输注葡萄糖时要警惕低钾血症、心力衰竭和脑水肿等。

4. 心理护理　对清醒的患者应告知肝性脑病发生的原因，提供情感支持。肝性脑病患者大多有长期慢性肝病史，家庭成员负担重，常出现照顾者角色紧张。肝性脑病发生时，应主动与照顾者交谈，提供必要的信息，精神上给予支持和安慰。

（四）护理目标及评价

患者意识好转，生命体征平稳；患者能遵循饮食计划，营养状况好转；照顾者主动参与制订和实施照顾计划，患者得到有效的照顾；患者获得预防肝性脑病发生的有关知识。

三、健康教育

1. 疾病知识指导　向患者和家属介绍肝性脑病的有关防治知识，防止各种诱发因素。

2. 生活指导　多食新鲜蔬菜和水果，补充维生素，减少脂肪摄入。

3. 用药指导　指导患者按医嘱用药，告知药物的主要不良反应，定期随访复诊。

（何敏珍）

第六章

内分泌科疾病的护理

第一节 甲状腺功能亢进症

一、概述

甲状腺功能亢进症（简称甲亢）可分为 Graves、继发性和高功能腺瘤三大类。Graves 甲亢最常见，指甲状腺肿大的同时，出现功能亢进症状。腺体肿大为弥散性，两侧对称，常伴有突眼，故又称"突眼性甲状腺肿"。继发性甲亢较少见，由于垂体 TSH 分泌瘤分泌过多 TSH 所致。高功能腺瘤少见，多见于老人、病史有 10 多年、腺瘤直径多数大于 $4 \sim 5 cm$，腺体内有单个的自主性高功能结节，结节周围的甲状腺呈萎缩改变，患者无突眼。

甲亢主要累及妇女，男女之比为 $1 : 4$，一般患者较年轻，年龄多在 $20 \sim 40$ 岁之间。

二、病因及发病机制

病因迄今尚未完全明了，可能与下列因素有关。

（一）自身免疫性疾病

近来研究发现，Graves 甲亢患者血中促甲状腺激素（TSH）浓度不高甚至低于正常，应用促甲状腺释放激素（TRH）也不能刺激这类患者的血中 TSH 浓度升高，故目前认为 Graves 甲亢是一种自身免疫性疾病。患者血中有刺激甲状腺的自身抗体，即甲状腺刺激免疫球蛋白，这种物质属于 G 类免疫球蛋白，来自患者的淋巴细胞，与甲状腺滤泡的 TSH 受体结合，从而加强甲状腺细胞功能，分泌大量 T_3 和 T_4。

（二）遗传因素

可见同一家族中多人患病，甚至连续几代患病，单卵双生胎患病率高达 50%，本病患者家族成员患病率明显高于普通人群。目前发现与主要组织相容性复合物（MHC）相关。

（三）精神因素

可能是本病的诱发因素，许多患者在发病前有精神刺激史，推测可能因应激刺激情况下，T 细胞的监测功能障碍，使有免疫功能遗传缺陷者发病。

三、病理

甲状腺多呈不同程度弥散性、对称性肿大，或伴峡部肿大。质脆软，包膜表面光滑、透亮，也可不平或呈分叶状。甲状腺内血管增生、充血，腺泡细胞增生肥大，滤泡间组织中淋巴样组织呈现不同程度的增生，从弥散性淋巴细胞浸润至形成淋巴滤泡，或出现淋巴组织生发中心扩大。有突眼者，球后组织中常有脂肪浸润，眼肌水肿增大，纤维组织增多，黏多糖沉积与透明质酸增多，淋巴细胞及浆细胞浸润。眼外肌纤维增粗，纹理模糊，球后脂肪增多，肌纤维透明变性、断裂及破坏，肌细胞内黏多糖也有增多。骨骼肌、心肌也有类似眼肌的改变。病变皮肤可有黏蛋白样透明质酸沉积，伴多数带有颗粒的肥大细胞、吞噬细胞和含有内质网的成纤维细胞浸润。

四、护理评估

（一）健康史

评估患者的年龄、性别；询问患者是否曾患结节性甲状腺肿大；了解患者家族中是否曾有甲亢患者；询问患者近期是否有精神刺激或感染史。

（二）身体评估

1. 高代谢综合征　甲状腺激素分泌增多导致交感神经兴奋性增高和代谢加速。患者怕热、多汗、体重下降、疲乏无力、皮肤温暖湿润，可有低热，体温常在38℃左右，糖类、蛋白质及脂肪代谢异常，出现消瘦软弱。

2. 神经系统　患者表现为神经过敏、烦躁多虑、多言多动、失眠、多梦、思想不集中、记忆力减退、有时有幻觉，甚至表现为焦虑症。少数患者出现寡言抑郁、神情淡漠（尤其是老年人），舌平伸及手举表现细震颤、腱反射活跃、反射时间缩短。

3. 心血管系统　患者的主要症状有心悸、气促、窦性心动过速，心率高达100～120次/分，休息与睡眠时心率仍快。血压收缩压增高，舒张压降低，脉压增大。严重者发生甲亢性心脏病，表现为心律失常，出现期前收缩（早搏）、阵发性心房颤动或心房扑动、房室传导阻滞等。第一心音增强，心尖区心音亢进，可闻及收缩期杂音；长期患病的患者可出现心肌肥厚或心脏扩大，心力衰竭等。

4. 消化系统　患者出现食欲亢进，食量增加，但体重明显下降。少数患者（老人多见）表现厌食，消瘦明显，病程长者表现为恶病质。由于肠蠕动增加，患者大便次数增多或顽固性腹泻，粪便不成形，含较多不消化的食物。由于伴有营养不良、心力衰竭等原因，肝脏受损，患者可出现肝大和肝功能受损，重者出现黄疸。

5. 运动系统　肌肉萎缩导致软弱无力，行动困难。严重时称为甲亢性肌病，表现为浸润性突眼伴眼肌麻痹、急性甲亢性肌病或急性延髓麻痹、慢性甲亢性肌病、甲亢性周期性四肢麻痹、甲亢伴重症肌无力和骨质疏松。

6. 生殖系统　女性可出现月经紊乱，表现为月经量少，周期延长，久病可出现闭经、不孕，经抗甲状腺药物治疗后，月经紊乱可以恢复。男性性功能减退，常出现阳痿，偶可发生乳房发育、不育。

7. 内分泌系统　可以影响许多内分泌腺体，其中性腺功能异常，表现为性功能和性激素异常。本病早期肾上腺皮质可增生肥大，功能偏高，久病及病情加重时，功能相对减退，甚至功能不全。患者表现为色素轻度沉着和血ACTH及皮质醇异常。

8. 造血系统　因消耗增多，营养不良，维生素B_{12}缺乏和铁利用障碍，部分患者伴有贫血。部分患者有白细胞和血小板减少，淋巴细胞及单核细胞相对增加，其可能与自身免疫破坏有关。

9. 甲状腺肿大　甲状腺常呈弥散性肿大（表6-1），增大2～10倍不等，质较柔软、光滑，随吞咽上下移动。少数为单个或多发的结节性肿大，质地为中等硬度或坚硬不平。由于甲状腺的血管扩张，血流量和流速增加，可在腺体上下极外侧触及震颤和闻及血管杂音。

表6-1　甲状腺肿大临床分度

分度	体征
一度	甲状腺触诊可发现肿大，但视诊不明显
二度	视诊即可发现肿大
三度	甲状腺明显肿大，其外缘超过胸锁乳突肌外缘

10. 突眼　多为双侧性，可分为非浸润性和浸润性突眼两种。

（1）非浸润性突眼（良性突眼）：主要由于交感神经兴奋性增高，使眼外肌群和上睑肌兴奋性增高，球后眶内软组织改变不大，病情控制后，突眼常可自行恢复，预后良好。患者出现眼球突出，可不对称，突眼度一般小于18mm，表现为下列眼征：①凝视征（Darymple征）：因上眼睑退缩，引起睑裂增宽，呈凝视或惊恐状。②瞬目减少征（Stellwag征）：瞬目减少。③上睑挛缩征（Von Graefe征）：上睑挛缩，双眼下视时，上睑不能随眼球同时下降，使角膜上方巩膜外露。④辐辏无能征（Mobius征）：双眼球内聚力减弱，视近物时，集合运动减弱。⑤向上看时，前额皮肤不能皱起（Joffroy征）。

（2）浸润性突眼（恶性突眼）：目前认为其发生与自身免疫有关，在患者的血清中已发现眶内成纤维细胞结合抗体水平升高。患者除眼外肌张力增高外，球后脂肪和结缔组织出现水肿、淋巴细胞浸润，眼外肌显著增粗。突眼度一般在19mm以上，双侧多不对称。除上述眼征外，患者常有眼内异物感、畏光、流泪、视力减退、因眼肌麻痹而出现复视、斜视、眼球活动度受限。严重突眼者，可出现眼睑闭合困难，球结膜及角膜外露引起充血、水肿，易继发感染形成角膜溃疡或全角膜炎而失明。

（三）辅助检查

1. 基础代谢率测定　基础代谢率是指人体在清醒、空腹、无精神紧张和外界环境刺激的影响下的能量消耗。了解基础代谢率的高低有助于了解甲状腺的功能状态。基础代谢率的正常值为±10%，增高至+20%～+30%为轻度升高，+30%～+60%为中度升高，+60%以上为重度甲亢。检验公式可用脉率和脉压进行估计：基础代谢率＝（脉率+脉压）-111。

做此检查前数日应指导患者停服影响甲状腺功能的药物，如甲状腺制剂、抗甲状腺药物和镇静剂等。测定前一日晚餐应较平时少进食，夜间充分睡眠（不要服安眠药）。护士应向患者讲解测定的过程，消除顾虑。检查日清晨嘱患者进食，可少量饮水，不活动，不多讲话，测定前排空大小便，用轮椅将患者送至检查室，患者卧床0.5～1h后再进行测定。由于基础代谢率测定方法烦琐，受影响因素较多，临床已较少应用。

2. 血清甲状腺激素测定　血清游离甲状腺素（FT$_4$）与游离三碘甲腺原氨酸（FT$_3$）是循环血中甲状腺激素的活性部分，直接反映甲状腺功能状态，其敏感性和特异性高，正常值为FT$_4$ 9～25pmol/L，FT$_3$为3～9pmol/L。血清中总甲状腺素（TT$_4$）是判断甲状腺功能最基本的筛选指标，与血清总三碘甲腺原氨酸（TT$_3$）均能反映甲状腺功能状态，正常值为TT$_4$ 65～156nmol/L，TT$_3$ 1.7～2.3nmol/L。甲亢时血清甲状腺激素升高比较明显，测定血清甲状腺激素对甲状腺功能的诊断具有较高的敏感性和特异性。

3. TSH免疫放射测定分析　血清TSH浓度的变化是反映甲状腺功能最敏感的指标。TSH正常值为0.3～4.8mIU/L，甲亢患者因TSH受抑制而减少，其血清高敏感TSH值往往<0.1mIU/L。

4. 甲状腺摄^{131}I率测定　给受试者一定量的^{131}I，再探测甲状腺摄取^{131}I的程度，可以判断甲状腺的功能状态。正常人甲状腺摄取^{131}I的高峰在24h后，3h为5%～25%，24h为20%～45%。24h内甲状腺摄^{131}I率超过人体总量的50%，表示有甲亢。如果患者近期内食用含碘较多的食物，如海带、紫菜、鱼虾，或某些药物，如抗甲状腺药物、溴剂、甲状腺素片、复方碘溶液等，需停服两个月才能做此试验，以免影响检查的效果。

5. TSH受体抗体（TRAb）　甲亢患者血中TRAb抗体阳性检出率可达80%～95%，可作为疾病早期诊断、病情活动判断、是否复发及能否停药的重要指标。

6. TSH受体刺激抗体（TSAb）　是诊断Graves病的重要指标之一。与TRAb相比，TSAb反映了这种抗体不仅与TSH受体结合，而且这种抗体产生了对甲状腺细胞的刺激功能。

（四）心理-社会评估

患者的情绪因内分泌紊乱而受到不良的影响，心情可有周期性的变化，从轻微的欣快状态到活动过盛，甚至到谵妄的地步。过度的活动导致极度的疲倦和抑郁，接着又是极度的活动，如此循环往复。因患者纷乱的情绪状态，使其人际关系恶化，于是更加重了患者的情绪障碍。患者外形的改变，如突眼、颈部粗大，可造成患者自我形象紊乱。

五、护理诊断及医护合作性问题

1. 营养失调：低于机体需要量　与基础代谢率升高有关。

2. 活动无耐力　与基础代谢过高而致机体疲乏、负氮平衡、肌肉萎缩有关。

3. 腹泻　与肠蠕动增加有关。

4. 有受伤的危险　与突眼造成的眼睑不能闭合、有潜在的角膜溃烂、角膜感染而致失明的可能有关。

5. 体温过高　与基础代谢率升高、甲状腺危象有关。

6. 睡眠形态紊乱　与基础代谢率升高有关。

7. 有体液不足的危险　与腹泻及大量出汗有关。

8. 自我形象紊乱　与甲状腺肿大及突眼有关。

9. 知识缺乏　与患者缺乏甲亢治疗、突眼护理及并发症预防的知识有关。

10. 潜在并发症　甲亢性肌病，心排出量减少，甲状腺危象，手术中并发症包括出血，喉上、喉返神经损伤，手足抽搐等。

六、计划与措施

患者能够得到所需热量，营养需求得到满足，体重维持在标准体重的90%～110%；眼结膜无溃烂、感染的发生；能够进行正常的活动，保证足够的睡眠；体温37℃；无腹泻，出入量平衡，无脱水征象；能够复述出甲亢治疗、突眼护理及并发症预防的知识；正确对待自我形象，社交能力改善，与他人正常交往；护士能够及时发现并发症，通知医师及时处理。

（一）病情观察

护士每天监测患者的体温、脉搏、心率（律）、呼吸改变、出汗、皮肤状况、排便次数、有无腹泻、脱水症状、体重变化、突眼症状改变、甲状腺肿大情况及有无精神、神经、肌肉症状：如失眠、情绪不安、神经质、指震颤、肌无力、肌力消失等改变。准确记录每日饮水量、食欲与进食量、尿量及液体量出入平衡情况。

（二）提供安静轻松的环境

因患者常有乏力、易疲劳等症状，故需要充分的休息，避免疲劳，且休息可使机体代谢率降低。重症甲亢及甲亢并发心功能不全、心律失常、低钾血症等必须卧床休息。因而提供一个能够使患者身心均获得休息的环境，帮助患者放松和休息，对于患者疾病的恢复非常重要。病室要保持安静，室温稍低、色调和谐，避免患者精神刺激或过度兴奋，使患者得到充分休息和睡眠。必要时可给患者提供单间，以防止患者间的相互打扰。患者的被子不宜太厚，衣服应轻便宽松，定期沐浴，勤更换内衣。为患者提供一些活动，分散患者的注意力，如拼图，听轻松、舒缓的音乐，看电视等。

（三）饮食护理

为满足机体代谢亢进的需要，应为患者提供高热量、高蛋白、高维生素的均衡饮食。因患者代谢率高，常常会感到很饿，大约每天需6餐才能满足患者的需要，护士应鼓励患者吃高蛋白质、高热量、高维生素的食物，如瘦肉、鸡蛋、牛奶、水果等。不要让患者吃增加肠蠕动和易导致腹泻的食物，如味重刺激性食物、粗纤维多的食物。每天测体重，当患者体重降低2kg以上时需通知医师。在患者持续出现营养不良时，要补充维生素，尤其是B族维生素。由于患者出汗较多，应给饮料以补充出汗等所丢失的水分，忌饮浓茶、咖啡等对中枢神经有兴奋作用的饮料。

（四）心理护理

甲亢是与精神、神经因素有关的内分泌系统心身疾病，必须注意对躯体治疗的同时应进行心理、精神治疗。

甲亢患者常有神经过敏、多虑、易激动、失眠、思想不集中、烦躁易怒，严重时可抑郁或躁狂等，任何不良的外界刺激均可使症状加重，故医护人员应耐心、温和、体贴，建立良好的护患关系，解除患者焦虑和紧张心理，增强治愈疾病的信心。指导患者自我调节，采取自我催眠、放松训练、自我暗示等方法来恢复已丧失平衡的心身调节能力，必要时辅以镇静、安眠药。同时医护人员给予精神疏导、心理支持等综合措施。向患者介绍甲亢的治疗方法以减少因知识缺乏所造成的不安，常用治疗方法有抗甲状腺药物治疗、放射性碘治疗和手术治疗三种方法。同时护士应向患者家属、亲友说明患者任何怪异的、难懂的行为都是暂时性的，可随着治疗而获得稳定的改善。在照顾患者时，应保持一种安静和理解的态度，接受患者的烦躁不安及情绪的暴发，将之视为疾病的自然表现，通过家庭的支持促进甲亢患者的早日康复。

（五）突眼的护理

对严重突眼者应加强心理护理，多关心体贴，帮助其树立治疗的信心，避免烦躁焦虑。

加强眼部护理，对于眼睑不能闭合者必须注意保护角膜和结膜，经常点眼药，防止干燥、外伤及感染，外出戴墨镜或使用眼罩以避免强光、风沙及灰尘的刺激。睡眠时头部抬高，以减轻眼部肿胀。当患者不易或根本无法闭上眼睛时，应涂抗生素眼膏，并覆盖纱布或眼罩，预防结膜炎和角膜炎。结膜发生充血水肿时，用0.5%醋酸可的松滴眼，并加用冷敷。眼睑闭合严重障碍者可行眼睑缝合术。

配合全身治疗，给予低盐饮食，限制进水量，可减轻球后水肿。

突眼异常严重者，应配合医师做好手术前准备，做眶内减压术，球后注射透明质酸酶，以溶解眶内组织的黏多糖类，减轻眶内压力。

（六）用药护理

药物治疗较方便和安全，为甲亢的基础治疗方法，常用抗甲状腺药物分为硫脲类和咪唑类。硫脲类包括丙硫氧嘧啶和甲硫氧嘧啶。咪唑类包括甲巯咪唑和卡比马唑等。主要作用是阻碍甲状腺激素的合成，但对已合成的甲状腺激素不起作用，故须待体内储存的过多甲状腺激素消耗到一定程度才能显效。近年来发现此类药物可轻度抑制免疫球蛋白生成，使甲状腺中淋巴细胞减少，血循环中的TRAb抗体下降。此类药物适用于病情较轻、甲状腺肿大不明显、甲状腺无结节的患者。用药剂量区别对待，护士应告诉患者整个药物治疗需要较长时间，一般需要1.5~2年，分为初治期、减量期及维持期。按病情轻重决定药物剂量，疗程中除非有较严重的反应，一般不宜中断，并定期随访疗效。

该类药物存在一些不良反应，如粒细胞减少和粒细胞缺乏，变态反应如皮疹、发热、肝脏损害，部分患者出现转氨酶升高，甚至出现黄疸。护士应督促患者按时按量服药，告诉患者用药期间监测血常规及肝功能变化，密切观察有无发热、咽痛、乏力、黄疸等症状，发现异常及时告知医师，告诉患者进餐后服药，以减少胃肠反应。

（七）放射性碘治疗患者的护理

口服放射性^{131}I后，碘浓集在甲状腺中。^{131}I产生的β射线可以损伤甲状腺，使腺泡上皮细胞破坏而减少甲状腺激素的分泌，但很少损伤其他组织，起到药物性切除作用。同时，也可使甲状腺内淋巴细胞产生抗体减少，从而起到治疗甲亢的作用。

2007年，中华医学会内分泌学会和核医学分科学会制定的《中国甲状腺疾病诊治指南》达成共识。放射性碘的适应证：①成人Graves甲亢伴甲状腺肿大二度以上。②对药物治疗有严重反应，长期治疗失效或停药后复发者。③甲状腺次全切除后复发者。④甲状腺毒症心脏病或甲亢伴其他病因的心脏病。⑤甲亢并发白细胞和/或血小板减少或全血细胞减少。⑥老年甲亢。⑦甲亢并发糖尿病。⑧毒性多结节性甲状腺肿。⑨自主功能性甲状腺结节并发甲亢。相对适应证：①青少年和儿童甲亢，使用抗甲状腺药物治疗失败，拒绝手术或有手术禁忌证。②甲亢并发肝、肾器官功能损害。③Graves眼病，对轻度和稳定期的中、重度病例可单用^{131}I治疗，对病情处于进展期患者，可在^{131}I治疗前后加用泼尼松。

禁忌证：①妊娠或哺乳妇女。②有严重肝、肾功能不全。③甲状腺危象。④重症浸润性突眼。⑤以往使用大量碘使甲状腺不能摄碘者。

凡采用放射性碘治疗者，治疗前和治疗后一个月内避免使用碘剂及其他含碘食物及药物。^{131}I治疗本病的疗效较满意，缓解率达90%以上。一般一次空腹口服，于服^{131}I后2~4周症状减轻，甲状腺缩小，体重增加，于3~4个月后大多数患者的甲状腺功能恢复正常。

^{131}I治疗甲亢后的主要并发症是甲状腺功能减退。国内报道早期甲减发生率为10%，晚期达59.8%。^{131}I治疗的近期反应较轻微，由于放射性甲状腺炎，可在治疗后第一周有甲亢症状的轻微加重，护士应严密观察病情变化，注意预防感染和避免精神刺激。

（八）手术治疗患者的护理

甲状腺大部分切除是一种有效的治疗方法，其优点是疗效较药物治疗迅速，不易复发，并发甲状腺功能减退的机会较放射性碘治疗低，其缺点是有一定的手术并发症。

适应证：①甲状腺中度肿大以上的甲亢。②高功能腺瘤。③腺体大，伴有压迫症状的甲亢或有胸骨后甲状腺肿。④抗甲状腺药物或放射性碘治疗后复发者。⑤妊娠中期（即妊娠前4~6个月）具有上述适应证者，妊娠后期的甲亢可待分娩后再行手术。

禁忌证：①妊娠早期（1~3个月）和后期（7~9个月）的甲亢患者。②老年患者或有严重的器质性疾病，不能耐受手术者。

1. 术前护理　如下所述。

（1）术前评估：对于接受甲状腺手术治疗的患者，护士要在术前对患者进行仔细评估，包括甲状腺功能是否处于正常状态，甲状腺激素的各项检验是否处于正常范围内，营养状况是否正常。心脏问题是否得到控制，脉搏是否正常，心电图有无心律不齐，患者是否安静、放松，患者是否具有与手术有关的知识如手术方式、适应证、禁忌证、手术前的准备和手术后的护理及有哪些生理、心理等方面的需求。

（2）心理护理：甲亢患者性情急躁、容易激动，极易受环境因素的影响，对手术顾虑较重，存在紧张情绪，术前应多与患者交谈，给予必要的安慰，解释手术的有关问题。必要时可安排甲亢术后恢复良好的患者现身说法，以消除患者的顾虑。避免各种不良刺激，保持室内安静和舒适。对精神过度紧张或失眠者给予口服镇静剂或安眠药，使患者消除恐惧，配合治疗。

（3）用药护理：术前给药降低基础代谢率，减轻甲状腺肿大及充血是术前准备的重要环节，主要方法有：①通常先用硫氧嘧啶类药物，待甲亢症状基本控制后减量继续服药，加服1~2周的碘剂，再进行手术。大剂量碘剂可使腺体减轻充血，缩小变硬，有利于手术。常用的碘剂是复方碘化钾溶液，每日3次。每次10滴，2~3周可以进行手术。由于碘剂可刺激口腔和胃黏膜，引发恶心、呕吐、食欲缺乏等不良反应，因此护士可指导患者于饭后用冷开水稀释后服用，或在用餐时将碘剂滴在馒头或饼干上一同服用。值得注意的是大剂量碘剂只能抑制甲状腺素的释放，而不能抑制其合成，因此一旦停药后，贮存于甲状腺滤泡内的甲状腺球蛋白分解，大量甲状腺素释放到血液，使甲亢症状加重。因此，碘剂不能单独治疗甲亢，仅用于手术前准备。②开始即用碘剂，2~3周后甲亢症状得到基本控制（患者情绪稳定，睡眠好转，体重增加，脉率稳定在每分钟90次以下），便可进行手术。少数患者服用碘剂2周后，症状减轻不明显者，可在继续服用碘剂的同时，加用硫氧嘧啶类药物，直至症状基本控制后，再停用硫氧嘧啶类药物，但仍继续单独服用碘剂1~2周，再进行手术。③对用上述药物准备不能耐受或不起作用的病例，主张单用普萘洛尔（心得安）或与碘剂合用作术前准备，普萘洛尔剂量为每6h给药1次，每次20~60mg，一般在4~7d后脉率即降至正常水平，可以施行手术。要注意的是普萘洛尔在体内的有效半衰期不到8h，所以最末一次口服普萘洛尔要在术前1~2h，术后继续口服4~7d。此外，术前不宜使用阿托品，以免引起心动过速。

（4）床单位准备：患者离开病房后，护士应做好床单位的准备，床旁备气管切开包、无菌手套、吸引器、照明灯、氧气和抢救物品。

（5）体位练习：术前要指导患者练习手术时的头、颈过伸体位和术后用于帮助头部转动的方法，以防止瘢痕挛缩，可指导患者点头、仰头，尽量伸展颈部，及向左向右转动头部。

2. 术后护理　如下所述。

（1）术后评估：患者返回病室后，护士应仔细评估患者的生命体征，伤口敷料，观察患者有无出血、喉返神经及甲状旁腺损伤等并发症，观察有无呼吸困难、窒息、手足抽搐等症状。

（2）体位：术后患者清醒和生命体征平稳后，取半卧位，有利于渗出液的引流和保持呼吸道通畅。

（3）饮食护理：术后1～2d，进流质饮食，随病情的恢复逐渐过渡到正常饮食，但不可过热，以免引起颈部血管扩张，加重创口渗血。患者如有呛咳，可给静脉补液或进半固体食物，协助患者坐起进食。

（4）指导颈部活动：术前护士已经教会患者颈部活动的方法，术后护士应提醒并协助患者做点头、仰头，及向左向右转动头部，尽量伸展颈部。

（5）并发症的观察与护理

1）术后呼吸困难和窒息：是术后最危急的并发症，多发生在术后48h内。常见原因为：①切口内出血压迫气管：主要是手术时止血不彻底、不完善，或因术后咳嗽、呕吐、过频活动或谈话导致血管结扎滑脱所引起。②喉头水肿：手术创伤或气管插管引起。③气管塌陷：气管壁长期受肿大的甲状腺压迫，发生软化，切除大部分甲状腺体后，软化的气管壁失去支撑所引起。④痰液阻塞。⑤双侧喉返神经损伤：患者发生此并发症时，务必及时采取抢救措施。

患者临床表现为进行性呼吸困难、烦躁、发绀，甚至发生窒息。如因切口内出血所引起者，还可出现颈部肿胀，切口渗出鲜血等。护士在巡回时应严密观察呼吸、脉搏、血压及伤口渗血情况，有时血液自颈侧面流出至颈后，易被忽视，护士应仔细检查。如发现患者有颈部紧压感、呼吸费力、气急烦躁、心率加速、发绀等应及时处理，包括立即检查伤口，必要时剪开缝线，敞开伤口，迅速排除出血或血肿压迫。如血肿清除后，患者呼吸仍无改善，应果断施行气管切开，同时吸氧。术后痰多而不易咳出者，应帮助和鼓励患者咳痰，进行雾化吸入以保持呼吸道通畅。护士应告诉患者术后48h内避免过于频繁的活动、谈话，若患者有咳嗽、呕吐等症状时，应告知医务人员采取对症措施，并在咳嗽、呕吐时保护好伤口。

2）喉返神经损伤：患者清醒后，应诱导患者说话，以了解有无喉返神经损伤。暂时性损伤可由术中钳夹、牵拉或血肿压迫神经引起，永久性损伤多因切断、结扎神经引起。喉返神经损伤的患者术后可出现不同程度的声嘶或失音，喉镜检查可见患侧声带外展麻痹。对已有喉返神经损伤的患者，护士应认真做好安慰解释工作，告诉患者暂时性损伤经针刺、理疗可于3～6个月内逐渐恢复；一侧的永久性损伤也可由对侧代偿，6个月内发音好转。双侧喉返神经损伤会导致两侧声带麻痹，引起失音或严重呼吸困难，需做气管切开，护士应做好气管切开的护理。

3）喉上神经损伤：手术时损伤喉上神经外支会使环甲肌瘫痪，引起声带松弛，音调降低。如损伤其内支，则喉部黏膜感觉丧失，表现为进食时，特别是饮水时发生呛咳，误咽。护士应注意观察患者进食情况，如进水及流质时发生呛咳，要协助患者坐起进食或进半流质饮食，并向患者解释该症状一般在治疗后自行恢复。

4）手足抽搐：手术时甲状旁腺被误切、挫伤或其血液供应受累，均可引起甲状旁腺功能低下，出现低血钙，从而使神经肌肉的应激性显著增高。症状多发生于术后1～3天，轻者只有面部、口唇周围和手、足针刺感和麻木感或强直感，2～3周后由于未损伤的甲状旁腺代偿增生而使症状消失，重症可出现面肌和手足阵发性痛性痉挛，甚至可发生喉及膈肌痉挛，引起窒息死亡。

护士应指导患者合理饮食，限制含磷较高的食物，如牛奶、瘦肉、蛋黄、鱼类等。症状轻者可口服碳酸钙1～2g，每日3次；症状较重或长期不能恢复者，可加服维生素D_3，每日5万～10万IU，以促进钙在肠道内的吸收。最有效的治疗是口服二氢速固醇（ATIO）油剂，有迅速提高血中钙含量的特殊作用，从而降低神经肌肉的应激性。抽搐发作时，立即用压舌板或匙柄垫于上下磨牙间，以防咬伤舌头，并静脉注射10%葡萄糖酸钙或氯化钙10～20mL，并注意保证患者安全，避免受伤。

5）甲状腺危象：是由于甲亢长期控制不佳，涉及心脏、感染、营养障碍、危及患者生命的严重并发症，而手术、感染、电解质紊乱等的应激会诱发危象。危象先兆症状表现为甲亢症状加重，患者严重乏力、烦躁、发热（体温39℃以下）、多汗、心悸、心率每分钟在120～160次，伴有食欲缺乏、恶心、腹泻等。甲状腺危象临床表现为高热（体温39℃以上）脉快而弱，大汗、呕吐、水泻、谵妄，甚至昏迷，心率每分钟常在 160 次以上。如处理不及时或不当，患者常很快死亡。因此护士应严密观察病情变化，一旦发现上述症状，应立即通知医师，积极采取措施。

甲状腺危象处理包括以下几方面：①吸氧：以减轻组织的缺氧。②降温：使用物理降温、退热药物、冬眠药物等综合措施，使患者的体温保持在 37℃ 左右。③静脉输入大量葡萄糖溶液。④碘剂：口服复方碘化钾溶液 3~5mL，紧急时用 10% 碘化钠 5~10mL 加入 10% 葡萄糖溶液 500mL 中做静脉滴注，以降低循环血液中甲状腺素水平，或抑制外周 T_4 转化为 T_3。⑤氢化可的松：每日 200~400mg，分次做静脉滴注，以拮抗应激。⑥利舍平 1~2mg 肌内注射，或普萘洛尔 5mg，加入葡萄糖溶液 100mL 中做静脉滴注，以降低周围组织对儿茶酚胺的反应。⑦镇静剂：常用苯巴比妥 100mg，或冬眠合剂 Ⅱ 号半量肌内注射，6~8h 一次。⑧有心力衰竭者，加用洋地黄制剂。护士应密切观察用药后的病情变化，病情一般于 36~72h 逐渐好转。

七、预期结果与评价

（1）患者能够得到所需热量，营养需求得到满足，体重维持在标准体重的 100%±10% 左右。
（2）患者基础代谢率维持正常水平，体温 37℃，无腹泻，出入量平衡，无脱水征象。
（3）患者眼结膜无溃烂、感染的发生。
（4）患者能够进行正常的活动，保证足够的睡眠。
（5）患者能够复述出甲亢治疗、突眼护理及并发症预防的知识。
（6）患者能够正确对待自我形象，社交能力改善，与他人正常交往。
（7）护士能够及时发现并发症，通知医师及时处理。

（何敏珍）

第二节 甲状腺功能减退症

甲状腺功能减退症（hypothyroidism，简称甲减）是由各种原因导致的低甲状腺激素血症或甲状腺激素抵抗而引起的全身性低代谢综合征。按起病年龄分为三型，起病于胎儿或新生儿，称为呆小病；起病于儿童者，称为幼年性甲减；起病于成年，称为成年性甲减。前两者常伴有智力障碍。

一、病因

1. 原发性甲状腺功能减退 由于甲状腺腺体本身病变引起的甲减，占全部甲减的 95% 以上，且 90% 以上原发性甲减是由自身免疫、甲状腺手术和甲亢 ^{131}I 治疗所致。

2. 继发性甲状腺功能减退症 由下丘脑和垂体病变引起的促甲状腺激素释放激素（TRH）或者促甲状腺激素（TSH）产生和分泌减少所致的甲减，垂体外照射、垂体大腺瘤、颅咽管瘤及产后大出血是其较常见的原因；其中由于下丘脑病变引起的甲减称为三发性甲减。

3. 甲状腺激素抵抗综合征 由于甲状腺激素在外周组织实现生物效应障碍引起的综合征。

二、临床表现

1. 一般表现 易疲劳、怕冷、体重增加、记忆力减退、反应迟钝、嗜睡、精神抑郁、便秘、月经不调、肌肉痉挛等。体检可见表情淡漠，面色苍白，皮肤干燥发凉、粗糙脱屑，颜面、眼睑和手皮肤水肿，声音嘶哑，毛发稀疏、眉毛外 1/3 脱落。由于高胡萝卜素血症，手脚皮肤呈姜黄色。

2. 肌肉与关节 肌肉乏力，暂时性肌强直、痉挛、疼痛，嚼肌、胸锁乳突肌、股四头肌和手部肌肉可有进行性肌萎缩。腱反射的弛缓期特征性延长，超过 350ms（正常为 240~320ms），跟腱反射的半弛缓时间明显延长。

3. 心血管系统 心肌黏液性水肿导致心肌收缩力损伤、心动过缓、心排血量下降。ECG 显示低电压。由于心肌间质水肿、非特异性心肌纤维肿胀、左心室扩张和心包积液导致心脏增大，有学者称之为甲减性心脏病。冠心病在本病中高发。10%患者伴发高血压。

4. 血液系统　由于下述四种原因发生贫血：①甲状腺激素缺乏引起血红蛋白合成障碍；②肠道吸收铁障碍引起铁缺乏；③肠道吸收叶酸障碍引起叶酸缺乏；④恶性贫血是与自身免疫性甲状腺炎伴发的器官特异性自身免疫病。

5. 消化系统　厌食、腹胀、便秘，严重者出现麻痹性肠梗阻或黏液水肿性巨结肠。

6. 内分泌系统　女性常有月经过多或闭经。长期严重的病例可导致垂体增生、蝶鞍增大。部分患者血清催乳素（PRL）水平增高，发生溢乳。原发性甲减伴特发性肾上腺皮质功能减退和 1 型糖尿病者，属自身免疫性多内分泌腺体综合征的一种。

7. 黏液性水肿昏迷　本病的严重并发症，多在冬季寒冷时发病。诱因为严重的全身性疾病、甲状腺激素替代治疗中断、寒冷、手术、麻醉和使用镇静药等。临床表现为嗜睡、低体温（T＜35℃）、呼吸徐缓、心动过缓、血压下降、四肢肌肉松弛、反射减弱或消失，甚至昏迷、休克、肾功能不全危及生命。

三、实验室检查

1. 血常规　多为轻、中度正细胞正色素性贫血。

2. 生化检查　血清三酰甘油、总胆固醇、LDL－C 增高，HDL－C 降低，同型半胱氨酸增高，血清 CK、LDH 增高。

3. 甲状腺功能检查　血清 TSH 增高、T_4、FT_4 降低是诊断本病的必备指标。在严重病例血清 T_3 和 FT_3 减低。亚临床甲减仅有血清 TSH 增高，但是血清 T_4 或 FT_4 正常。

4. TRH 刺激试验　主要用于原发性甲减与中枢性甲减的鉴别。静脉注射 TRH 后，血清 TSH 不增高者提示为垂体性甲减；延迟增高者为下丘脑性甲减；血清 TSH 在增高的基值上进一步增高，提示原发性甲减。

5. X 线检查　可见心脏向两侧增大，可伴心包积液和胸腔积液，部分患者有蝶鞍增大。

四、治疗要点

1. 替代治疗　左甲状腺素（L－T_4）治疗，治疗的目标是将血清 TSH 和甲状腺激素水平恢复到正常范围内，需要终身服药。治疗的剂量取决于患者的病情、年龄、体重和个体差异。补充甲状腺激素，重新建立下丘脑－垂体－甲状腺轴的平衡一般需要 4～6 周，所以治疗初期，每 4～6 周测定激素指标。然后根据检查结果调整 L－T_4 剂量，直到达到治疗的目标。治疗达标后，需要每 6～12 个月复查 1 次激素指标。

2. 对症治疗　有贫血者补充铁剂、维生素 B_{12}、叶酸等胃酸低者补充稀盐酸，并与 TH 合用疗效好。

3. 黏液水肿性昏迷的治疗　如下所述。

（1）补充甲状腺激素：首选 TH 静脉注射，直至患者症状改善，至患者清醒后改为口服。

（2）保温、供氧、保持呼吸道通畅，必要时行气管切开、机械通气等。

（3）氢化可的松 200～300mg/d 持续静滴，患者清醒后逐渐减量。

（4）根据需要补液，但是入水量不宜过多。

（5）控制感染，治疗原发病。

五、护理措施

（一）基础护理

1. 加强保暖　调节室温在 22～23℃，避免病床靠近门窗，以免患者受凉。适当地使体温升高，冬天外出时，戴手套，穿棉鞋，以免四肢暴露在冷空气中。

2. 活动与休息　鼓励患者进行适当的运动，如散步、慢跑等。

3. 饮食护理　饮食以高维生素、高蛋白、高热量为主。多进食水果、新鲜蔬菜和含碘丰富的食物如海带等。桥本甲状腺炎所致甲状腺功能减退者应避免摄取含碘食物，以免诱发严重黏液性水肿。不宜食生凉冰食物，注意食物与药物之间的关系，如服中药忌饮茶。

4. 心理护理　加强与患者沟通，语速适中，并观察患者反应，告诉患者本病可以用替代疗法达到较好的效果，树立患者配合治疗的信心。

5. 其他　建立正常的排便形态，养成规律、排便的习惯。

（二）专科护理

1. 观察病情　监测生命体征变化，观察精神、神志、语言状态、体重、乏力、动作、皮肤情况，注意胃肠道症状，如大便的次数、性状、量的改变，腹胀、腹痛等麻痹性肠梗阻的表现有无缓解等。

2. 用药护理　甲状腺制剂从小剂量开始，逐渐增加，注意用药的准确性。用药前后分别测脉搏、体重及水肿情况，以便观察药物疗效；用药后若有心悸、心律失常、胸痛、出汗、情绪不安等药物过量的症状时，要立即通知医师处理。

3. 对症护理　对于便秘患者，遵医嘱给予轻泻剂，指导患者每天定时排便，适当增加运动量，以促进排便。注意皮肤防护，及时清洗并用保护霜，防止皮肤干裂。适量运动，注意保护，防止外伤的发生。

4. 黏液性水肿昏迷的护理　如下所述。

（1）保持呼吸道通畅，吸氧，备好气管插管或气管切开设备。

（2）建立静脉通道，遵医嘱给予急救药物，如 L-T3，氢化可的松静滴。

（3）监测生命体征和动脉血气分析的变化，观察神志，记录出入量。

（4）注意保暖，主要采用升高室温的方法，尽量不给予局部热敷，以防烫伤。

（三）健康教育

1. 用药指导　告诉患者终身坚持服药的重要性和必要性及随意停药或变更药物剂量的危害；告知患者服用甲状腺激素过量的表现，提醒患者发现异常及时就诊；长期用甲状腺激素替代者每 6~12 个月到医院检测 1 次。

2. 日常生活指导　指导患者注意个人卫生，注意保暖，注意行动安全。防止便秘、感染和创伤。慎用催眠、镇静、止痛、麻醉等药物。

3. 自我观察　指导患者学会自我观察，一旦有黏液性水肿的表现，如低血压、体温低于 35℃、心动过缓，应及时就诊。

（杨祥莲）

第七章

肿瘤专科护理

第一节　多发性骨髓瘤

多发性骨髓瘤（Multiple Myeloma, MM）是最常见的一种浆细胞病，其显著特点是骨髓中恶性浆细胞多灶性增生，外周血或尿中出现单克隆免疫球蛋白或其片段（即 M 蛋白），进而导致骨质破坏、贫血、肾功能不全等靶器官功能损伤。MM 是一种老年疾病，中国人中位发病年龄为 55 岁。MM 占血液系统恶性肿瘤发病率的 10%，是仅次于淋巴瘤的血液系统第二大肿瘤。

一、发病原因

病因迄今未明确。遗传、环境因素、化学物质、电离辐射、病毒感染、慢性炎症及抗原刺激等可能与骨髓瘤的发病有关。而吸烟、饮酒与发病无关。

（一）遗传

不同人种的发病率不同。美国黑人的发病率是白人的两倍多。而在美国，来自日本、中国的移民长期保持低水平的发病率。有报道同患骨髓瘤的兄弟二人，有相同的 IgG - κ 型 M 蛋白及 HLA 基因，显示基因易感性在骨髓瘤的发病中起重要作用。

（二）环境与生活方式

日本原子弹爆炸后幸存者中，骨髓瘤的发病率与死亡率均增加。有资料报道，长期接触离子放射、使用杀虫剂、除草剂、接触石棉以及长期使用染发剂者，骨髓瘤发病危险增高。但也有持相反意见的报道，如中国 27 000 个从事 X 线诊断的医务人员中骨髓瘤发病并未增多。有报道夫妻同患骨髓瘤，似乎环境因素起作用。

（三）慢性炎症（长期抗原刺激）

反复长期的抗原刺激也是骨髓瘤发病的重要因素之一。人类常见的慢性炎症如慢性骨髓炎、肾盂肾炎、结核病、慢性肝炎、慢性胆囊炎、类风湿关节炎及 Sjogren 综合征等自身免疫性疾病可致病。动物模型也有类似的证据。C3H 小鼠盲肠部位的慢性刺激，可导致邻近部位浆细胞瘤。BALA/C 小鼠在注射矿物油、Freunds 佐剂、硅胶、塑料后可致骨髓瘤；开始是注射部位的炎症损伤，6 ~ 12 个月后 60% ~ 70% 的小鼠发生浆细胞瘤，产生 M 成分与本 - 周蛋白。发生单克隆浆细胞恶性肿瘤的 Aleutian 水貂与 NZB 小鼠均先有自身免疫疾病，继而出现广泛的淋巴网状系统持久的化学、细菌、病毒等刺激的联合作用，最终导致浆细胞肿瘤的发生。

（四）病毒感染

病毒感染近年来被疑为浆细胞疾病的重要病因。动物实验也有证实，尽管骨髓瘤细胞中罕见病毒颗粒。也有报道骨髓瘤患者的细胞内感染 EB 病毒的证据，是起因还是伴发的尚不清楚。

（五）染色体与肿瘤基因

骨髓瘤细胞增生比率低，给染色体研究带来困难。新发病者中有 18% ~ 36%，治疗后患者中

37% ~50% 有染色体异常，但尚未发现特征性的改变。27% ~46% 患者有 N - 或 K - ras 肿瘤基因的突变。

（六）白细胞介素 -6（IL -6）等细胞因子

无论体内或体外，IL -6 都是骨髓瘤细胞最主要的生长因子，骨髓瘤细胞可以自分泌 IL -6，也表达 IL -6 受体。用基因工程将 IL -6 基因与 Ig 重链强化子（Eμ）融合的 IL -6 转基因 BALA/C 小鼠，使 B 细胞持续高水平的表达 IL -6，小鼠很快（7 周内）发生致死的浆细胞瘤。

人粒细胞 - 巨噬细胞集落刺激因子与 IL -3 能有力地刺激骨髓瘤细胞自分泌 IL -6。低剂量的 α - 干扰素（IFN - α）与肿瘤坏死因子（TNF）能诱导骨髓瘤细胞自身分泌 IL -6。而高剂量的 IFN - α 则抑制骨髓瘤细胞增殖。

许多骨髓瘤细胞同时表达浆细胞与髓系抗原，表达巨核细胞、人普通急性淋巴细胞白血病抗原（CALLA）、粒细胞、单核细胞及红细胞的表面标志。说明骨髓瘤的形成可能涉及造血干细胞。

二、发病机制

MM 的恶性细胞是起源于生发中心后 B 细胞的浆母细胞或浆细胞。与其他恶性肿瘤一样，MM 的发生也是一个涉及多种"内、外"因素的复杂的病理生理过程。

基于大量有关 MM 的细胞和分子遗传学研究证据，目前推测 MM 的发生有两个分子病理途径：一是非超二倍体途径，另一个是超二倍体途径。早期遗传学事件包括以下 4 个：生发中心 B 细胞在类别转换和体细胞高频突变时发生的免疫球蛋白重链异位；累及 3、5、7、9 等染色体的超二倍体；13 号染色体的缺失以及 CyclinD 调节异常；K - 或 N - ras 突变、FGFR3 突变、继发性 MYC 异位、p53 失活等继发性事件推动肿瘤的继续进展，使肿瘤细胞最终获得"永生化"。

骨髓微环境在 MM 的发生、发展中同样具有重要地位。体内外试验表明 IL -6 是 MM 细胞生长的关键性细胞因子。MM 患者骨髓中显著增高的 IL -6 不仅参与 MM 细胞的增生分化，同时还与正常免疫功能抑制和溶骨性病变相关。骨髓中多种基质成分参与 MM 骨病的发生、发展。MM 患者骨髓中血管新生程度与病情恶性程度间呈正相关。

某些 MM 浆细胞克隆中可见骨髓增生异常综合征中常见的一些染色体异常，这类患者存活期较短，多为既往进行过治疗的患者，不排除治疗诱导所致。

三、临床表现

MM 起病缓慢，早期可数月至数年无症状。

（一）骨髓瘤细胞对骨骼及其他组织器官的浸润和破坏表现

1. 骨痛、骨骼变形和病理性骨折　骨髓瘤细胞在骨髓腔内无限增生，侵犯骨骼和骨膜，影响骨皮质血液供应，引起弥散性骨质疏松或局限性骨质破坏。骨痛是最常见的早期症状，发生率占 75%，随病情的发展而加重。疼痛部位多在其腰骶部、其次是胸廓和肢体。若活动或扭伤后出现剧烈疼痛，可能为病理性骨折，多发生在肋骨、锁骨、下胸椎和上腰椎，可多处骨折同时存在。骨髓瘤细胞浸润骨骼明显时可引起局部肿块，发生率高达 90%，好发于肋骨、锁骨及颅骨，胸、肋、锁骨连接处出现串珠结节者为本病的特征。少数病例仅有单个骨骼损害，称为孤立性骨髓瘤。

2. 肝、脾、淋巴结和肾脏浸润　可见肝、脾轻中度肿大，颈部淋巴结肿大，骨髓瘤肾。

3. 浆细胞性白血病　MM 也可发展为浆细胞白血病，大多数 IgA 型，症状同其他急性白血病。其外周血中浆细胞数 $>2.0 \times 10^9/L$。

4. 神经浸润　临床上以胸、腰椎的破坏压缩以及压迫脊髓所致的截瘫多见，其次为神经根损害。部分患者可出现多发性神经病变，呈双侧对称性远端感觉和运动障碍。若同时出现多发性神经病变（P）、器官肿大（O）、内分泌病（E）、单株免疫球蛋白血症（M）和皮肤改变（S）者，称之为 PO-EMS 综合征（骨硬化骨髓瘤）。

5. 髓外骨髓瘤　部分患者仅在软组织出现孤立病变，如口腔和呼吸道，称为髓外骨髓瘤。

（二）大量 M 蛋白及其多肽链引起的临床表现

1. 继发感染　继发感染是 MM 患者首位致死原因。由于正常多克隆免疫球蛋白及中性粒细胞的减少，患者易继发各种感染。其中以细菌性肺炎及尿路感染较常见，严重者可发生败血症而导致患者死亡。亦可见真菌、病毒感染。病毒感染以带状疱疹多见。

2. 高黏滞血症　其发病率占 2%～5%。血液中的 M 蛋白过多引起血液黏稠度增高，导致血流缓慢、组织缺血缺氧，在视网膜、中枢神经和心血管系统尤为显著。表现为头昏、眩晕、眼花、耳鸣，并可突然发生意识障碍，可有手指麻木、冠状动脉供血不足、慢性心力衰竭等。

3. 贫血和出血　骨髓内瘤细胞大量增生，正常造血受抑制。贫血常为首发症状。疾病早期贫血轻，后期贫血严重。出血则以鼻出血和牙龈出血较多见，皮肤紫癜也可发生，严重可见内脏及颅内出血。主要原因为血小板减少和功能异常（M 蛋白包在血小板表面，影响血小板功能）、凝血障碍（M 蛋白与纤维蛋白单体结合，影响纤维蛋白多聚化，M 蛋白尚可直接影响凝血因子Ⅷ的活性）及血管壁损伤。

4. 淀粉样变性和雷诺现象　多数患者（IgD 型）可发生淀粉样变性，主要变现为舌肥大、皮肤苔藓样变、心脏扩大、腹泻或便秘、肝肾功能损害及外周神经功能病变等。如果 M 蛋白为冷球蛋白，则可引起雷诺现象。

（三）肾损害

肾损害为本病的重要表现之一。与骨髓瘤细胞直接浸润、M 蛋白轻链沉积于肾小管及继发性高钙血症、高尿酸血症等有关。临床上主要表现为蛋白尿（60%～80%）、管型尿及急、慢性肾衰竭（50%）。其中肾衰竭是本病仅次于感染的致死原因。

四、分型及分期

（一）一般分型

分为 5 型：①孤立型；②多发型；③弥漫型；④髓外型；⑤白血病型。

（二）根据免疫球蛋白分型

1. IgG 型　此型是最多见类型，占全部骨髓瘤的 50%～60%，本型具有前述多发性骨髓瘤的典型临床表现。

2. IgA 型　此型占 15%～20%。除具有与 IgG 型相似的临床表现外，尚有 M 成分出现在 α_2 区、骨髓中有火焰状瘤细胞、高胆固醇血症和髓外骨髓瘤较多见等特点。

3. 轻链型　此型占 15%～20%。80%～100% 在尿中排出大量轻链（本－周蛋白尿）。此型瘤细胞常分化较差，增殖迅速，骨骼破坏及肾功能损害较重，预后较差。

4. IgD 型　少见，瘤细胞分化较差，易并发浆细胞性白血病，几乎 100% 发生肾损害，生存期短，预后差。

5. IgE 型　此型罕见，易发生高黏滞血症或雷诺现象。

6. IgM 型　此型在国内少见。除具有多发性骨髓瘤的一般临床表现外，由于其分子量巨大故引起高黏滞综合征是此型的特点。

7. 不分泌型　此型约占 1%，多见于年轻人，血与尿中均无 M 蛋白，骨髓中幼稚浆细胞增多，有溶骨改变或弥散性骨质疏松。

（三）临床分期

目前最新的 MM 分期标准为国际分期系统（ISS）（表 7－1）。

表 7 - 1　国际分期系统 ISS

分期	分期依据	中位生存期
I 期	血清 β_2 - MG < 3.5mg/L 且白蛋白 > 35g/L	62 个月
II 期	介于 I 期与 II 期间	44 个月
III 期	血清 β_2 - MG > 3.5mg/L	29 个月

五、实验室检查

（一）血象

正常细胞性贫血，可伴有少数幼粒、幼红细胞。晚期有全血细胞减少，血中出现大量骨髓瘤细胞。

（二）骨髓象

主要为浆细胞系异常增生（至少占有核细胞数的 15%），并伴有质的改变。骨髓瘤细胞大小形态不一，成堆出现。鉴于浆细胞瘤灶呈散在分布，最好自骨压痛处或多部位穿刺取材，以提高阳性率。

（三）血液生化检查

1. 免疫球蛋白的检查

（1）免疫球蛋白定量检查：可以发现血液中某一种免疫球蛋白（M 蛋白）水平显著增高，其他免疫球蛋白水平下降，同时 24 小时尿蛋白定量或尿轻链定量水平显著增高。

（2）免疫球蛋白定性检查：目的在于证明异常增高的免疫球蛋白为单克隆性，这是鉴别良、恶性免疫球蛋白增高的重要依据。①蛋白电泳：血清或尿的蛋白电泳可见一基底窄而高耸的单峰。多数在 γ 区，也可在 β 或 α_2 区。②免疫固定电泳：患者血清中的单克隆免疫球蛋白与电泳条带中特异性抗血清结合，通过染色形成清晰的浓集条带，从而对单克隆免疫球蛋白进行分类。③血浆游离轻链定量：是目前敏感性最高的定性、定量检测 M 蛋白的方法。

2. 血钙、磷测定　骨质广泛破坏，出现高钙血症。晚期肾功能减退，血磷也增高。

3. IL - 6 和 C 反应蛋白（C - Reactive Protein，CRP）　骨髓瘤患者的血清 IL - 6 和 CRP 呈正相关。血清 IL - 6 和血清可溶性 IL - 6 抗体反映疾病的严重程度。

4. 其他　血沉显著增快。血清 β_2 微球蛋白及血清乳酸脱氢酶活力均高于正常。90% 以上患者有蛋白尿，半数患者尿中出现本 - 周蛋白。血清肌酐和尿素氮、尿酸水平可增高。

（四）影像学检测

1. X 线检查　可用于检测 MM 骨病的部位和严重程度。可有 3 种 X 线表现：①早期为骨质疏松；②典型病变为圆形，边缘清楚如凿孔样的多个大小不等的溶骨性损害；③病理性骨折。

2. ^{99m} 锝 - 亚甲基二磷酸盐（^{99m}Tc - MDP）γ 骨显像　可较 X 线提前 3 ~ 6 个月发现骨病变。

六、诊断

MM 诊断标准具体内容包括主要标准和次要标准。凡具有至少 1 项主要标准和 1 项次要标准或 3 项次要标准（必须包括 1、2）可确诊 MM（表 7 - 2）。

表 7 - 2　MM 诊断标准

主要标准	次要标准
1. 骨髓中浆细胞 > 30%	1. 骨髓中浆细胞 10% ~ 30%
2. 组织活检为浆细胞瘤	2. 血清中 M 蛋白增高但未达到上述水平
3. M 蛋白：血清 IgG > 35g/L、IgA > 20g/L	3. 溶骨性病变
4. 尿本 - 周蛋白 > 1g/24h	4. 正常免疫球蛋白下降 50%：IgG < 6g/L，IgA < 1g/L，IgM < 0.5g/L

七、鉴别诊断

本病是容易被误诊的疾病之一。据报道，本病误诊率可高达60%以上。就其误诊的原因，除部分病例的临床表现不典型给诊断造成困难外，导致误诊的主要原因还是临床医生对于本病的认识和警惕不足。因此，应强调对不明原因的血沉增快、贫血、反复感染（反复肺炎）、骨痛、蛋白尿的中年以上患者进行鉴别诊断时，需考虑到本病的可能性，进行必要的检查（免疫球蛋白、骨髓穿刺、骨骼X线检查等）。凡具备前述3项诊断指标中2项以上者，即可诊断为本病；如不具备前述3项诊断指标者，即可排除本病。

本病须与其他恶性浆细胞病相鉴别。①巨球蛋白血症：虽然血中有大量单克隆IgM，但骨髓中淋巴样浆细胞增多而非骨髓瘤细胞增多，且少有溶骨性损害或肾功能不全。②重链病：血清中仅出现单克隆重链，轻链缺如，无本-周蛋白尿，多无骨髓破坏。③原发性淀粉样变性：可有血清M蛋白和本-周蛋白尿，但骨髓中无骨髓瘤细胞，也不出现溶骨损害。

本病与反应性浆细胞增多的鉴别一般不困难。反应性浆细胞增多见于病毒感染、细菌感染（结核病、伤寒、亚急性心内膜炎、链球菌感染等）、疫苗接种、血清病、巨球蛋白血症、结节病等，患者不仅有其原发病的临床特点，而且骨髓中浆细胞一般不超过10%，并为正常成熟浆细胞，免疫球蛋白增多有限且系多克隆，而非单克隆性M蛋白，也无骨骼损害。

八、治疗

MM通常对很多细胞毒性药物敏感，初始治疗或复发时治疗均是如此。不幸的是疗效常是短暂的，当前尚无可以治愈MM的方法。但随着造血干细胞移植（HSCT）的开展以及新型药物的应用，MM的疗效获得了显著提高。对于年轻患者应该采取包括（自体甚至异基因）HSCT在内的强化治疗以追求最佳的缓解质量；而对于老年患者以改善生活质量为目标。上述两组患者在条件许可的情况下均应优先考虑应用含新型药物如沙利度胺、硼替佐米的方案，并高度重视并发症，如骨髓瘤骨病等的预防与治疗。抗骨髓瘤化疗的疗效标准为：M蛋白减少75%以上，或尿中本-周蛋白排出量减少90%以上（24小时尿本-周蛋白排出量小于0.2g），可认为治疗显著有效。

（一）适合HSCT患者的治疗

HSCT前诱导治疗避免长期应用烷化剂如美法仑、环磷酰胺（CTX）的方案，以免影响干细胞动员，可选择的方案包括VAD、DT、BD等。标准的外周血干细胞动员方案是大剂量CTX联合粒细胞集落刺激因子（G-CSF），预处理采用大剂量美法仑。对于第一次移植没有达到非常好的部分缓解的患者可以考虑第二次自体HSCT，两次移植间隔不超过半年。对于部分高度预后不良，如存在t（4；14）、del（13q14），高β_2-MG水平的年轻患者（45岁以下）可采用自体HSCT联合减剂量异基因HSCT，希望利用移植物抗骨髓瘤（GVM）作用来达到彻底清除肿瘤细胞的目的。

（二）不适合HSCT患者的治疗

这部分患者无法承受大剂量化疗（尤其是大剂量糖皮质激素）的不良反应，MP（美法仑+泼尼松）方案在相当长的一段时间内是这部分患者标准治疗方案。以M2方案为代表的多药联合方案的远期疗效也并不优于MP方案。MP方案与沙利度胺、硼替佐米等联合构成的MPT、VMP等方案在显著提高疗效的同时，不良反应无明显增加。尤其是MPT方案具有与VAD方案接近的疗效而且具有经济、方便等优点，目前是不适合HSCT患者的首选治疗方案。

（三）骨病的治疗

骨病的治疗方法包括双膦酸盐类药物、局部放疗、外科手术等。虽然MM应该认为是一种全身性疾病，但也可偶尔发生局部溶骨破坏。在脊柱的孤立性病灶，由于没有明确诊断的肿瘤引起的疼痛和截瘫，常需要活检来明确诊断，同时手术切除和固定也是一种好的治疗方法。内科治疗中双膦酸盐能够明显减轻MM相关骨病患者的症状，改善生活质量。常用药物包括帕米膦酸钠，60～90mg，静脉输注，持续 2~4 小时以上，每月一次；唑来膦酸，4mg，静脉输注，持续 15 分钟，每月一次。MM 常用化疗方案见表 7-3。

表 7-3 MM 常用化疗方案

方案	组成
VAD	长春新碱 + 多柔比星 + 地塞米松
DT	地塞米松 + 沙利度胺
BD	硼替佐米 + 地塞米松
MPT	美法仑 + 泼尼松 + 沙利度胺
VMP	硼替佐米 + 美法仑 + 泼尼松

九、护理

（一）骨痛的护理

骨髓瘤细胞在骨髓腔内大量增生的同时，由基质细胞演变而来的成骨细胞过度表达 IL-6，激活破骨细胞，使骨质溶解、破坏。骨痛是最常见的早期症状，随病情的发展而加重。疼痛部位多在腰骶部，其次是胸廓和肢体。若活动或扭伤后出现剧烈疼痛，可能为病理性骨折，多发生在肋骨、锁骨、下胸椎和上腰椎，可多处骨折同时存在。

1. 准确评估疼痛　从患者的主观描述及客观表现中评估疼痛的程度、部位、性质、时间及患者对疼痛的体验与反应，并做好记录。

2. 缓解疼痛　协助患者采取舒适的体位，可适当按摩病变部位，以减低肌肉紧张，增加舒适，但避免用力过度，以防病理性骨折。指导患者采用放松、臆想疗法、音乐疗法等转移患者对疼痛的注意力。同时通过正确使用双磷酸盐类药物，减少骨髓中的异常细胞，减轻骨质的破坏，从而缓解疼痛。必要时，及时给予止痛剂，避免患者剧烈疼痛；用药时要耐心向患者解释疼痛的原因，并选择适宜的用药时间、剂量及途径。

3. 心理社会支持　骨痛会引发患者产生烦躁、焦虑等情绪。患者发生疼痛时护士对患者要给予关心和安慰，使其情绪稳定，理解和认同患者对疼痛的反应，可与患者就疼痛时的感受和需求交换意见，使患者相信疼痛时大家是同情和理解他的，并愿意为患者提供满意的支持。关心、体贴、安慰患者，对患者提出的疑虑（如活动障碍、疼痛）给予耐心解答。关心患者的社交活动，鼓励患者与家属、同事和病友沟通交流，使患者获得情感支持和患病治疗经验。

（二）躯体活动障碍的护理

患者因骨痛、病理性骨折或胸腰椎破坏压缩、压迫脊髓导致瘫痪，造成不同程度的躯体活动障碍。

（1）截瘫患者应保持肢体于功能位，定时按摩肢体，防止肢体萎缩。搬动患者时，要轻、稳、准、协调、用力均衡，避免推、拖、拉、拽，并注意上、下身保持在同一平面，防止骨骼扭曲现象。避免摩擦、磨破患者的皮肤及引起翻身所致病理性骨折。同时使用拇指指腹在疼痛部位周围进行环形按摩，严禁扣、捶、压。

（2）帮助患者在可以活动的限度内进行活动，鼓励行走，适度活动，以促进肢体血液循环。可提供拐杖、手杖、靠背架等，并由专人陪护以防跌伤。

（3）应睡硬板床加海绵垫，因为硬板床能使患者的骨骼、脊柱等保持平直，以免骨组织受到损伤；临床试验已证明，海绵垫具有透气好、吸水性强的特点，质量好的海绵能承受 100kg 最大压力，减轻人体受压，保护骨隆突处，使患者感觉柔软舒适。保持皮肤清洁，协助患者每 1~2 小时变换体位，受压部位皮肤给予理疗，防止压疮发生。

（4）患者避免长时间站立、久坐或固定一个姿势，不做剧烈活动和扭腰、转体等动作，防止负重发生骨骼变形。同时给予患者高热量、高维生素、高钙、高蛋白质、低钠饮食，同时增加摄水量，保证每日尿量在 2 000~3 000mL。戒除烟酒，以消除钙吸收障碍的影响因素。多摄取粗纤维食物，保持排便通畅，预防便秘。

（三）高黏滞血症的护理

因骨髓瘤细胞分泌大量 M 蛋白引起血液黏稠度增高，导致血流缓慢、组织缺血缺氧，在视网膜、中枢神经和心血管系统尤为显著。发生率为 2% ～5% 。患者表现为头昏、眩晕、眼花、耳鸣、视力障碍，并可突发昏厥、意识障碍，还可有手指麻木、冠状动脉供血不足、慢性心力衰竭等。护士应做好以上症状的观察与评估，特别是跌倒风险因素的评估，并及时给予预防跌倒的健康教育，防止患者因头昏、眩晕等导致跌倒。

高黏滞血症者要戒烟、多饮水，每天最好不少于 2 000mL。饮食宜以清淡素食为主，粗细粮搭配，少食动物内脏、动物脂肪、甜食和油炸食物，晚餐不宜多食荤腥厚味食物；多食大豆及豆制品、禽蛋、鱼类等富含卵磷脂的食物和富含维生素 C 的水果和蔬菜，调节血脂，阻止胆固醇的吸收，改善血液黏稠度。必要时遵医嘱给予益心酮、藻酸双酯钠、肠溶阿司匹林等抗凝、降低血液黏度的药物，并做好用药的宣教和药物不良反应的观察。

（四）肾功能损伤的护理

肾功能的损伤是本病的重要表现之一。由骨髓瘤细胞直接浸润以及血浆中大量的异常蛋白所致。50% ～70% 患者尿检有蛋白、红细胞、白细胞、管型；出现高磷酸血症、高钙血症、高尿酸血症，可形成尿酸结石，甚至急、慢性肾衰竭。

1. 休息与体位　应卧床休息以减轻肾脏负担，抬高水肿下肢。

2. 监测与维持水钠平衡　坚持"量出为入"的原则。严格记录 24 小时出入液量，同时将记录出入量的目的、记录方法、内容告诉患者，以便得到患者的充分配合。严密观察患者有无体液过多的表现。

（1）有无水肿。

（2）每天的体重有无增加，若一天增加 0.5kg 以上，提示体液过多。

（3）血清钠浓度是否正常，若偏低且无失盐，提示体液潴留。

（4）胸部 X 线血管影有无异常，出现肺充血征象提示体液潴留。

（5）若无感染征象，出现心率快、呼吸加速和血压增高，应怀疑体液过多。

如出现上述情况，立即通知医生，遵医嘱给予药物治疗，并酌情减少液体入量，避免加重水肿。

3. 监测并及时处理电解质、酸碱平衡失调

（1）监测血清电解质的变化，如发现异常及时通知医生处理。

（2）限制钠盐。

（3）密切观察有无高钙血症的征象，如恶心、呕吐、便秘、疲乏无力、精神不易集中、失眠、抑郁、神志不清、心电图改变等。如发现上述症状立即通知医生，给予对症处理。

（五）用药护理

1. 激素治疗　肾上腺糖皮质激素可缓解骨痛及出血，纠正高钙血症。但大剂量应用肾上腺糖皮质激素易引发血糖增高、胃反酸、消化道溃疡、水电解质紊乱以及诱发或加重感染等，护理需注意患者血糖、电解质等的监测，并注意有无感染征象。一旦发现感染，立即通知医生并配合进行抗感染、补液等处理。

2. 美法仑　美法仑最常见的不良反应是骨髓抑制，可导致白细胞和血小板减少。此外，高达 30% 的患者在口服常规剂量美法仑后出现胃肠道不适，包括恶心和呕吐。因此，嘱患者在饭后 30 分钟后用药，并大量饮水，以减轻药物对胃肠道的刺激。

3. 沙利度胺（反应停）　沙利度胺有抑制新生血管生长的作用，对部分 MM 患者有效。但本药可致畸胎，妊娠妇女禁用。MM 患者因血小板功能与凝血功能障碍以及血液黏度增加、毛细血管受损，多表现为出血的症状，而沙利度胺对 MM 患者的血管内皮细胞、抗凝及纤溶活性存在直接或间接的影响，而这种影响可能增加 MM 患者并发动静脉血栓的风险。因此在应用沙利度胺时，应密切监测 MM 患者凝血功能的变化，及早发现可能并发血栓事件的高危患者并给予有效干预，从而有效降低沙利度胺诱发血

栓发生的概率。另外，本药的毒副反应还有嗜睡、疲乏、头昏、便秘、口干、周围神经病、水肿等，护士应做好患者的安全防护，对于嗜睡、疲乏、头昏的患者告知其下床活动时，最好有人在旁边协助且动作宜慢，防止跌倒；便秘患者应指导其进食易消化、刺激性小的食物；口干患者应鼓励患者多饮水，做好口腔的观察和护理。

4. 硼替佐米（万珂）　硼替佐米是哺乳动物细胞中 26S 蛋白酶体糜蛋白酶样活性的可逆抑制剂，对多种类型的癌细胞具有细胞毒性，能够延迟 MM 在内的肿瘤生长。它在应用过程中也不可避免地出现了许多不良反应，其中周围神经病（包括周围感觉神经病和周围神经病加重）是其最常见和最严重的不良反应之一，严重者可致减量甚至停药。其发生机制可能与药物在脊神经背侧根神经节细胞的累积导致细胞代谢改变、细胞线粒体介导的钙离子内环境失调以及神经营养因子失调等有关。如硼替佐米的累积剂量超过 $30mg/m^2$，周围神经感觉异常的发生率可达 40% 。患者可出现指尖麻木、皮肤感觉异常、足底感觉刺痛、肢体无力等症状，护士应密切观察，一旦发现异常及时通知医生、配合处理，并做好记录。告知患者停药后症状可自行缓解，不会遗留后遗症；与家属共同制订食谱增加 B 族维生素摄入，给予富含 B 族维生素、易消化的清淡食物，不进食冷饮及冷食，同时予维生素 B_{12} 针剂或甲钴胺片对症治疗；温水擦浴，鼓励患者进行肢体按摩及适当活动；提供报纸、杂志等供患者阅读，使其分散注意力，减轻不适感。此外，硼替佐米属细胞毒性药物，配制及使用方法遵从化疗给药规范。注射时，每日检查注射部位的皮肤，是否有硬结、表皮凹陷或是否感到疼痛，皮肤颜色有无改变等。如皮肤注射部位出现局限性红斑，告知患者不要紧张，可自行消退。

5. 磷酸盐药物治疗　双膦酸盐有抑制破骨细胞的作用，常用如帕米膦酸钠、唑来膦酸等，可减少疼痛，部分患者用药后可出现骨质修复。注意严重肾功能损害者、心血管疾病者、驾驶员、儿童、妊娠及哺乳期妇女慎用。大量使用时可见轻度及暂时性低钙血症，应对患者进行密切监测，如出现明显的低钙血症，应静脉滴注葡萄糖酸钙治疗。

（六）健康指导

1. 疾病知识指导　患者易出现病理性骨折，故应注意卧床休息，使用硬板床或硬床垫；适度活动可促进肢体血液循环和血钙在骨骼的沉积，减轻骨骼的脱钙。注意劳逸结合，尤其是中老年患者，避免过度劳累、做剧烈运动和快速转体等动作。

2. 用药指导和病情监测　遵医嘱用药，有肾损害者避免应用损伤肾功能的药物，病情缓解后仍需定期复查与治疗。若活动后出现剧烈疼痛，可能为病理性骨折，应立即就医。注意预防各种感染，一旦出现发热等症状，及时就医。

十、预后

未经治疗的 MM 患者中位生存期仅为 6 个月，化疗后的中位生存期为 3 年，经综合治疗后中位生存期可达到 5 ~ 10 年，甚至更长。影响预后的因素有年龄、C 反应蛋白（CRP）水平、骨髓浆细胞浸润程度及 ISS 分期。

（杨祥莲）

第二节　淋巴瘤

恶性淋巴瘤（Malignant Lymphoma，ML）是原发于淋巴结或淋巴结外组织或器官的一种恶性肿瘤，根据临床病理特点分为霍奇金淋巴瘤（Hodgkin Lymphoma，HL）和非霍奇金淋巴瘤（Non - Hodgkin Lymphoma，NHL）两大类。

ML 可发生于任何年龄，男女之比一般为（1 ~ 2）∶1。2011 年全球肿瘤发病率和死亡率调查表明，淋巴瘤居男性肿瘤新发病率第 8 位，病死率第 10 位。而我国 2012 年肿瘤登记年报统计，淋巴瘤居我国肿瘤发病率第 8 位（7/10 万），病死率第 10 位（4/10 万）。

一、病 因

ML 的病因至今尚未完全阐明，它是在机体内外因素的共同作用下，不同发育阶段的免疫活性细胞发生分化和增生异常引起的疾病，其发生发展涉及遗传、病毒、理化因素、免疫状态等诸多方面。

（一）霍奇金淋巴瘤的病因

1. 病毒因素　病毒是最重要的环境致病因素。研究表明，EB 病毒是促成 HL 及多种其他淋巴和上皮恶性疾病的主要原因之一。儿童时期初次感染 EB 病毒时，约有一半患者临床表现为传染性单核细胞增多症（IM）。流行病学研究表明，有 IM 病史者预示着淋巴瘤的患病风险增加 2～3 倍。

2. 遗传因素　一个家族中可以出现多个病例。HL 患者的一级亲属中发病风险增加，这些都提示 HL 的遗传易感性。

3. 免疫功能失调　某些原发性免疫缺陷患者、实体器官移植以及异基因骨髓移植患者患淋巴瘤的风险增高，这些都支持 HL 是一种免疫失调和过度刺激性疾病。HL 发病率在人免疫缺陷病毒（HIV）感染的患者中亦有增高，HL 目前被确认为 HIV 阳性患者的几种机会性疾病之一。HIV 感染的 HL 病例往往伴随着全身症状，确诊时大多处于晚期，预后差，而且几乎 EB 病毒基因总是阳性。

（二）非霍奇金淋巴瘤的病因

1. 免疫功能失调　先天性或获得性的免疫功能失调是 NHL 的相关因素。NHL 发病率在自身免疫疾病（包括类风湿关节炎、系统性红斑狼疮等）患者中明显增高。这些疾病常伴随着 T 细胞功能的受损，影响了机体对病毒感染和新生恶性细胞的免疫应答。

2. 病毒因素　几种病毒与 NHL 发生相关，包括 EB 病毒、嗜人 T 淋巴细胞 I 型病毒（HTLV－1）和人疱疹病毒 8 型（HHV－8）。

3. 细菌感染　胃黏膜相关淋巴组织（MALT）淋巴瘤的发生与幽门螺杆菌（HP）感染有关，但确切机制还不十分清楚，多数人认为与环境、微生物、遗传因素的共同作用有关。正常胃黏膜无任何淋巴组织，HP 感染后可导致淋巴样组织在胃黏膜的累积，出现 B 细胞滤泡，并常有淋巴上皮灶形成。90% 以上的胃 MALT 淋巴瘤存在 HP 感染。研究表明，HP 不能直接刺激肿瘤性 B 细胞，而是通过刺激肿瘤区域内的 T 细胞，促使肿瘤细胞增生。

4. 遗传因素　NHL 的家族聚集现象已有报道，近亲（尤其是兄弟姐妹或父母）中有某种血液/淋巴系统恶性疾病史者 NHL 发病风险可增加 2～4 倍，其他肿瘤的家族史似乎并不增加 NHL 的易感性。

5. 有机氯化物　二氯二苯三氯乙烷（DDT）和氯化联苯（polychlorinated biphenyls，PCB）等有机氯化物曾是 NHL 风险研究的焦点。有研究发现 NHL 风险增高与 DDT 在农业上的使用有关，但未校正其他有机氯化物残余水平的影响。

6. 其他化学与职业暴露　在流行病学研究中，许多化学暴露与 NHL 风险增高有一定关系，如溶剂、杀虫剂、除草剂、燃料、油、灰尘，对这些化学物职业性暴露进行的研究结果不一致。有研究表明，长期职业性苯暴露史者 NHL 患病风险明显增高，但这些病例同时暴露于范围很广的其他潜在有毒化学物中。众多的其他相关研究结果不一，亦有专家认为苯与 NHL 无关联。因此，现有的依据并不支持职业性暴露增高 NHL 患病风险。

二、病理分型及临床分期

（一）病理分型

1. HL 的病理分型　2001 年 WHO 将 HL 分为结节性淋巴细胞为主型 HL 和经典型 HL，共两类 5 型。

（1）结节性淋巴细胞为主型：占 HL 的 5%～6%，中位发病年龄 30 岁，但青年和老年均可发病，男性多见，男女之比为 3∶1 或更高；肿瘤常侵犯周围淋巴结，纵隔受侵极少见；临床上病变局限，常无 B 症状（无法解释的发热、盗汗及体重减轻）；单纯放疗有效，但后期可复发，15 年生存期 >90%；死亡率低，可转变为 B 细胞 NHL（2%～6.5%），死亡原因常为 NHL、其他肿瘤、治疗并发症，死于

HL 极少见。

（2）经典型：分为结节硬化型、混合细胞型、淋巴细胞消减型、富于淋巴细胞的经典型。

结节硬化型：占 HL 的 50% ~70%，此型好发于女性，发病年龄多在 20 ~40 岁，纵隔受侵比例高，其预后相对较好。

混合细胞型：此型介于淋巴细胞为主型和淋巴细胞消减型 HL 之间，病变组织内存在多种成分，小淋巴细胞、组织细胞、嗜酸性细胞、浆细胞、中性粒细胞等都易于见到。混合细胞型 HL 也较多见，占 25% ~35%，预后一般。

淋巴细胞消减型：病变中淋巴细胞显著减少，低倍镜下病变淋巴结内细胞成分稀疏而呈"荒芜"图像。淋巴细胞消减型 HL 可能与 HIV 感染有关，可见于老年患者，该病在发展中国家患者多见，确诊时常常为晚期，结外受侵，病情进展迅速，预后差，此型少见，约占 5%。

富于淋巴细胞的经典型：形态学与结节性淋巴细胞为主型 HL 相似，周围的淋巴细胞为反应性 T 细胞，处理上与其他经典型 HL 类似，但无后期复发特点。

2. NHL 的病理分型

（1）NHL 的病理分类经历了漫长的历史演变，20 世纪 70 年代以前的分类以细胞形态为基础（表 7 - 4）。

表 7 - 4　NHL 病理分类

分度	细胞形态
低度恶性	A. 小淋巴细胞淋巴瘤/慢性白血病
	B. 滤泡淋巴瘤，小裂细胞
	C. 滤泡淋巴瘤，混合小裂细胞和大细胞
中度恶性	D. 滤泡淋巴瘤，大细胞
	E. 弥漫，小裂细胞
	F. 弥漫混合，小裂细胞和大细胞
	G. 弥漫大细胞
高度恶性	H. 免疫母细胞
	I. 淋巴母细胞
	J. 弥散性，小无裂细胞

（2）近 20 年来，随着免疫学、细胞遗传学和分子遗传学的发展，对 NHL 重新进行了分类（表 7 - 5）。

表 7 - 5　2001 年 WHO 分类第 3 版主要亚型的侵袭性

分类	B 细胞性	T 和 NK 细胞瘤
低度	B - CLL/小淋巴细胞淋巴瘤	蕈样霉菌病/SS
	淋巴浆细胞性淋巴瘤	
	滤泡性淋巴瘤（Ⅰ、Ⅱ级）	T 细胞白血病（慢性、冒烟性）
恶性	MALT 型结外边缘区淋巴瘤	T 细胞颗粒淋巴细胞白血病
	毛细胞白血病	皮下脂膜炎样 T 细胞淋巴瘤
	浆细胞瘤/骨髓瘤	
		外周 T 细胞淋巴瘤 - 非特异性
	B 细胞性前淋巴细胞白血病	血管免疫母细胞性 T 细胞性淋巴瘤
	滤泡性淋巴瘤（Ⅲ级）	肠道 T 细胞淋巴瘤
侵袭性淋巴瘤	套细胞淋巴瘤	鼻型结外 NK/T 细胞淋巴瘤
	弥散性大 B 细胞淋巴瘤	间变性大细胞淋巴瘤
	浆细胞瘤/骨髓瘤	肠病型 T 细胞淋巴瘤
		成人 T 细胞白血病（急性、淋巴瘤性）
高度侵袭性淋巴瘤	前体 B 淋巴母细胞性淋巴瘤/白血病	前体 T 淋巴母细胞性淋巴瘤/白血病
	伯基特淋巴瘤	

（二）临床分期

1. 恶性淋巴瘤的临床分期 恶性淋巴瘤的分期于 1971 年在 Ann Arbor 会议进行修改，将其分为四期，并根据有无全身症状将每一期分为 A、B 两组，已作为描述解剖学疾病范围的最好方法，至今仍被应用于临床。

（1）Ann Arbor 临床分期

Ⅰ期：侵及一个淋巴结区（Ⅰ），或侵及一个单一的结外器官或部位（ⅠE）。

Ⅱ期：在横膈的一侧，侵及两个或更多的淋巴结区（Ⅱ）或外加局限侵犯 1 个结外器官或部位（ⅡE）。

Ⅲ期：受侵犯的淋巴结区在横膈的两侧（Ⅲ）或外加局限侵犯 1 个结外器官或部位（ⅢE）或脾（Ⅲs）或二者（ⅢEs）。

Ⅳ期：弥散性或播散性侵犯 1 个或多个结外器官，同时伴有或不伴有淋巴结侵犯。

按照有无全身症状统一分为：A. 无症状；B. 无原因的发热 >38℃，连续 3 天以上者；盗汗；6 个月内无原因的体重下降 10% 者。

AJCC 分期分别按照 HL 及 NHL 的特点具体定义了各部位受侵的诊断依据和标准，具有临床指导意义。

（2）AJCC 分期第 6 版（2002）

Ⅰ期：单一淋巴结区受累（Ⅰ）；单一结外器官或部位的局限受侵且无任何淋巴结受侵（ⅠE）（在霍奇金淋巴瘤中少见）。

Ⅱ期：同侧的 2 个或多个淋巴结区受侵（Ⅱ）；同侧的单一结外器官或部位的局限受侵伴有局域淋巴结受侵，可伴有或不伴有其他淋巴结区受侵（ⅡE）。受侵的区域数目可以用脚注标出，如Ⅱ3。

Ⅲ期：横膈两侧的淋巴结区受侵（Ⅲ）；可伴有受侵淋巴结邻近的结外侵犯（ⅢE），或伴有脾受侵（Ⅲs），或两者均受侵（ⅢEs）。

Ⅳ期：弥散性或播散性的 1 个或多个结外淋巴器官受侵，可伴有或不伴有相关淋巴结受侵；孤立的结外淋巴器官受侵而无临近区域淋巴结受侵，但是伴有远处部位的侵犯；肝或骨髓的任何受侵，或肺的结节样受侵。

A 和 B 分类：每一期别还应根据有无特定的全身症状而分为 A 或 B。这些症状是：①发热，无法解释的发热，体温超过 38℃；②盗汗，需要更换床单或被褥的大汗；③体重减轻，诊断前 6 个月内无法解释的体重减轻超过平时体重的 10%。注意：单纯瘙痒不能视为 B 症状，同样不能耐受饮酒、疲乏或可疑感染有关的短暂发热也不能视为 B 症状。

2. 恶性淋巴瘤的预后指数 预后指数是在综合各种单个预后因素信息的基础上建立的，对确定使用全身治疗是否过量，使用标准治疗是否增加失败的概率及是否适合参加临床试验等有重要的意义。

（1）由 23 个肿瘤中心组成的国际协作组分析 5 141 例晚期 HL 患者的预后因素，结果提示以下 7 项为晚期 HL 预后不良因素，每项 1 分，称为 HL 的国际预后指数（International Prognostic Score，IPS）：血清蛋白 <40g/L；血红蛋白 <105g/L；性别：男性；年龄≥45 岁；Ann arbor 分期：Ⅳ期；白细胞≥15×10^9/L；淋巴细胞计数 <0.6×10^9/L 和（或）淋巴细胞 <0.08。

（2）国际 NHL 预后因素研究组用多因素回归方法分析了 2 031 例侵袭性 NHL 的预后，建立了一个适用于侵袭性 NHL 预后的预测模型，每项 1 分，称为 NHL 的国际预后指数 IPI（表 7 - 6）。

表 7 - 6 NHL 的国际预后指数 IPI

危险因素	风险分层
年龄 >60 岁	低危：0 或 1
体能状态评分：2~4	低 - 中危：2
LDH > 正常值	中 - 高危：3
结外受累部位 >1 个	高危：4 或 5
疾病分期：Ⅲ或Ⅳ分期	

三、临床表现

淋巴瘤是好发于淋巴系统的一大类肿瘤，多数首发于淋巴结，但由于淋巴系统遍布全身，因此，淋巴瘤在全身各个部位均可发病。

（一）局部表现

（1）淋巴结肿大是淋巴瘤最常见、最典型的临床表现。HL大多首先侵犯浅表淋巴结，以颈部、锁骨上窝、腋下淋巴结多见，而髂血管周围、腹股沟、股三角区、滑车淋巴结均少见，也可侵及纵隔、腹膜后、肠系膜等部位的深部淋巴结。HL的淋巴结受累多为连续性，依次侵及邻近部位淋巴结，如先为颈部淋巴结肿大，依次为腋下、纵隔淋巴结受侵。NHL首先表现为浅表淋巴结受侵者也超过一半，受侵的淋巴结部位为跳跃性的，无一定的规律，结外淋巴组织或器官受侵者也较多见。

淋巴结肿大的特点为无痛性、表面光滑、活动，扪之质韧、饱满、均匀，早期活动，孤立或散在于颈部、腋下、腹股沟等处，晚期则互相融合，与皮肤粘连，不活动，或形成溃疡。淋巴结的肿大多为渐进性，例如HL和惰性淋巴瘤，部分患者在确诊之前数月甚至数年即可出现浅表淋巴结反复肿大，少数患者经抗感染治疗后肿大的淋巴结可以消退，但不久再次肿大。也有一些高度侵袭的类型，可表现为淋巴结迅速增大，造成相应的局部压迫症状，偶尔也有因肿块内部坏死、出血导致的肿瘤迅速增大，可伴有疼痛、发热。

（2）纵隔也是淋巴瘤的好发部位之一，资料显示发生于纵隔的恶性淋巴瘤中以NHL最多，HL较少，尤其是儿童。肿大淋巴结最常位于中纵隔和前纵隔，多为双侧纵隔受侵。多数患者在初期多无明显症状，随着肿瘤的逐渐增大，可以压迫附近的气管、食管、静脉等，造成咳嗽、呼吸困难、吞咽困难，如果病变进展迅速则可发生上腔静脉压迫综合征，表现为头颈部肿胀、呼吸困难、不能平卧、颈胸部浅表静脉怒张等，以NHL多见。胸膜受侵时表现为胸膜肿块或结节，可出现胸腔积液，为炎性或血性，其中可发现幼稚淋巴细胞和肿瘤细胞。X线片检查可见上纵隔增宽，或中纵隔和前纵隔的分叶状阴影。CT检查可以确定侵犯的范围，提供更多的信息。

（3）腹部和盆腔的淋巴结也是淋巴瘤常见的侵犯部位，包括腹膜后、肠系膜、髂窝等部位淋巴结。胃肠道是NHL最常见的结外受侵部位，约占全部结外淋巴瘤的50%，胃淋巴瘤早期多无症状，此后可出现消化不良、饱胀不适、上腹部包块。小肠淋巴瘤可表现为腹痛，腹部包块，容易出现肠梗阻、肠穿孔、出血等急症。

临床上常见脾大和肝大，有脾侵犯者可能有肝侵犯，而单独肝侵犯者很少见，另外脾大不一定是肿瘤侵犯。肝侵犯的发生率为3%～24%，多继发于脾侵犯，在晚期病例中常见肝大、黄疸及其他部位受累，除临床具有相应症状外，通常伴有发热、贫血、体重减轻、食欲缺乏等表现。

（4）HL 90%以上侵犯淋巴结，仅9%可为结外侵犯。NHL结外侵犯常见，占20%～50%。淋巴瘤的结外侵犯可以是原发的，也可以是继发的，包括胃肠道、皮肤、鼻腔、骨髓、中枢神经系统、睾丸、肺、骨、肝、肾、甲状腺、乳腺、卵巢、子宫、眼附属器官（结膜、泪腺和眶内软组织）等部位。不同类型的淋巴瘤发生在结外的概率变化很大，一部分淋巴瘤（蕈样霉菌病和黏膜相关淋巴瘤）实际上总是发生在结外，一部分淋巴瘤（滤泡性淋巴瘤、B细胞小淋巴细胞淋巴瘤）除非骨髓受侵，很少发生在结外。

（二）全身表现

1. 全身症状　淋巴瘤患者在发现淋巴结肿大前或同时可出现发热、瘙痒、盗汗及消瘦等全身症状。有的患者长期不规则发热，原因不明，经2年以上始发现表浅淋巴结肿大而确诊，也有少数患者隐匿性病灶，长期发热，先为周期性，以后变为持续性，多方面检查不能确定原因，最后剖腹探查证实为腹膜后淋巴瘤。皮肤瘙痒以HL多见，多出现在确诊前的数月或数年，首先为局部皮肤瘙痒，可逐渐发展为表皮脱落、色素沉着和其他皮肤继发改变。持续发热、多汗、体重下降等可能标志着疾病进展、机体免疫功能衰竭，预后不佳。

2. 贫血　一些患者在就诊时即有贫血，甚至发生于淋巴结肿大前几个月，晚期患者更常出现贫血。贫血的原因可能为多因素所致，可能继发于骨髓受侵、溶血和脾功能亢进。进行性贫血和血沉加快是临床判断淋巴瘤发展与否的一个重要指标，均是预后不良的因素。

四、恶性淋巴瘤的治疗

恶性淋巴瘤的治疗多以化学治疗与放射治疗联合应用为主，随着医学的发展，在化疗与放疗的基础上又加入了生物免疫治疗，取得了很好的疗效。

（一）霍奇金淋巴瘤

化疗在 HL 的治疗中占重要地位，单纯化疗用于治疗Ⅲ，Ⅳ期等晚期 HL 患者。对有大肿块和早期病变伴有 "B" 症状者，给予化疗和放疗的综合治疗。霍奇金淋巴瘤（HL）的联合化疗方案见表 7-7。

表 7-7　霍奇金淋巴瘤（HL）的联合化疗方案

方案	药物	剂量	用法	用药时间
ABVD	阿霉素（ADM）	$25mg/m^2$	静脉注射	第 1，15 天
	博来霉素（BLM）	$10mg/m^2$	静脉注射	第 1，15 天
	长春碱（VLB）	$6mg/m^2$	静脉注射	第 1，15 天
	达卡巴嗪（DTIC）	$375mg/m^2$	静脉注射	第 1，15 天
增加剂量的 BEACOPP	博来霉素（BIM）	$10mg/m^2$	静脉注射	第 8 天
	依托泊苷（VP-16）	$200mg/（m^2 \cdot d）$	静脉注射	第 1~3 天
	阿霉素（ADM）	$35mg/m^2$	静脉注射	第 1 天
	环磷酰胺（CTX）	$1\,200mg/m^2$	静脉注射	第 1 天
	长春新碱（VCR）	$1.4mg/m^2$（总量≤2mg）	静脉注射	第 8 天
	丙卡巴肼（PCB）	$100mg/（m^2 \cdot d）$	口服	第 1~7 天
	泼尼松（PDN）	$40mg/（m^2 \cdot d）$	口服	第 1~14 天
第 8 天起应用 G-CSF 至 WBC 恢复正常				

（二）非霍奇金淋巴瘤

化疗是 NHL 最重要的治疗手段，其治疗策略与病理分型密切相关。非霍奇金淋巴瘤（NHL）的联合化疗方案见表 7-8。

表 7-8　非霍奇金淋巴瘤（NHL）的联合化疗方案

方案	药物	剂量	用法	用药时间
CHOP±R	美罗华（rituximab）	$375mg/m^2$	静脉注射	第 1 天
	长春新碱（VCR）	$1.4mg/m^2$（单次剂量≤2mg）	静脉注射	第 1 天
	阿霉素（ADM）	$50mg/m^2$	静脉注射	第 1 天
	环磷酰胺（CTX）	$750mg/m^2$	静脉注射	第 1 天
	泼尼松（PDN）	100mg	口服	第 1~5 天
CHOEP	长春新碱（VCR）	$1.4mg/m^2$（单次剂量≤2mg）	静脉注射	第 1 天
	阿霉素（ADM）	$50mg/m^2$	静脉注射	第 1 天
	环磷酰胺（CTX）	$750mg/m^2$	静脉注射	第 1 天
	依托泊苷（VP-16）	$100mg/m^2$	静脉注射	第 1~3 天
	泼尼松（PDN）	100mg	口服	第 1~5 天
CVP	环磷酰胺（CTX）	$750mg/m^2$	静脉注射	第 1 天
	长春新碱（VCR）	$1.4mg/m^2$（单次剂量≤2mg）	静脉注射	第 1 天
	泼尼松（PDN）	$40mg/m^2$	口服	第 5 天

方案	药物	剂量	用法	用药时间
FC	氟达拉滨（FLU）	$25mg/m^2$	静脉注射	第1~3天
	环磷酰胺（CTX）	$300mg/m^2$	静脉注射	第1~3天

五、恶性淋巴瘤的护理

（一）淋巴瘤常见症状护理

1. 发热的护理　监测患者体温变化，找出发热规律，遵医嘱按时应用退热剂。病室定时开窗通风；发热时指导患者多饮水，保持口腔清洁；及时更换衣物，防止着凉。

2. 皮肤瘙痒的护理　协助患者修剪指甲，避免抓伤；瘙痒时采用温水擦拭，切忌抓挠，以防感染；瘙痒严重者可遵医嘱使用炉甘石洗剂，减轻症状。

3. 切检术后护理　行淋巴结切检的患者，观察伤口愈合情况并按时予以换药。患者出现疼痛时，遵医嘱应用镇痛剂，保持患者舒适。

（二）化疗期间的护理

1. 化疗不良反应的护理　淋巴瘤常用化疗药物不良反应见表7-9。

表7-9　淋巴瘤常用化疗药物的不良反应

药物	近期不良反应	远期不良反应
ADM	恶心、呕吐	骨髓抑制，脱发，口腔黏膜炎，心肌毒性，最大累积量$550mg/m^2$
BLM	恶心、呕吐、发热过敏或变态反应	皮肤色素沉着，皮肤硬化，脱发，最大累积量$220mg/m^2$时出现肺纤维化
VLB	轻度恶心	外周神经毒性，骨髓抑制，脱发
DTIC	恶心、呕吐	骨髓抑制
VP-16	恶心、呕吐、低血压	骨髓抑制，脱发
CTX	恶心、呕吐	骨髓抑制，出血性膀胱炎，脱发
VCR	轻度恶心	脱发，外周神经毒性
PCB	恶心、呕吐、皮疹	骨髓毒性
PDN	兴奋、烦躁，水钠潴留	骨质疏松，肾上腺皮质功能减退
FLU	恶心、呕吐	骨髓抑制，神经毒性

2. 分子靶向药物的护理　利妥昔单抗临床上用于治疗CD20受体阳性的B细胞淋巴瘤。其主要不良反应与输注有关，如发热、寒战、恶心、乏力、头痛等；其他不良反应还有血液毒性、血压的改变、皮疹、眩晕、焦虑等。在滴注前30~60分钟遵医嘱给予解热镇痛药和抗过敏药。用药过程全程心电监护，首次起始速度为50mg/h，随后每半小时增加50mg/h，最大可达400mg/h，认真观察用药反应，配制药液时应缓慢注入溶酶，不可震荡，避免引起泡沫，影响药效。

（三）常见特殊部位淋巴瘤的护理

1. 皮肤淋巴瘤　多表现为皮肤瘙痒、皮疹，皮疹可遍布全身；皮损可表现为红斑、丘疹、风团、苔藓样改变，表面可伴有鳞形脱屑。在护理上要注意保持床单位清洁，减少对患者的不良刺激；保证患者皮肤清洁，预防大面积脱屑者皮肤感染；皮肤瘙痒者遵循症状护理。

2. 咽部淋巴瘤　多以扁桃体区域肿物或颈部淋巴结肿大为首发症状，可有咽痛、咽部异物感、吞咽困难、涕血、鼻塞、头痛等表现，甚至出现呼吸困难。咽痛患者鼓励多饮水，口含咽部保护剂并协助漱口，疼痛严重者遵医嘱应用镇痛剂；吞咽困难患者鼓励流质饮食，观察进食情况，防止误吸；当患者出现呼吸困难时，协助半卧位，保持呼吸道通畅并立即给氧，观察患者呼吸及血氧饱和度。

3. 原发胃肠道淋巴瘤　常表现为消化不良、腹疼、腹胀、腹部肿块及肠梗阻等症状。观察患者胃肠道症状，及时发现有无梗阻前兆。由于化疗后大量肿瘤细胞凋亡，肿瘤新生血管会造成出血，化疗后应严密观察患者有无消化道出血症状。

4. 淋巴瘤纵隔受累 表现为颜面及颈部肿胀，可见明显的颈静脉怒张，患者出现呼吸困难，端坐卧位，甚至濒死感等。护理中加强巡视，注意患者情绪变化，保证安全，防止坠床；保持呼吸道通畅，给氧；选择下肢输液，控制输液量及速度，并减少经口入量，减轻心脏负担。

（四）心理护理

（1）HL 的患者好发于青少年，因此在日常护理中应关注患者焦虑情绪，多与患者沟通，了解心理变化，采用放松疗法，及时给予护理干预。

（2）淋巴瘤患者治疗过程漫长，随着医学的发展，在治疗中除了应用细胞毒性药物外，又加入了靶向治疗，而靶向药物昂贵，从而给患者造成了很重的经济负担，在治疗过程中患者及其家属均会承受很大的心理压力。作为患者除躯体病痛外，还要承担心理负担，因此在治疗中，患者常常情绪低落，作为护理人员，应针对不同的患者采取个性化心理护理。最关键的是要面对现实，相信科学的医疗技术，对治疗充满信心，精神是生命的真正脊梁。临床实践和研究表明，心理治疗性干预在临床治疗中非常重要，在延长患者生命的同时，可提高患者的生存质量。

（杨祥莲）

第三节　白血病

一、概述

白血病是一类造血干细胞异常的克隆性恶性疾病。其白血病细胞失去进一步分化成熟的能力而停滞在细胞发育的不同阶段。在骨髓和其他造血组织中白血病细胞大量增生、积聚并浸润其他器官和组织，同时使正常造血受抑制，临床表现为不同程度的贫血、出血、感染及各器官浸润症状。

根据国外统计，白血病约占肿瘤总发病率的3%，是儿童和青年中最常见的一种恶性肿瘤。欧洲和北美发病率最高，其死亡率为（3.2~7.4）/10万人口。亚洲和南美洲发病率较低，死亡率为（2.8~4.5）/10万人口。中国缺乏确切的流行病学资料。

（一）发病原因

随着分子生物学技术的发展，白血病的病因学已从群体医学、细胞生物学进入分子生物学的研究。尽管许多因素被认为和白血病发生有关，但人类白血病的确切病因至今未明。目前在白血病的发病原因方面，仍然认为与放射因素、化学因素、生物因素及遗传因素等有关。

1. 放射因素 包括X射线、γ射线及电离辐射等。白血病的发生取决于人体吸收辐射的剂量，全身或部分躯体受到中等或大剂量辐射后都可以诱发白血病。关于电离辐射对人的致白血病机制，已有资料证明电离辐射可引起染色体异常和DNA损伤，即使小于10cGy也能发现染色体的损伤，甚至存在许多年。

2. 化学因素 化学因素在白血病的发生中占相当重要的地位。如接触苯及其衍生物的人群白血病发生率高于一般人群。某些抗肿瘤的细胞毒性药物如氮芥、环磷酰胺、丙卡巴肼、依托泊苷等，都公认有致白血病的作用。亚硝胺类物质、保泰松及其衍生物、氯霉素等诱发白血病的报告也可见到，但还缺乏统计数据。近年来尚发现亚乙胺类的衍生物乙双吗啉，具有显著的染色体致畸作用，与白血病的发生关系密切。

3. 生物因素 主要包括病毒感染及自身免疫功能异常。目前已经证实，成人T淋巴细胞白血病是由人类T淋巴细胞病毒I型引起的。它是C型反转录病毒，是迄今为止第一个发现的致人白血病的反转录病毒，此病毒具有传染性，可通过哺乳、性生活及输血而传播。并认为此病毒可直接致病或在某些理化因素的诱发下发病。某些自身免疫性疾病，因其免疫功能异常而致白血病的危险度增加。

4. 遗传因素 家族性白血病约占白血病的7/1 000，当家庭中有一个成员发生白血病时，其近亲发

147

生白血病的概率比一般人高 4 倍。有染色体畸变的人群白血病的发病率高于正常人。

5. 其他血液病 某些血液病如骨髓增生异常综合征、淋巴瘤、多发性骨髓瘤等最终可能发展为白血病。

（二）疾病分类

根据白血病细胞的成熟程度和自然病程，白血病可分为急性和慢性两大类。急性白血病临床以感染、出血、贫血和髓外组织器官浸润为主要表现，病情进展迅速，自然病程仅有数周至数月。一般可根据白血病细胞种类不同分为急性髓系白血病（AML）和急性淋巴细胞白血病（ALL）两大类。AML 也叫急性非淋巴细胞白血病（ANLL）。慢性白血病起病相对隐匿、进展慢、病史长。慢性白血病常见的有慢性粒细胞性白血病（CML）、慢性淋巴细胞性白血病（CLL）。此外还有更为少见的浆细胞白血病、嗜酸性粒细胞白血病、大颗粒淋巴细胞白血病等。

二、急性白血病

急性白血病是造血干细胞的恶性克隆性疾病，发病时骨髓中异常的原始细胞及幼稚细胞（白血病细胞）大量增殖并抑制正常造血，广泛浸润肝、脾、淋巴结等各种组织与器官。表现为贫血、出血、感染和浸润等征象。

（一）分类

1. AML 的分型

（1）法美英协作组（FAB）分型

M_0：急性髓系白血病微分化型

M_1：急性粒细胞白血病未分化型

M_2：急性粒细胞白血病部分分化型

M_3：急性早幼粒细胞性白血病（APL）

M_4：急性粒单细胞性白血病

M_5：急性单核细胞性白血病

M_6：红白血病

M_7：急性巨核细胞性白血病

（2）WHO（2008 版）分类：见表 7 - 10。

表 7 - 10 AML WHO（2008 版）分类

急性髓细胞白血病（AML）
AML 伴有非随机性染色体易位
AML 伴 t（8，21）（q22，q22），AML1（CBF - α）/ETO
急性早幼粒细胞白血病（AML）伴 t（15，17）（q22，q11 - 12）和变异型，PML/RAR - α
AML 伴骨髓异常嗜酸粒细胞增多 [inv（16）（p13，q22）或 t（16，16）（p13，q22），CBF/MYH11X]
AML 伴 11q23（MLL）异常
AML 伴多系骨髓增生异常
伴骨髓增生异常综合征病史
不伴骨髓增生异常综合征病史
治疗相关性 AML 和骨髓增生异常综合征（Myelodysplastic Syndrome，MDS）
烷化剂相关性
表鬼白毒素相关性（一些可能是淋巴细胞白血病）
其他类型
AML 不伴特殊归类标志

微分化型 AML

未成熟型 AML

成熟型 AML

急性粒单核细胞白血病

急性单核细胞白血病

急性红白血病

急性巨核细胞白血病

急性嗜碱粒细胞白血病

急性全骨髓细胞白血病伴骨髓纤维化

急性双表型白血病

2. ALL 分型

（1）ALL 根据免疫表型不同可分为 B - 细胞和 T - 细胞两大类。2000 年 WHO 将 ALL 分为三种亚型：①前体 B 细胞 ALL（细胞遗传学亚型）；②前体 T 细胞 ALL（T - ALL）；③Burkitt 细胞白血病。

（2）FAB 分型中的 ALL 形态学亚型分型方法，因可重复性较差，现已基本放弃，不再把急性淋巴细胞白血病分为 L_1、L_2、L_3。

（二）临床表现

起病急缓不一，急者多为高热或严重出血，缓者常为面色苍白、疲乏或轻度出血。

1. 贫血　常为首发症状，呈进行性加重，半数患者就诊时已为重度贫血。贫血时可出现眼睑及面色苍白、头晕、乏力、耳鸣、心悸、胸闷、水肿等症状。发生贫血的主要原因是骨髓中红细胞系统的增生被白血病细胞增生所替代，或受到白血病细胞分泌的抑制因子所抑制，使骨髓中的红细胞生成减少。

2. 发热　持续发热是急性白血病最常见的症状和就诊的主要原因之一，50% 以上的患者以发热起病，且热型不一、热度不等。

（1）感染性发热：感染是导致急性白血病患者死亡最常见的原因之一。主要表现为持续低热或高热甚至超高热，可伴畏寒或寒战及出汗等。感染主要与下列因素有关：①正常粒细胞缺乏或功能缺陷；②化疗药物及激素的应用，促使机体的免疫功能进一步下降；③白血病细胞的浸润及化疗药物的应用，易造成消化道与呼吸道黏膜屏障受损；④各种穿刺或插管留置时间长。感染可以发生于机体的任何部位，但以口腔黏膜、牙龈、咽峡最常见，其次是呼吸道及肛周皮肤等。局部表现为炎症、溃疡、坏死或脓肿形成，严重者可致败血症或脓毒血症。最常见的致病菌为革兰阴性杆菌，如肺炎克雷白杆菌、铜绿假单胞菌、大肠杆菌和产气杆菌等；近年来革兰阳性球菌感染的发生率有所上升，包括金黄色葡萄球菌、表皮葡萄球菌和粪链球菌等；随着长期化疗、激素和广谱抗生素的应用，可出现真菌感染。部分患者还会发生病毒（如带状疱疹）及原虫（如肺孢子）等的感染。

（2）肿瘤性发热：白血病细胞的高代谢状态及其内源性致热原类物质的产生等有关。主要表现为持续低至中度发热，可有高热。常规抗生素治疗无效，但化疗药物可使患者体温下降。

3. 出血　急性白血病的整个病程中，几乎所有的患者都会出现不同程度的出血。明显的出血倾向也是导致患者就医的主要原因之一。出血原因主要有血小板质和量异常、凝血因子减少，以及白血病细胞浸润和感染细菌病毒对血管壁的损害等。出血以皮肤、黏膜最多见。表现为皮肤出血点、淤斑、鼻出血、牙龈渗血和口腔舌面血泡等，且瘀斑中央常有硬结。严重者可有各种内脏出血，如消化道、呼吸道和泌尿道出血，颅内出血常可致命。

4. 白血病细胞的浸润表现　主要表现为淋巴结、肝脾大，胸骨压痛，亦可表现其他部位浸润，如出现胸腔积液、腹腔积液或心包积液，以及中枢神经系统浸润等。

（1）肝脾和淋巴结：急性白血病可有轻中度肝脾肿大，但并非普遍存在。主要与白血病细胞的浸润及新陈代谢增高有关。约 50% 患者在就诊时伴有淋巴结肿大（包括浅表淋巴结和纵隔、腹膜后等深部淋巴结），多见于 ALL。

（2）骨骼和关节：骨骼、关节疼痛是白血病常见的症状，胸骨下段局部压痛对白血病诊断有一定价值。ALL 患者由于骨膜受累，还可在眼眶、肋骨及其他扁平骨的骨面形成粒细胞肉瘤（绿色瘤），其中以眼眶部位最常见，可引起眼球突出、复视或失明。

（3）口腔或皮肤：可有牙龈增生、肿胀；皮肤出现蓝灰色斑丘疹（局部皮肤隆起、变硬、呈紫蓝色结节状）、皮下结节、多形红斑、结节性红斑等，多见于急性髓系白血病 M_4 和 M_5。

（4）中枢神经系统白血病（CNSL）：近年来，化学治疗使白血病缓解率提高，生存期明显延长，但由于化学药物难以通过血脑屏障，隐藏在中枢神经系统的白血病细胞不能被有效杀灭，因而引起 CNSL，成为白血病髓外复发的主要根源。CNSL 可发生在疾病的各个时期，但常发生在缓解期，以 ALL 最常见，儿童患者尤甚，其次为急性髓系白血病 M_4、M_5 和 M_2。轻者表现为头痛、头昏，重者可有呕吐、视盘水肿、视力模糊、颈项强直、抽搐、昏迷等。

（5）睾丸：睾丸出现无痛性肿大，多为一侧性，另一侧虽无肿大，但在活检时往往也发现有白血病浸润；睾丸白血病多见于 ALL 缓解后的幼儿和青年，是仅次于 CNSL 髓外复发的根源。

（6）其他：白血病还可浸润其他组织器官，如肺、心、消化道、泌尿生殖系统等。

（三）实验室检查

1. 外周血常规　白细胞计数多数在（10~50）×10^9/L，少数 <5×10^9/L 或 >100×10^9/L，白细胞过高或过低者预后较差。血涂片分类检查可见数量不等的原始和（或）幼稚细胞，但白细胞不增多型患者外周很难找到原始细胞。患者常有不同程度的正常细胞性贫血，可见红细胞大小不等，可找到幼红细胞。

2. 骨髓检查　典型的骨髓象显示有核细胞增生明显或极度活跃，少数可呈增生活跃或减低，增生减低者骨髓可有纤维化或脂肪化。骨髓中相应系列的原始或幼稚细胞大量增生，比例明显增加。红细胞系统通常都减少，红白血病时各阶段有核红细胞可增多，且常伴有形态的异常。巨核细胞可显著减少，少数患者也可正常或增多。急性白血病患者骨髓中除各阶段细胞比例有变化外，细胞还应存在质的异常。

3. 细胞化学　AML 分型主要依据血细胞形态学的观察，但血细胞形态学分型有主观因素，如不同观察者观看同一份骨髓涂片一致率为 56.8%~77.6%，观察者在不同时间观察同一份骨髓片也可以得出不同的分型结果，前后符合率为 64.8%~70.2%。多种细胞化学染色可使血细胞形态学分型的符合率提高，使之更符合急性白血病细胞的生物学特征。

4. 免疫分型　流式细胞术能快速、多参数、客观的定性及定量测定细胞膜、细胞质及细胞核的抗原表达，从而对骨髓中的细胞进行定性分析。

5. 细胞遗传学　近几年来，由于染色体分带技术的提高，尤其是高分辨技术的发展，对染色体异常（核型异常、数目异常）与某些急性白血病类型之间的关系已越来越密切，而且明确了某些亚型的标志性染色体异常。有些急性白血病患者细胞染色体核型或数目可正常，有些患者可以正常核型及异常核型同时存在，有的患者可仅为异常核型。

6. 基因检测　急性白血病的基因研究发展很快，现已发现部分急性白血病亚型与某些基因异常密切相关。如 B-ALL 的 c-myc 癌基因与 IgH、Igκ 或 Igλ 基因、BCR/ABL 融合基因，T-ALL 的 TCR 基因、AML-M_2 的 AML1/ETO 又称 MTG8 融合基因、AML-M_3 的 PML/RARα 融合基因、AML-M_4Eo 的 CBFB/MYH11 等。基因检测不但为某些分型困难或急性混合型白血病提供诊断依据，且可用于残留白血病细胞的检测。

（四）诊断标准

1. AML 诊断标准　见图 7-1。

2. ALL 诊断标准　ALL 的诊断标准是原始+幼稚淋巴细胞占骨髓有核细胞的比例≥25%。

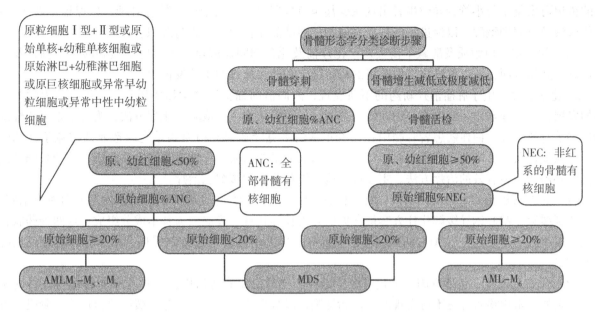

图7-1　骨髓形态学分类诊断步骤

（五）治疗原则

AML治疗近四十年来已取得了长足进展，完全缓解（CR）率已达50%~80%，30%~40%的患者可望获得"治愈"。其中60岁以下者CR率可达70%~80%，3年总生存率（OS）约为50%。APL的CR率已达90%以上，5年OS率约80%。疗效提高得益于治疗方案的改进、支持治疗加强和干细胞移植技术的进展与广泛应用。尽管如此，仍有10%~20%的初治患者不能取得缓解，另有相同比例患者在诱导期间死于各种并发症。达到CR的患者中50%~70%终将复发，再缓解率仅为25%~40%，中位生存期不足6个月。老年AML CR率不足50%~60%，3年OS率低于10%。难治、复发和老年AML成为临床治疗难点。

成人ALL治疗上借鉴了儿童ALL的成功经验，几十年来疗效已有了明显提高，CR率已达70%~90%，有30%~40%的患者有望治愈，其中成熟B-ALL治愈率可达80%以上，Ph染色体/BCR-ABL融合基因阳性ALL的长期无病生存率也达到40%~50%。成人ALL的不良预后因素多，对皮质激素和门冬酰胺酶等主要抗白血病药物耐受性差，接受大剂量MTX等强烈化疗时并发症多，与儿童患者相比总体疗效仍然很差。

1. 支持治疗　急性白血病的诊断一旦可以确立，接下来的24~48小时通常为患者接受诱导化疗做准备，往往患者的一般情况越好对诱导化疗的耐受性越强，在此期间需要对患者给予以下处理措施。

（1）紧急处理高白细胞血症：当循环血液中白细胞数 > 200×10^9/L，患者可产生白细胞淤滞，表现为呼吸困难、低氧血症、呼吸窘迫、反应迟钝、言语不清、颅内出血等。因此当血中白细胞 > 100×10^9/L时，即应紧急使用血细胞分离机，单采清除过高的白细胞（M_3型不首选），同时给予化疗和水化。可按白血病分类诊断实施相应化疗方案，也可先用化疗前短期预处理：ALL用地塞米松$10mg/m^2$，静脉注射；AML用羟基脲（1.5~2.5）g/6h（总量6~10g/d），约36小时，然后进行联合化疗。需预防白血病细胞溶解诱发的高尿酸血症、酸中毒、电解质紊乱、凝血功能异常等并发症。

（2）防止感染：防止感染是保证急性白血病患者争取有效化疗或进行骨髓移植、降低死亡率的关键措施之一。患者如出现发热，应及时查明感染部位，查找病原菌，及时使用有效抗生素。

（3）改善贫血：严重贫血者给予吸氧，输注浓缩红细胞，维持Hb > 80g/L。但白细胞淤滞症时不宜立即输注红细胞，以免进一步增加血液黏稠度。

（4）防止出血：血小板低下者可输注血小板悬液，保持血小板 > 20×10^9/L。

（5）预防尿酸性肾病：由于白血病细胞大量破坏，使血清及尿液中的尿酸水平明显升高，尿酸结晶的析出可聚集于肾小管，导致患者出现尿少甚至急性肾衰。应给予患者静脉补液，以保证足够尿量；碱化尿液及口服别嘌醇，以促进尿酸排泄和抑制尿酸结晶在肾内的生成与沉积。

（6）纠正水、电解质及酸碱平衡失调：化疗前及化疗期间均应监测水、电解质和酸碱平衡，及时发现异常并加以纠正，以保证机体内环境的相对稳定和药物疗效的正常发挥。

2. 化学治疗 由于肿瘤治疗新药的不断发现，人们借助细胞生物学和药物效应、代谢动力学等学科的发展，逐步探索出一套以联合用药、大剂量、早期强化为主要策略的化疗方法，为大量杀灭恶性细胞提供了有效手段。白血病患者骨髓中存在着正常的多克隆造血和白血病单克隆造血两类竞争性细胞群。为恢复持久、正常的多克隆造血，运用化疗杀灭大量的白血病恶性克隆细胞，造成严重的骨髓抑制是目前必需的、最有效的治疗方法。主要包括诱导缓解治疗和缓解后治疗。

（1）诱导缓解治疗：目的是消灭以常规检查方法（骨髓涂片分类或活检）可以发现的白血病细胞，使之达到缓解。ALL 诱导缓解化疗方案最常见的是由长春新碱和泼尼松为基本成分组成；这两种药联合组成的缓解方案可使约一半 ALL 病例获得完全缓解。AML 诱导缓解方案常采用含阿糖胞苷和蒽环类的标准方案。

（2）缓解后治疗：包括巩固、强化、维持治疗和髓外白血病防治以及造血干细胞移植等。目的是清除残余的、常规检查方法不可发现的白血病细胞，以减少复发，延长生存。缓解后治疗第一阶段为巩固治疗，通常是按相同的药物组成和剂量强度重复使用原诱导方案，共治疗 1～2 个疗程。第二阶段为强化治疗，不仅用药剂量比诱导化疗更大，而且经常要在原诱导方案基础上再增添或换用一些不同的其他药物，治疗一至数疗程。最后阶段的维持治疗是指剂量较小，疗程较短，以不引起明显骨髓抑制为限的低弱化疗。

3. 异基因造血干细胞移植

（1）对于 AML 患者细胞遗传学或分子遗传学预后良好组单纯化疗预后较好，CR1 不考虑异基因造血干细胞移植；细胞遗传学或分子遗传学异常预后中等组可以采用含 HD - Arc - C 的巩固性化疗，也可采用异基因造血干细胞移植；细胞遗传学或分子遗传学异常预后不良组争取在 CR1 后采用异基因造血干细胞移植。

（2）造血干细胞移植是成人 ALL 极为重要的强化治疗手段，是高危患者治愈的主要方法，也是难治、复发患者挽救性治疗的重要选择。异体移植的疗效主要取决于患者年龄和白血病缓解状态。CR1 期移植的疗效最佳，而 2 次或以上缓解（≥CR2）的患者和难治、复发患者的移植疗效明显减低。一般认为，≥CR2 的成人 ALL 仍应推荐异体移植，如无合适的同胞或非亲缘供者，可考虑试验性非清髓移植、脐血干细胞移植或半倍体移植。

4. 中枢神经系统白血病的防治 由于化疗药物难于通过血 - 脑屏障，隐藏在中枢神经系统内的白血病细胞常是白血病复发的根源，尤其是 ALL 患者。因此对中枢神经系统白血病的患者需进行药物鞘内注射治疗或脑 - 脊髓放疗。常用的化疗药物为甲氨蝶呤、阿糖胞苷等，同时应用一定量激素以减轻药物刺激引起的蛛网膜炎。ALL 患者，若诊断时脑脊液正常，也需预防性鞘内药物注射。

5. 细胞因子治疗 具有促进造血细胞增生的作用。粒细胞集落刺激因子（G - CSF）和粒细胞 - 巨噬细胞集落刺激因子（GM - CSF）与化疗同时应用或于化疗后应用，可以减轻化疗所致粒细胞缺乏，缩短粒细胞恢复时间，提高患者对化疗的耐受性。

（六）预后

急性白血病未经特殊治疗者平均生存期仅 3 个月左右，短者甚至在诊断数天内死亡。随着治疗的进展，急性白血病的缓解率和生存率大大提高。ALL 年龄在 1～9 岁且白细胞 $< 50 \times 10^9/L$ 的患者预后最好，完全缓解后经过巩固与维持治疗，50%～70% 的患者能够长期存活至治愈。女性 ALL 的预后好于男性。年龄较大与白细胞计数较高的急性白血病患者，预后不良。AML 亚型 M_3 若能避免早期死亡则预后良好，多可治愈。

三、慢性粒细胞白血病（CML）

CML 是一种相对少见的恶性肿瘤，大约占所有癌症的 0.3%，占成人白血病的 20%；一般人群中，大约每 10 万有 1～2 个人患有该病。CML 可以发生于任何年龄的人群，但以 50 岁以上的人群最常见，平均发病年龄为 65 岁，男性比女性更常见。CML 的病因仍未明确，但认为费城染色体与该病密切相关，有 90%～95% 的患者出现费城染色体。

（一）临床特点

因为 CML 进展比较缓慢，所以很多患者没有症状，尤其在早期的患者，随着疾病的进展，白血病破坏骨髓正常造血功能，浸润器官，引起了明显但非特异的症状。

1. 贫血　表现为乏力、头昏、面色苍白或活动后气促等。

2. 反复感染　主要由于缺少正常的白细胞，尤其是中性粒细胞引起。

3. 出血倾向　表现为容易出血、出血不止、牙龈出血、大便出血及月经不规则出血等，由于血小板减少引起。

4. 其他　脾大、不明原因的消瘦及盗汗等。

（二）疾病诊断与临床分期

根据骨髓中白血病细胞的数量和症状的严重程度，分为三个期：慢性期、加速期和急变期。其中大约有 90% 的患者诊断时为慢性期，每年有 3%～4% 的慢性期患者进展为急变期。

1. 慢性期的诊断标准

（1）外周血或骨髓中原始粒细胞 <10%。

（2）未达到诊断加速期或急变期的标准。

2. 加速期的诊断标准　符合下列任何一项。

（1）外周血及骨髓原始细胞 10%～19%。

（2）外周血碱性粒细胞 ≥20%。

（3）与治疗无关的持续血小板减少。

（4）克隆演变。

（5）进行性脾脏增大或白细胞计数增高。

3. 急变期的诊断标准　符合下列任何一项。

（1）外周血及骨髓原始细胞 ≥20%。

（2）骨髓活检原始细胞聚集。

（3）骨髓外原始细胞侵犯。

（三）治疗原则

CML 治疗依赖于疾病的分期、年龄和健康状况等。

1. 慢性期　慢性髓性白血病（CML）慢性期患者的诊断及初始治疗（图 7-2）。

2. 加速期　参照患者既往治疗史、基础疾病以及 BCR-ABL 激酶突变情况选择合适的酪氨酸激酶抑制剂（TKI），病情至慢性期者可继续 TKI 治疗，如果患者有合适的造血干细胞移植供者来源，可考虑行异基因造血干细胞移植。

3. 急变期　参照患者既往治疗史、基础疾病以及 BCR-ABL 激酶突变情况选择，TKI 单药或联合化疗提高诱导缓解率，缓解后尽快行异基因造血干细胞移植。

（四）预后

CML 经过化疗后中位生存期为 3～4 年，5 年生存率 25%～35%，个别可存活 10～20 年。病程后期约 70% 患者发生急变，此时疗效差，多数患者于几周或几个月内死亡。

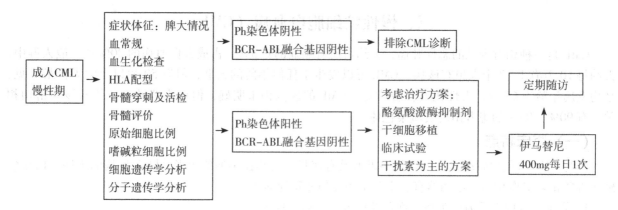

图 7 - 2　慢性髓性白血病（CML）慢性期患者的诊断及初始治疗示意图

四、慢性淋巴细胞白血病（CLL）

CLL 是一种进展缓慢、惰性的肿瘤，患者通常保持无症状达数月至数年。

（一）临床特点

因为 CLL 进展比较缓慢，所以很多患者没有症状，尤其是早期的患者。随着疾病的进展，白血病破坏骨髓正常造血功能，浸润器官，引起了明显但非特异的症状。最常见症状是进行性淋巴结肿大，晚期患者可能出现贫血、血小板减少、消瘦及盗汗等。

（二）诊断标准及临床分期

1. 诊断标准　对于 CLL 的认识已经有一百余年的历史，但直到 1988 年和 1989 年才分别由美国国家癌症研究所 CLL 工作组（NCI - WG）和国际 CLL 工作组（IW - CLL）制订了统一的诊断标准，并于 1996 年由 NCI - WG 进行了修订。此外，2004 年英国 CLL 协作组代表英国血液学标准委员会（BCSH）提出了免疫表型积分系统的 CLL 诊断标准。2008 年 IW - CLL 联合 1996 年 NCI - WG 修订版的部分专家，发表了新的 CLL 诊断标准。

（1）外周血淋巴细胞绝对值增加 $> 5 \times 10^9/L$，经反复检查，至少持续 4 周以上（NCI），或 $> 10 \times 10^9/L$，持续存在（IW - CLL，WHO）。

（2）以成熟的小淋巴细胞为主，形态分型：典型 CLL：不典型淋巴细胞≤10%；CLL/PL：外周血幼淋细胞占 11% ~54%；不典型 CLL：外周血中有不同比例不典型淋巴细胞，但幼淋细胞 <10%。

（3）B - CLL 免疫分型：SMIg（+/-），呈 κ 或 λ 单克隆轻链型；CD5（+）、CD19（+）、CD20（+）、CD23（+）、FCM7（+/-）、CD22（+/-）。

（4）骨髓：至少进行一次骨髓穿刺和活检，图片显示增生活跃或明显活跃，淋巴细胞 >30%；活检呈弥漫或非弥漫浸润。

2. 临床分期　国际上多采用 Binet 分期。

A 期：Hb >100g/L；血小板 $> 100 \times 10^9/L$；头颈部、腋窝、腹股沟淋巴结（单侧或双侧）、肝、脾共 5 个区域累及。

B 期：Hb >100g/L；血小板 $> 100 \times 10^9/L$；淋巴结和肝脾累及区域≥3 个。

C 期：出现贫血（Hb <100g/L）或（和）血小板减少（血小板 $< 100 \times 10^9/L$）。

（三）治疗原则

并非所有的 CLL 都需要治疗，对于病例早期、病情稳定或无症状病例的治疗并不能延长生存期，反而可能会缩短。有鉴于此，对于这部分患者仍采取观察措施。NCCN 指南指出，应用荧光原位杂交（FISH）检测对 del（11q）、del（13q）、12 号染色体三体和 del（17p）进行检测，能够提供疾病的预后信息和指导治疗。如果考虑进行治疗时，则必须进行 FISH 检测。患者具有开始治疗的指征后可根据

肿瘤专科护理 第七章

无或伴有 del（17p）和 del（11q）决定治疗的选择。

1. 治疗指征

（1）进行性骨髓衰竭的证据表现为血红蛋白和（或）血小板进行性减少。

（2）巨脾（如左肋缘下 >6cm）或进行性或有症状的脾大。

（3）巨块型淋巴结肿大（如最长直径 >10cm）或进行性或有症状的淋巴结肿大。

（4）进行性淋巴细胞增多，如 2 个月内增多 50%，或淋巴细胞倍增时间（LDT）<6 个月。当初始淋巴细胞 $<30 \times 10^9$/L 时，不能单凭 LDT 作为治疗指征。

（5）淋巴细胞数 $>200 \times 10^9$/L，或存在白细胞淤滞症状。

（6）自身免疫性溶血性贫血（AIHA）和（或）血小板减少（ITP）对皮质类固醇或其他标准治疗反应不佳。

（7）至少存在下列一种疾病相关症状：以前 6 个月内无明显原因的体重下降 ≥10%；严重疲乏，如 ECOG 体能状态（PS）≥2，不能进行常规活动；无感染证据，体温 >38℃，持续 2 周以上；无感染证据，夜间盗汗 1 个月以上。

2. 对于无 del（17p）的 CLL 患者的治疗　按年龄及身体状况进行个体化治疗，选择如下。

（1）较年轻、无并发症的患者，建议应用氟达拉滨、环磷酰胺组成的 FC 方案。如经济条件许可，首选加用利妥昔单抗组成的 FCR 方案。另外，COP±R、CHOP±R 方案也可在部分患者应用，但有效率不及 FC 为基础的方案高。

（2）年龄较大或有严重并发症不能耐受的患者，单药应用氟达拉滨、苯达莫司丁、苯丁酸氮芥、环磷酰胺或利妥昔单抗均可。

（3）并发自身免疫性溶血性贫血（AIHA）的患者，首先应用糖皮质激素控制溶血，如反应不佳则开始针对 CLL 的治疗。避免单独应用氟达拉滨，但可以在严密观察下应用 FC 或 FCR 方案。

3. 伴 del（17p）的 CLL 患者的治疗

（1）如患者年轻且有供体者，考虑异基因造血干细胞移植，也可采用减低预处理剂量的移植以减轻不良反应，扩大应用范围。

（2）FCR 方案治疗，剂量、用法同前。

（3）阿仑单抗（CD52 抗体）：单独应用或与 FCR 联合组成四药联合方案。

（4）大剂量甲泼尼龙。

（四）预后

本病病程长短不一，长者存活 10 余年，平均 3～4 年。主要死亡原因为骨髓功能衰竭引起的严重感染、贫血和出血。

五、护理

（一）心理社会支持

一旦被确诊白血病，患者及家属对这突如其来的消息一般都会不知所措，悲痛欲绝，往往在心理上难以承受，产生紧张、恐惧、焦虑、悲哀情绪。情绪是机体内环境的一部分，长期情绪低沉、焦虑、抑郁等异常心态可造成内环境的失衡，并影响食欲下降、失眠、免疫功能降低，反过来加重病情，对康复极为不利。护士首先可以向患者说明长期情绪低落的不利因素，鼓励患者树立战胜疾病的信心，并根据患者的心理特征做好心理疏导工作，介绍目前治疗白血病的新进展及治疗后长期生存的病例，提高患者对化疗的依从性，调动患者与疾病斗争的积极性，配合治疗。

（二）一般护理

1. 病情观察　询问患者进食情况及有无恶心、呕吐、疲乏无力等情况。注意有无进行性贫血、出血、发热、感染等症状，及时记录体温、脉搏、呼吸、血压、意识及出入量等，并经常了解有关检测项目，以结合临床判断病情严重程度，制订护理计划。对于有脾大、脾胀痛症状的患者，护士应每天测量

— 155 —

患者脾脏的大小、质地并做好记录。注意脾区有无压痛，观察有无脾栓塞或脾破裂的表现。脾栓塞或脾破裂时，患者突感脾区疼痛、拒按，发热、多汗以致休克，脾可进行性肿大，脾区可闻及摩擦音，甚至出现血性腹腔积液。

2. 饮食护理　白血病患者体内细胞核蛋白代谢亢进，并且有感染、发热、大量出汗、营养消耗增加。因此体质下降，活动耐力降低，患者常食欲缺乏。因此在化疗期间指导家属为患者提供高蛋白、高维生素、高热量、适量纤维素、清淡、易消化的食物。避免进食高糖、高脂、产气过多和辛辣的食物并注意改善烹饪方法以适合患者口味及爱好。进食时为患者准备清洁、安静、舒适的环境，指导患者少量多餐，细嚼慢咽。食物烹调尽量适合个人口味，但应选择清淡、易消化的食物，避免过热、过酸等。发热或口腔溃疡疼痛影响吞咽时改为半流质或流质饮食。消化道出血严重者应禁食。

3. 休息与活动　根据患者体力，活动与休息可以交替进行，体力差者应以休息为主。在化疗期、病情较重、严重贫血、感染或有明显出血倾向者应绝对卧床休息；对因病情不允许活动的患者，要协助患者洗漱、进食、大小便、翻身等，以减少患者体力消耗。病情轻、缓解期和慢性白血病患者可适当活动；脾大者嘱患者取左侧卧床，以减轻不适感，尽量避免弯腰和碰撞腹部，以免发生脾破裂。对实行保护性隔离的患者，加强生活照顾。

（三）常见症状的护理

1. 贫血的护理　由于骨髓中血液肿瘤细胞极度增生与干扰，造成正常红细胞生成减少；此外，无效红细胞的生成、溶血、出血以及某些阻碍 DNA 代谢的抗血液肿瘤药物，如阿糖胞苷、甲氨蝶呤的应用也影响正常红细胞的生成，因此血液肿瘤患者常有贫血症状。

（1）密切观察患者的面色、睑结膜、口唇和甲床的苍白程度，注意有无中枢性缺氧、贫血性心脏病等症状，尤其需要严密观察患者有无活动无耐力、头晕等表现。

（2）轻、中度贫血或贫血发生速度缓慢的患者可下地活动，护士应根据患者贫血程度、体力情况制订活动计划；指导患者进食高热量、高蛋白质、高维生素类食物，如猪肝、豆类、新鲜蔬菜等，加强患者营养，改善全身状况。

（3）严重贫血（血红蛋白 <60g/L）应予以常规氧气吸入并采取输血治疗，以减轻贫血和缓解机体缺氧症状。指导患者保证充足休息及睡眠，减少活动。严重贫血或贫血发展速度快的患者需卧床休息并给予生活照顾，限制活动，改变体位时动作应缓慢，由他人协助，防止突然体位改变发生晕厥而摔伤。

（4）为预防跌倒发生，应对新入院患者进行跌倒评估，做好防跌倒高危人群的筛查；患者住院期间病情发生变化时应及时进行评估和记录；对易发生跌倒的高危患者床旁设警示标志，采取安全防范措施，班班交接，并对患者及陪护人员进行预防跌倒的安全教育。

2. 出血的护理　白血病细胞在骨髓内大量增殖，使巨核细胞受到抑制，血小板生成减少，凝血功能降低，从而出现全身多部位、多脏器出血。当患者血小板下降至 $20 \times 10^9/L$ 以下时，极易出现严重的出血症状，因此应嘱患者绝对卧床休息，预防出血并做好观察与处理。

（1）观察重点：出血主要表现在皮肤黏膜，皮肤可有出血点、瘀斑甚至血肿，黏膜出血在鼻腔表现为鼻出血，在口腔表现为牙龈出血，呼吸道表现为咯血，胃肠道表现为呕血和黑便，泌尿道表现为血尿，眼底出血可致失明，有颅内出血时患者可很快死亡。因此护士应重点观察：皮肤黏膜有无出血点或瘀斑出现，注射或穿刺部位有无出血不止，记录出血点的大小、范围、部位和时间；有无内脏出血的迹象，是否存在心悸、呕血、便血、血尿或酱油色尿等；有无颅内出血的症状，如头痛、头晕、视物不清、意识障碍；监测血小板、出凝血时间及有关凝血化验数值。

（2）预防措施：为患者创造安静舒适的休息环境，保证床单位清洁、平整、干燥。嘱患者避免情绪激动，保持心情舒畅，注意劳逸结合。给予高营养、高蛋白、易消化、少渣或无渣饮食，避免进食过硬、带刺、过热、刺激性食物，每日饮水 2 000mL 以上，防止胃肠道黏膜损伤。嘱患者生活要有规律，注意劳逸结合，避免情绪激动，保持心情舒畅；同时，保持排便通畅，切忌大便时用力过度和屏气，预防出血。医务人员进行各项医疗、护理操作时，动作要轻柔，避免过多的注射操作，嘱患者避免皮肤摩擦及磕碰；当血小板 $<50\times10^9$/L 时，应减少活动；血小板 $<20\times10^9$/L 时，应绝对卧床休息。

（3）不同部位出血的护理措施

1）口腔、牙龈出血：注意口腔清洁，每日三餐前后使用漱口液漱口，忌用牙签剔牙，牙龈渗血时可用冰盐水漱口使血管收缩，或使用肾上腺素棉球或吸收性明胶海绵贴敷止血，及时清除口腔内陈旧出血，加强口腔护理。

2）鼻腔出血：使用复方薄荷油滴鼻剂，保持鼻腔黏膜湿润。不用手挖鼻腔，一旦出血，少量时可用肾上腺素棉球填塞鼻腔止血，并局部冷敷；如出血不止，可用聚维酮碘棉条填塞止血，填塞后定时使用无菌液状石蜡润湿，48～72 小时自然脱落。

3）皮肤出血：嘱患者活动时要小心，避免皮肤摩擦或肢体挤压，以免发生皮下出血及血肿。保持皮肤清洁，洗浴时不可用力，防止抓伤皮肤，尽量减少针刺操作，尽量缩短止血带的使用时间。拔针后要延时加压，按压 5～10 分钟，防止局部血肿形成。如有较大血肿形成，应抽出积血，局部轻轻加压包扎。

4）关节腔及深部组织出血：减少患者活动量，避免过度运动。一旦出血，立即停止活动，卧床休息，局部制动，抬高患肢，用冰袋冷敷，减少出血，使用绷带压迫止血，测量血肿大小。出血停止后可改为热敷，促进瘀血消散、吸收。

5）消化道出血：大量呕血及便血时，患者会表现出烦躁不安、头晕、口渴、出冷汗、脉搏细弱、血压下降，应及时通知医生，每 15～30 分钟测量脉搏、呼吸、血压一次，观察、记录呕血和便血的量及性质。少量出血可进温凉饮食，大量出血时应禁食，遵医嘱建立静脉通路、使用止血药、输入血制品，并注意观察患者有无用药反应及输血反应的发生。

6）眼底出血：应减少活动，卧床休息，不要揉擦眼睛，以免加重出血。

7）颅内出血：若出现视力模糊、头晕、头痛、呕吐、意识不清时，警惕颅内出血。一旦出现，应使患者去枕平卧，头偏向一侧，及时消除口腔内分泌物，防止窒息，快速建立静脉通路，遵医嘱使用脱水剂，观察并记录生命体征、意识状态及瞳孔大小，给予头枕冰袋、高流量吸氧等。

3. 发热的护理

（1）一般处理：对于有感染的肿瘤患者应及时、全面地询问病史和体检，采集标本（如血液、痰液、尿液、脑脊液等）并及时送检；迅速、早期按经验进行抗生素治疗，存在感染的患者应当机立断及时应用强力抗生素迅速控制感染。对于过敏性发热要积极进行抗过敏治疗。

（2）皮肤护理：高热患者由于新陈代谢率增快，消耗大而进食少、体质虚弱，应卧床休息、减少活动，必要时可给予氧气吸入。高热患者进行物理降温及药物降温时，在退热过程中往往大量出汗，应及时擦干汗液，应勤换内衣裤，加强皮肤护理，以预防感冒及压疮的发生。

（3）口腔护理：长期发热患者，唾液分泌减少，口腔内食物残渣易于发酵、促进细菌繁殖，同时由于机体抵抗力低下及维生素缺乏，易于引起口腔溃疡，应加强口腔护理，减少并发症的发生。

（4）严密观察出入量及休克表现：高热患者体温骤降时，常伴有大量出汗，以致造成体液大量丢失，要鼓励其多饮水，可饮用含电解质饮料。同时严密观察并记录出入量，以防虚脱。年老体弱及心血管病患者极易出现血压下降、脉搏细速、四肢冰冷等虚脱或休克表现，应密切观察，注意保暖。对于高热持续状态，护士应严密观察，及时测量血压，一旦发现血压下降、脉搏细数、意识不清等应警惕感染性休克的出现。一旦出现上述情况应立即配合医生及时处理，不恰当地使用退热剂可出现类似情况，应慎用。

（5）昏迷护理：高热患者出现谵妄时，应及时使用床档以免患者坠床；出现昏迷时，按昏迷患者护理常规进行护理。

（6）心理护理：肿瘤性发热患者因持续高热引起不适，往往会出现不安、烦躁、焦虑等情绪，护理人员应加强与患者的沟通，向患者介绍同类疾病治疗成功的病例，鼓励和安慰患者，使其树立康复的信心。

（7）饮食护理：发热期间应选用营养高、易消化的流质饮食，如豆浆、藕粉、果泥和菜汤等。体温下降病情好转，可改为半流质饮食，如面汤、粥，配以高蛋白、高热量菜肴，如豆制品、鱼类、蛋黄等以及各种新鲜蔬菜。恢复期改为普通饮食，食欲好可给予鱼、肉、蛋、奶和豆类等。

（四）化疗患者的护理

化学治疗是白血病最主要和常用的治疗手段，分为两个阶段。护士应向患者解释化学药物两阶段治疗的目的和方法，使患者了解治疗的策略和过程，以积极配合治疗。第一阶段为诱导缓解治疗，其目的是联合应用化疗药物迅速杀灭白血病细胞，恢复机体正常造血功能，使患者症状和体征消失，血常规和骨髓象基本正常，达到完全缓解（CR）；第二阶段为缓解后治疗，主要是通过进一步的巩固与强化治疗，彻底杀灭体内残存的白血病细胞，防止复发，延长缓解和无病生存期，争取治愈。

1. 白血病常用化疗药物的不良反应及护理要点　根据白血病细胞动力学的原理，选择作用于细胞增生不同阶段的药物，制订联合化疗方案，可提高疗效及延长抗药性的发生。护士应了解临床常用化疗药的药理作用及不良反应，做好相应的观察与护理。白血病常见化疗药物的不良反应及护理要点见表7-11。

表7-11　白血病常用化疗药物不良反应及护理要点

种类	药名	缩写	主要不良反应	护理要点
抗代谢类	甲氨蝶呤	MTX	口腔及胃肠道黏膜溃疡，肝损害，骨髓抑制	按时亚叶酸钙解毒、加强口腔护理、水化碱化尿液
	6-巯基嘌呤	6-MP	骨髓抑制，胃肠反应，肝损害	监测血常规、肝功能、有无黄染；与别嘌呤醇合用需减量
	氟达拉滨	FLU	神经毒性，骨髓抑制，自身免疫现象	监测血常规
	阿糖胞苷	Ara-C	消化道反应，肝功能异常，骨髓抑制，巨幼变	严密观察血常规、生命体征、出血倾向及肝功能
	安西他滨	Cy	骨髓抑制，唾液腺肿大	同上
	羟基脲	HU	消化道反应，骨髓抑制	孕妇禁用；监测肝肾功能
烷化剂	环磷酰胺	CTX	骨髓抑制，恶心呕吐，出血性膀胱炎，脱发	大量饮水，水化和利尿，注意血尿，大剂量应用需泌尿道保护剂
	苯丁酸氮芥	CLB	骨髓抑制，胃肠反应	连续用药300mg以上时，易有蓄积作用，注意血常规
	白消安	BUS	骨髓抑制，皮肤色素沉着，精液缺乏，停经，肺纤维化	监测血常规，预防感染；观察肺功能
生物碱类	长春新碱	VCR	神经毒性，组织坏死，脱发	观察有无四肢麻木、刺痛、肌无力、腹胀、便秘等神经毒性表现
	高三尖酯碱	HHT	骨髓抑制，消化道反应，低血压、心悸	缓慢滴注，用药时或用药后应卧床休息防止体位性低血压
	依托泊苷	VP-16	胃肠反应，脱发，骨髓抑制、心悸、头昏、低血压	缓慢滴注至少30分钟，以防引起低血压
抗生素类	柔红霉素	DNR	骨髓抑制，心脏损害，消化道反应	监测血常规及心率，有心慌不适及时告知
	去甲氧柔红霉素	IDR	同上	同上
酶类	门冬酰胺酶	L-ASP	肝损害，过敏反应，高尿酸血症，高血糖，胰腺炎，氮质血症	用药前做皮试；低脂饮食、监测血糖尿酸、血浆蛋白等，一旦发现腹痛及时监测血尿淀粉酶变化

种类	药名	缩写	主要不良反应	护理要点
激素类	泼尼松	P	血糖增高、消化道溃疡、水电解质紊乱、库欣综合征、继发感染、出血、骨质疏松、情绪改变及失眠	注意患者血糖、电解质等的监测；有无心悸、气短、水肿；预防继发感染、出血
肿瘤细胞诱导分化剂	维A酸（全反式维甲酸）	ATRA	皮肤黏膜干燥，口角破裂，消化道反应，头昏，关节痛，肝损害，重者可引起维A酸综合征	控制剂量或同时服用谷维素、维生素B_1、B_6等药物可减轻不良反应；监测肝功能
酪氨酸激酶抑制剂	甲磺酸伊马替尼（格列卫）		骨髓抑制	定期查血常规，可并用造血生长因子，严重者减量或暂时停药

2. 保护静脉血管　化疗时合理使用静脉，一些化疗药物对组织刺激性大，多次注射常会引起静脉周围组织炎症，如注射的血管出现条索状红斑、触之温度较高、有硬结或压痛，炎症消退后，注射的血管因内膜增生而狭窄，严重的可有血管闭锁，发疱性化疗药物渗漏后可引起局部组织坏死。因此应首选中心静脉导管，如经外周穿刺的中心静脉导管、植入式静脉输液港等。如果应用外周浅表静脉，尽量选择粗直的静脉，以最大限度地保护静脉，减轻患者的痛苦。

3. 预防感染　骨髓抑制是化疗最严重的不良反应，许多化疗药物均有骨髓抑制。多数化疗药物骨髓抑制作用最强的时间是化疗后第7～14天，恢复时间多为之后的5～10天，但存在个体差异。所以化疗期间应遵医嘱定期检查血常规（初期每周2次，出现骨髓抑制时可随时进行），当白细胞计数 $< 3 \times 10^9/L$ 需暂停化疗，并给予升白细胞药（如鲨肝醇、利血生等）；当出现粒细胞缺乏，即成熟白细胞计数 $< 1 \times 10^9/L$ 或成熟粒细胞绝对值 $< 0.5 \times 10^9/L$ 时，应对患者进行保护性隔离。

（1）对于粒细胞缺乏者（白细胞计数 $< 4 \times 10^9/L$），有条件的可住层流病床或层流病室（两者洁净度均可达到百级），无条件者将患者安置在单人病房。普通病室环境必须保持清洁卫生，定期空气消毒，保持室内空气清新。限制探视人数及次数，预防交叉感染。患者及家属均需戴口罩以预防呼吸道感染，已知呼吸道感染者谢绝进入病室。层流病床每次使用前，应用风机高速挡自净30分钟，同时开启层流床内的紫外线灯照射60分钟，再做空气及物体表面细菌培养，合格后方可收治患者。使用中每日对保护罩进行清洁擦拭，每7天清洗初消过滤网。

（2）鼓励患者进食高蛋白、高维生素、清淡易消化的食物，以提高机体抵抗力。

（3）护理人员必须严格执行消毒隔离制度和无菌技术操作，防止各种医源性感染。

（4）观察患者有无发热、感染伴随症状及体征。注意保暖，高热时给予物理或药物降温，避免用乙醇擦浴。鼓励多饮水，警惕感染性休克的发生。

（5）做好口腔护理：目的是降低口腔溃疡发生率，减少溃疡面感染的概率，促进溃疡愈合。对已发生口腔溃疡者，应加强口腔护理，每天2次。合理选择漱口液，一般情况下可选用生理盐水、复方硼砂含漱液等交替漱口；若疑为厌氧菌感染可选用1%～3%过氧化氢溶液；真菌感染可选用1%～4%的碳酸氢钠溶液、制霉菌素溶液或1：2 000的氯己定溶液。每次含漱时间为15～20分钟，每天至少3次，溃疡疼痛严重者可在漱口液内加入2%利多卡因止痛。

（6）保持皮肤、肛周外阴清洁，勤换内衣裤，注意保暖，避免着凉。白血病化疗患者肛周黏膜也是常见的感染部位。为了预防肛周感染的发生，应指导患者多饮水，进食富含纤维素的水果及蔬菜，以保持大便通畅。如有便秘发生，可遵医嘱使用液状石蜡或开塞露等协助，大便后及时清洗肛周，严密监测肛周皮肤黏膜变化。患者出现肛周感染时，在便后、睡前用温水43～44℃，1：5 000高锰酸钾溶液坐浴20分钟，也可在上述坐浴基础上联合红外线局部治疗，对并发肛周脓肿者进行局部细菌培养，根据其培养结果遵医嘱选择敏感抗生素进行抗感染治疗。另外，对于女患者每晚要清洗会阴部，尤其在月经期间要特别注意外阴部清洁，以防止阴道和泌尿道感染。

（7）每次疗程结束后需复查骨髓象，以观察化疗效果和骨髓抑制程度。

（8）按医嘱给予抗感染治疗，合理配制抗生素，严格遵守抗生素的间隔给药时间，密切观察药物效果及不良反应。

4. 并发症的护理　急性肿瘤溶解综合征是肿瘤负荷大的初治白血病患者治疗过程中最紧急的并发症，由于白血病细胞的大量溶解破坏，细胞内物质的快速释放，超过了肝脏代谢和肾脏排泄的能力，使代谢产物蓄积而引起高尿酸血症、高钾血症、高磷血症、低钙血症、代谢性酸中毒等一系列代谢紊乱，进而导致严重的心律失常或急性肾衰竭而危及生命。

（1）观察要点

1）高尿酸血症：血尿酸≥8.0mg/dL（475.9μmol/L）；恶心、呕吐、嗜睡；尿中有尿酸结晶；肾绞痛、血尿、尿酸性肾病、肾衰竭；个别有痛风发作。

2）高钾血症：血钾≥5.5mmol/L；疲乏无力、肌肉酸痛、肢体湿冷。

3）高磷血症：血磷≥5.5mg/dL（1.78mmol/L）。

4）低钙血症：血钙≤2mmol/L；畏光、手足抽搐。

（2）护理要点

1）遵医嘱用药：化疗前24小时开始给予别嘌呤醇口服，以阻断尿酸的生成；静脉输注或口服碳酸氢钠，以碱化尿液，增加尿酸在碱性环境中的溶解度，减少尿酸盐结晶沉淀。

2）化疗前及化疗期间严密监测患者的外周血常规、脉搏、心率的变化，应至少每日一次测血清电解质、磷、钙、尿酸、肌酐水平。一旦血清值发生异常，应遵医嘱给予适当的治疗。

3）碱化尿液（pH≥7），遵医嘱每天口服碳酸氢钠6~8g，以提高尿酸的溶解性。

4）嘱患者多饮水，保证每日足够的摄入量，使患者每日尿量>2 400mL，每小时达100mL以加速尿酸的排泄。注意尿量和尿色的变化，准确记录24小时出入量。

5）在饮食上，给予低嘌呤饮食，化疗期间以少荤多素、宜碱忌酸、宜清淡忌厚味为原则，多食蔬菜、水果、谷类，如牛奶、鸡蛋、豆类、香菇、米、面、藕粉、核桃、花生、植物油、海藻类等含嘌呤较少的食物，忌食动物脑、内脏、海鲜、鸡、鸭、贝类和鱼虾等含嘌呤丰富的食物，尤其要注意勿喝荤汤（荤菜中的嘌呤物质有50%均溶于水中），以减少血尿酸的形成。

（五）健康指导

1. 疾病预防指导　避免接触对造血系统有损害的理化因素，如电离辐射、亚硝胺类物质、染发剂、油漆等含苯物质、保泰松及其衍生物、氯霉素等药物。如应用某些细胞毒性药物，如氮芥、环磷酰胺、丙卡巴肼、依托泊苷等，应定期查血常规及骨髓象。

2. 疾病知识指导　指导患者饮食宜选择富含蛋白质、高热量、高维生素、清淡、易消化、少渣软食，避免辛辣刺激，防止口腔黏膜损伤。多饮水、多食蔬菜、水果，以保持大便通畅。保证充足的休息和睡眠，适当加强健身活动，以提高机体抵抗力。避免损伤皮肤，沐浴时水温以37~40℃为宜，以免加重皮肤出血。

3. 用药指导　向患者说明急性白血病缓解后仍应坚持定期巩固强化治疗，以延长疾病的缓解期和生存期。

4. 预防感染和出血指导　注意保暖，避免受凉；讲究个人卫生，少去人群拥挤的地方；经常检查口腔、咽部有无感染，学会自测体温。勿用牙签剔牙，刷牙用软毛牙刷；勿挖鼻孔，干燥时可涂油保护；避免创伤。定期门诊复查血象，发现出血、发热及骨、关节痛应及时就医。

5. 心理指导　向患者及家属说明白血病虽然难治但目前治疗水平进展快、效果好，应树立信心。家属应为患者创造一个安全、安静、舒适和愉悦、宽松的环境，使患者保持良好的情绪状态，以利于疾病的康复。化疗间歇期患者可做力所能及的家务，以增强自信心。

（朱亚宏）

第八章

儿科疾病的护理

第一节 小儿肺炎

一、概述

肺炎系指不同病原体或其他因素所致的肺部炎症。以发热、咳嗽、气促、呼吸困难和肺部固定湿性啰音为共同临床表现。病毒是本病发生的主要病原体，常见的是腺病毒、合胞病毒、副流感病毒、流感病毒、轮状病毒等。引起支气管肺炎的细菌很多，多继发于病毒感染，亦有原发即为细菌感染者。常见的细菌有肺炎双球菌、金黄色葡萄球菌、溶血性链球菌、大肠埃希菌等，流感杆菌亦可致肺炎，其他细菌感染少见。肺炎支原体肺炎多见于年长儿，而真菌性肺炎多见于长期滥用抗生素、肾上腺皮质激素的婴幼儿、营养不良患儿。若室内居住拥挤、通风不良、空气污浊、致呼性微生物较多，容易发生肺炎。

二、分类

1. 病理分类　支气管肺炎（小叶性肺炎）、大叶性肺炎和间质性肺炎等。儿童以支气管肺炎多见。
2. 病因分类　感染性肺炎，如病毒性肺炎、细菌性肺炎、支原体肺炎、衣原体肺炎、原虫性肺炎、真菌性肺炎等；非感染因素引起的肺炎，如吸入性肺炎、坠积性肺炎、嗜酸性粒细胞肺炎等。
3. 病程分类　急性肺炎（病程在 1 个月内）、迁延性肺炎（病程为 1 ~ 3 个月）、慢性肺炎（病程 > 3 个月）。
4. 病情分类　轻症肺炎（以呼吸系统症状为主，无全身中毒症状）、重症肺炎（除呼吸系统外，其他系统也受累，全身中毒症状明显）。

三、临床表现

1. 一般症状　起病急骤或迟缓。在发病前可先有轻度上呼吸道感染数日，骤发者常有发热，体温 38 ~ 39℃，亦可高达 40℃，多为弛张热或不规则热。体弱婴儿大多起病迟缓，发热不明显或体温低于正常。
2. 呼吸系统症状　咳嗽较频，早期呈刺激性干咳，极期咳嗽反略减轻，恢复期转为湿咳。剧烈咳嗽常引起呕吐。呼吸急促，呼吸频率可达 40 ~ 80 次/分。重症患儿可出现口周、鼻唇沟、指（趾）端发绀，鼻翼翕动及"三凹征"。肺部体征早期不明显，可有呼吸音粗糙或减弱，以后可闻及细湿啰音，以两肺底及脊柱旁较多，于深吸气末更明显。由于多为散在性小病灶，叩诊正常，当病灶融合扩大，累及部分或整个肺叶时，可出现相应的实变体征。如发现一侧肺有叩诊浊音及（或）呼吸音减弱，应考虑胸腔积液或脓胸。

除上述症状外，患儿常有精神不振、食欲减退、烦躁不安、轻度腹泻或呕吐等全身症状。重症肺炎除全身症状及呼吸系统症状加重外，常出现循环、神经、消化等系统的功能障碍。

3. 循环系统症状　轻者心率稍增快，重症者可出现不同程度的心功能不全或心肌炎。并发心力衰

— 161 —

竭者可参考以下诊断标准：①心率突然 >180 次/分；②呼吸突然加快，>60 次/分；③突然极度烦躁不安，明显发绀，面色苍灰，指（趾）甲微循环再充盈时间延长；④肝迅速增大；⑤心音低钝，或出现奔马律，颈静脉怒张；⑥尿少或无尿，颜面、眼睑或下肢水肿。具有前 5 项者即可诊断为心力衰竭。若并发心肌炎者，则表现为面色苍白、心动过速、心音低钝、心律不齐，心电图表现为 ST 段下移和 T 波低平、双向和倒置。重症患儿可发生 DIC，表现为血压下降，四肢凉，皮肤、黏膜出血等。

4. 神经系统症状　常出现嗜睡、烦躁不安，或两者交替出现。重症者可出现抽搐、昏迷或反复惊厥等中毒性脑病的表现。

5. 消化系统症状　可出现食欲减退、呕吐、腹泻、腹胀等。重症肺炎常发生中毒性肠麻痹，出现明显腹胀，以致膈肌升高，进一步加重呼吸困难。胃肠道出血可吐出咖啡样物、便血或柏油样便。

四、治疗要点

应采取综合措施，积极控制炎症，改善肺的通气功能，防止并发症。

1. 一般治疗　保持室内空气流通，室温以 18 ~ 20℃ 为宜，相对湿度 60%。保持呼吸道通畅，及时清除上呼吸道分泌物，变换体位，以利痰液排出。加强营养，饮食应富含蛋白质和维生素，少量多餐。重症不能进食者，可给予静脉营养。不同病原体肺炎患儿宜分室居住，以免交叉感染。

2. 病原治疗　如下所述。

（1）抗生素：经肺穿刺研究资料证明，绝大多数重症肺炎是由细菌感染引起，或在病毒感染的基础上并发细菌感染，故需采用抗生素治疗。使用原则：①根据病原菌选用敏感药物；②早期治疗；③联合用药；④选用渗入下呼吸道浓度高的药物；⑤足量、足疗程，重症宜经静脉途径给药。

1）革兰阳性球菌感染：肺炎链球菌肺炎，青霉素仍为首选。一般用大剂量青霉素静脉滴注，对青霉素过敏者改用红霉素。葡萄球菌肺炎首选耐酶（β - 内酰胺酶）药物，如苯唑西林、头孢噻吩钠或第三代头孢菌素静脉滴注。厌氧菌肺炎用氟哌嗪青霉素及甲硝唑有效。

2）革兰阴性杆菌感染：一般可用氨苄西林或氨基糖苷类抗生素。铜绿假单孢菌肺炎可用头孢他啶、头孢曲松等。

3）支原体肺炎多采用红霉素，1 个疗程 2 周为宜。

抗生素一般用至体温正常后 5 ~ 7 天，临床症状基本消失后 3 天。葡萄球菌性肺炎在体温正常后继续用药 2 周，总疗程 6 周。支原体肺炎至少用药 2 ~ 3 周。病毒感染者可选用抗病毒药物如利巴韦林、干扰素等。

（2）对症治疗：止咳、止喘，保持呼吸道通畅；纠正低氧血症、水与电解质、酸碱平衡紊乱；对于中毒性肠麻痹者，应禁食、胃肠减压，皮下注射新斯的明。对有心力衰竭、感染性休克、脑水肿、呼吸衰竭者，采取相应的治疗措施。

1）肾上腺皮质激素的应用：若中毒症状明显，或严重喘憋、伴有脑水肿、中毒性脑病、感染性休克、呼吸衰竭等，可应用肾上腺皮质激素，常用地塞米松，每天 2 ~ 3 次，每次 2mg，1 个疗程 3 ~ 5 天。

2）氧疗：凡具有低氧血症者，如呼吸困难、喘憋、口唇发绀、面色苍灰等应立即给氧。一般采取鼻前庭给氧，氧流量为 0.5 ~ 1L/min，氧浓度 <40%；氧气应湿化，以免损伤气道纤毛上皮细胞和痰液变黏稠。若出现呼吸衰竭，则应使用人工呼吸器。

（3）防止并发症：对并发脓胸、脓气胸者应及时抽脓、抽气。遇到下述情况宜考虑胸腔闭式引流：①年龄小，中毒症状重；②黏液黏稠，经反复穿刺抽脓不畅者；③张力性气胸。肺大疱一般可随炎症的控制而消失。

（4）其他：肺部理疗有促进炎症消散的作用；胸腺素为细胞免疫调节剂，并能增强抗生素的作用；维生素 C、维生素 E 等氧自由基清除剂能清除氧自由基，有利于疾病康复。

五、护理评估

1. 现病史　如下所述。

（1）局部：咳嗽的性质，有无痰液分泌及性状，有无呼吸音异常，重症患儿可发生鼻翼翕动及"三凹征"。肺部听诊有无干、湿性啰音。

（2）全身：体温高低不等，发热的规律常可提示肺炎的类型。脉搏偏快，由于发热引起。

2. 健康史　了解咳嗽、咳痰、呼吸困难等呼吸道症状。患儿的食物偏好及食欲，近期体重变化。面色、皮肤有无湿疹，或其他过敏史。既往有无营养不良和缺乏锻炼和过敏体质。了解求医过程，用药情况和抗生素使用情况。

3. 辅助检查　包括实验室检查、胸部 X 线摄片及病原学检查。

（1）实验室检查：血、尿常规，肝、肾功能，C 反应蛋白。

（2）胸部 X 线摄片。

（3）病原学检查：鼻咽拭子或气管分泌物标本、痰液、气管吸出物、胸腔积液及血液做细菌培养。

4. 心理社会因素　患儿及家长对疾病的认识程度，担心疾病康复，有无后遗症。

六、常见护理诊断/合作性问题

1. 体温过高　与细菌或病毒感染有关。
2. 清理呼吸道无效　与痰液黏稠不易咳出，气道分泌物堆积有关。
3. 气体交换受损　与肺部炎症有关。
4. 不舒适　与咳嗽、呼吸困难等有关。
5. 潜在并发症　心力衰竭。

七、护理目标

（1）患儿能及时清除痰液，呼吸平稳。
（2）患儿未发生高热惊厥，体温恢复正常。
（3）患儿并发症得到及时发现和处理，或无并发症发生。

八、护理措施

1. 维持正常体温，促进舒适　呼吸系统疾病患儿常有发热，发热时帮患儿松解衣被，及时更换汗湿衣服，并用热毛巾把汗液擦干，以免散热困难而出现高热惊厥；同时，避免汗液吸收、皮肤热量蒸发会引起受凉加重病情。密切观察患儿的体温变化，体温 >38.5℃ 时给予物理降温，如乙醇擦浴、冷水袋敷前额等，对营养不良、体弱的患儿，不宜服退热药或乙醇擦浴，可用温水擦浴降温。必要时按医嘱给予退热药物。退热处置后每 30 ~ 60 分钟复测体温，高热时需 1 ~ 2 小时测量体温 1 次，及时做好记录。随时注意有无新的症状或体征出现，以防高热惊厥或体温骤降。

2. 改善呼吸功能　保持病室环境舒适，空气流通，温湿度适宜，尽量使患儿安静，以减少氧的消耗。不同病原体感染患儿应分室居住，以防交叉感染。置患儿于有利于肺扩张的体位，或抱起患儿，以减少肺部瘀血和防止肺不张。正确留取标本，以指导临床用药；遵医嘱使用抗生素治疗，以消除呼吸道炎症，促进气体交换，注意观察治疗效果。

3. 保持呼吸道通畅　及时清除患儿口鼻分泌物，经常协助患儿转换体位，同时轻拍背部，边拍边鼓励患儿咳嗽，以促进肺泡及呼吸道的分泌物借助重力和震动易于排出。病情许可的情况下可进行体位引流。给予超声雾化吸入，以稀释痰液，利于咳出；必要时予以吸痰。

4. 密切观察病情　小儿在病程中热度逐渐下降、精神好转、呼吸平稳、食欲增加、咳嗽减轻、面色好转都提示疾病在好转中。若在治疗中突然出现剧烈的咳嗽、气急、口周发紫、神情萎靡、高热、烦躁不安，提示病情恶化，须及时向医生反映。由于新生儿病情变化很快，症状不典型，应格外注意。如患肺炎的新生儿吸吮不好、哭声低微、呼吸加快时需注意脉搏及心率的变化，如有心率增快，达140～160次/分以上，同时伴有呼吸困难加重、烦躁不安、肝大，提示有心力衰竭的可能，应积极处理。如患儿病情突然加重，出现剧烈咳嗽、烦躁不安、呼吸困难、胸痛、面色青紫、患侧呼吸运动受阻等，提示并发脓胸或脓气胸，应及时配合进行胸腔穿刺或胸腔闭式引流。

5. 心理护理　保持病室安静，避免有害气味及强光的刺激，以保证患儿的休息。热情、亲切地与患儿交流，耐心细致地关心他们，使他们对护理人员产生亲近感，使患儿保持良好的心情，主动、安心地接受治疗与护理。咳喘发作时，守护并安抚患儿，鼓励患儿将不适及时告诉医护人员，尽量满足患儿的合理要求。

6. 健康教育　指导家长平时加强患儿营养、增强体质的知识，开展户外活动，进行体格锻炼。教育患儿养成良好的个人卫生习惯。易患呼吸道感染的患儿，在寒冷季节或气候骤变外出时应注意保暖，避免着凉；少到人多的公共场合，避免交叉感染。患有营养不良、佝偻病、营养性贫血及先天性心脏病的患儿应及时进行相应治疗，有利于增强抵抗力，减少呼吸道感染的发生。

九、护理评价

（1）患儿能及时清除痰液，呼吸平稳。
（2）患儿未发生高热惊厥，体温恢复正常。
（3）患儿并发症得到及时诊断和处理，或无并发症发生。

（朱亚宏）

第二节　支气管哮喘

一、概述

支气管哮喘简称哮喘，是由多种细胞（如嗜酸性粒细胞、肥大细胞、T淋巴细胞、中性粒细胞及气道细胞等）和细胞组分共同参与的气道慢性炎症疾患。这种慢性炎症导致气管高反应性，当接触多种刺激因素时，气管发生阻塞和气流受限，出现反复发作的喘息、气促、胸闷、咳嗽等症状，常在夜间和（或）清晨发作或加剧，多数患儿可经治疗缓解或自行缓解。

二、发病机制

1. Ⅰ型变态反应和IgE合成调控紊乱　抗原（变应原）初次进入人体后，作用于B淋巴细胞，使之成为浆细胞而产生IgE。IgE吸附于肥大细胞或嗜酸性粒细胞上，其Fc段与细胞膜表面的特异性受体结合，使IgE牢固吸附于细胞膜上，致使机体处于致敏状态。当相应抗原再次进入致敏机体时，即吸附在肥大细胞及嗜酸性细胞膜上与IgE结合，导致细胞膜脱颗粒，释放一系列化学介质包括组胺、慢反应物质、缓激肽、5－羟色胺和前列腺素等，这些生物活性物质可导致毛细血管扩张、通透性增强、平滑肌痉挛和腺体分泌亢进等生物效应作用，引起支气管哮喘。

2. 气管炎症改变　通过纤维支气管镜和支气管肺泡灌洗技术（BAL）对哮喘动物模型及哮喘病人进行活检，证明气道组织显示不同程度的炎症变化。

3. 气管高反应性　气管高反应性即气道对各种特异或非特异刺激的反应性异常增高。哮喘患儿即存在气管高反应性。气管高反应包括即刻反应（Ⅰ型变态反应），及持续反应。目前认为，持续气管高反应性主要与炎症介质有关，研究发现气管对组胺、乙酰胆碱的反应性与哮喘患儿的病情严重程度是平行的，这些又与神经调节紊乱，特别是自主神经功能紊乱有关。

三、常见变应原

1. 吸入式变应原　如花粉、柳絮、粉尘、螨虫、油烟、油漆、汽车尾气、香烟等。

2. 食入式变应原　如牛奶、鸡蛋、鱼虾、羊牛肉、海鲜、乙醇、抗生素、消炎药、香精、葱、姜、大蒜及一些蔬果等。

3. 接触式变应原　如冷热空气、紫外线、辐射、化妆品、洗发水、洗洁精、染发剂、肥皂、化纤用品、塑料、金属饰品、细菌、真菌、病毒、寄生虫等。

4. 注射式变应原　如青霉素、链霉素、异种血清等。

5. 自身组织抗原　如精神紧张、工作压力、受微生物感染、电离辐射等生物及理化因素影响而使结构或组成发生改变的自身组织抗原，及由于外伤或感染而释放的自身隐蔽抗原，也可能成为变应原。

四、临床表现

哮喘的典型症状是咳嗽、胸闷、喘息及呼吸困难。婴幼儿哮喘多为呼吸道病毒感染诱发，起病较缓慢。年长儿大多在接触过敏原后发作，呈急性过程。哮喘发病时往往先有刺激性干咳，接着可咯大量白黏痰，伴有呼气性呼吸困难和哮吼声，出现烦躁不安或被迫坐位。体格检查可见胸廓饱满，呈吸气状，叩诊鼓音，听诊全肺分布有哮鸣音。重症患儿呼吸困难加剧时，呼吸音明显减弱，哮鸣音亦随之消失。发作间歇期可无任何症状和体征。

哮喘发作以夜间更为严重，一般可自行或用平喘药物后缓解。若哮喘急剧严重发作，经合理应用拟交感神经药物仍不能在 24 小时内缓解，称为哮喘持续状态。随着病情变化，患儿由呼吸严重困难的挣扎状态转为软弱、咳嗽无力、血压下降及发绀，甚至死于急性呼吸衰竭。

五、辅助检查

1. 血常规检查　嗜酸性粒细胞增高。

2. X 线检查　肺透亮度增加，呈过度充气状，肺纹理增多，并可见肺气肿或肺不张。

3. 肺功能检查　显示换气流率和潮气量降低，残气容量增加。

4. 血气分析　PaO_2 降低，病情严重时 $PaCO_2$ 增高，pH 下降。

5. 变应原测试　将各种过敏源进行皮内试验，可发现可疑的变应原。

六、诊断标准

（一）婴幼儿哮喘诊断标准

1. 计分原则　凡年龄 <3 岁，喘息反复发作者计分原则：①喘息发作 >3 次（3 分）；②肺部出现喘鸣音（2 分）；③喘息突然发作（1 分）；④其他特应性病史（1 分）；⑤一、二级亲属中有哮喘病史（1 分）。

2. 评分原则　①总分≥5 分者诊断婴幼儿哮喘。②喘息发作只 2 次或总分≤4 分者初步诊断为可疑哮喘（喘息性支气管炎）。如肺部有喘鸣音，可做以下任意试验：1% 肾上腺素每次 0.01mL/kg，皮下注射，15~20 分钟后喘息缓解，或喘鸣音明显减少者加 2 分；以沙丁胺醇气雾剂或沙丁胺醇溶液雾化吸入，观察喘息或喘鸣音改变情况，如减少明显者可加 2 分。

（二）3 岁以上儿童哮喘诊断标准

（1）喘息呈反复发作者（或可追溯与某种变应原或刺激因素有关）。

（2）发作时肺部闻及喘鸣音。

（3）平喘药有明显疗效，疑似病例可选用 1% 肾上腺素皮下注射 0.01mL/kg，最大量不超过 0.3mL/次，或以沙丁胺醇气雾剂或溶液雾化吸入 15 分钟，观察有无明显疗效。

（三）咳嗽变异性哮喘诊断标准

（1）咳嗽持续或反复发作 >1 个月，常在夜间（或清晨）发作，痰少，运动后加重。临床无感染征象，或经较长期抗生素治疗无效。

（2）用支气管扩张剂可使咳嗽发作缓解（基本诊断条件）。

（3）有个人过敏史或家族过敏史，气管呈高反应性，变应原皮试阳性等可作为辅助诊断条件。

（四）病情分度

如年龄 >5 岁儿童可同时参考最大呼气流速（PEF）及 PEF 变异率。

（1）轻度：短暂发作 <1~2 次/周，夜间发作 <1~2 次/月，发作间期无症状，PEF 或第 1 秒用力呼气量（FEV_1）>80% 预计值，PEF 变异率 <20%。

（2）中度：发作 >1~2 次/周，夜间发作 ≥2 次/月，PEF 或 FEV_1 为 60%~80% 预计值，PEF 变异率 20%~30%，活动受限制。

（3）重度：经常发作及夜间发作，PEF 及 FEV_1 <60% 预计值，PEF 变异率 >30%，严重影响日常生活。

七、治疗要点

治疗应越早越好，坚持长期、持续、规范、个体化治疗原则。治疗包括发作期快速缓解症状、抗炎、平喘；缓解期防止症状加重或反复、抗炎、降低气管高反应性、防止气管重塑、避免触发因素、做好自我管理。

1. 去除病因　避免接触过敏源，去除各种诱发因素，积极治疗和清除感染病灶。

2. 控制发作　解痉和抗感染治疗，用药物缓解支气管痉挛，减轻气道黏膜水肿和炎症，减少黏痰分泌。

（1）支气管扩张剂

1）β-受体兴奋剂：可刺激 β-肾上腺素能受体，诱发 cAMP 的产生，使支气管平滑肌松弛和肥大细胞膜稳定。常用药物有沙丁胺醇（舒喘灵）、特布他林（喘康速）、克仑特罗（氨哮素）。可采用吸入、口服等方法给药，其中吸入治疗具有用量少、起效快、不良反应少等优点，为首选的药物治疗方法。

2）茶碱类药物：具有解除支气管痉挛、抗炎、抑制肥大细胞和嗜碱性细胞脱颗粒及刺激儿茶酚胺释放等作用，常用氨茶碱、缓释茶碱等。茶碱类的不良反应包括恶心、呕吐、心动过速、心律失常、血压下降。

3）抗胆碱药物：抑制迷走神经释放乙酰胆碱，使呼吸道平滑肌松弛。常用的有异丙托溴铵。

（2）肾上腺皮质激素：能增加 cAMP 的合成，阻止白细胞三烯等介质的释放，预防和抑制气道炎症反应，降低气管反应性，是目前治疗哮喘最有效的药物。因长期使用可产生众多不良反应，故应尽可能用吸入方法。对重症或持续发作，或其他平喘药物难以控制的反复发作的患儿，可给予泼尼松口服，症状缓解后即停药。

（3）抗生素：疑伴呼吸道细菌感染时，同时选用抗生素。

3. 哮喘持续状态的治疗　如下所述。

（1）吸氧、补液、纠正酸中毒：氧浓度以 40% 为宜；补液纠正失水，防止痰液过黏成栓；用碳酸氢钠纠正酸中毒。

（2）静脉滴注糖皮质激素：早期、较大剂量应用氢化可的松或地塞米松等静脉滴注。

（3）应用支气管扩张剂：可用沙丁胺醇雾化吸入，氨茶碱静脉滴注，无效时给予沙丁胺醇静脉注射。

（4）静脉滴注异丙肾上腺素：经上述治疗无效时，试用异丙肾上腺素静脉滴注，直至 PaO_2 及通气功能改善，或心率达 180~200 次/分时停用。

（5）机械呼吸：指征为：①严重的持续呼吸困难；②呼吸音减弱，随之呼吸音消失；③呼吸肌过度疲劳而使胸部活动受限；④意识障碍，甚至昏迷；⑤吸入 40% 氧气而发绀仍无改善，$PaCO_2$ ≥8.6kPa（≥65mmHg）。

八、护理评估

1. 现病史　有无刺激性干咳、咯大量白黏痰，伴以呼气性呼吸困难和哮吼声，重者可出现烦躁不安和被迫体位。咳嗽的性质、有无规律及诱发因素。胸廓饱满，呈吸气状，叩诊鼓音，听诊全肺分布有哮鸣音。重症患儿呼吸困难加剧时呼吸音明显减弱，哮鸣音亦随之消失。发作间歇期可无任何症状和体征。

2. 健康史　如下所述。

（1）一般资料：咳嗽、咳痰、呼吸困难等呼吸道症状，呼吸严重困难的挣扎状态。患儿食物偏好、食欲、近期体重变化。

（2）既往史：有无哮喘发作史、过敏史。了解以往求医过程、用药情况，如抗生素及哮喘药物使用情况。

3. 辅助检查　①血、尿常规、血电解质。②变态原检测。

4. 心理 - 社会因素　患儿及家长对疾病的认识程度。

九、常见护理诊断/合作性问题

1. 低效性呼吸形态　与气管梗阻、支气管痉挛有关。

2. 活动无耐力　与缺氧有关。

3. 有体液不足的危险　与过度换气、肺蒸发水分过多和大量出汗有关。

4. 知识缺乏　与缺乏特定知识来源有关。

十、护理目标

（1）患儿呼吸平稳，无哮鸣音，主观感觉良好。

（2）患儿不出现脱水征。

（3）患儿并发症得到及时诊断和处理，或无并发症发生。

十一、护理措施

1. 消除呼吸困难和维持气道通畅　发作时应给予吸氧，以减少无氧代谢，预防发生酸中毒。因给氧时间较长，氧浓度以不超过40%为宜，用面罩雾化吸入氧气更为合适。有条件时应监测动脉血气分析，作为治疗效果的评价依据。可采取半卧位或坐位，使肺部扩张。还可采取体位引流，以协助患儿排痰。

2. 药物治疗的护理　药物治疗对缓解呼吸困难和缺氧有重要意义，常使用支气管扩张剂，如拟肾上腺素类、茶碱类和抗胆碱类药物。可采用吸入方法，吸入治疗用量少、起效快、不良反应小，应是首选的治疗方法。吸入治疗时可嘱患儿在按压喷药于咽喉部的同时深吸气，然后闭口屏气10秒可获较好效果。也可采用口服、皮下注射和静脉滴注等方式给药。在使用 β - 受体激动剂时注意有无恶心、呕吐、心率加快等不良反应。使用氨茶碱应注意有无心悸、惊厥、血压剧降等严重不良反应。

3. 哮喘持续状态的护理　哮喘持续状态危险性极大，应积极配合医生做好治疗工作。及时给予吸氧，保证液体入量，预防发生酸中毒。应迅速解除支气管平滑肌痉挛，可静脉给予肾上腺皮质激素、氨茶碱、β - 受体激动剂，如沙丁胺醇。症状仍不缓解时，可考虑气管切开机械通气。

4. 保证休息　过度的呼吸运动和低氧血症使患儿感到极度疲乏，应保证病室安静、舒适清洁，尽可能集中进行护理以利于患儿休息。哮喘发作时患儿会出现焦虑不安，护士应关心、安慰患儿，给予心理支持，尽量避免情绪激动。护士应协助患儿的日常生活，患儿活动时如有气促、心率加快时，应让其卧床休息并给予持续吸氧。根据病情，逐渐增加活动量。

5. 密切观察病情　观察患儿的哮喘情况，如呼气性呼吸困难程度、呼吸加快和哮鸣音的情况，有无大量出汗、疲倦、发绀；患儿是否有烦躁不安、气喘加剧、心率加快，在短时间内出现肝大等情况，警惕心力衰竭和呼吸骤停等并发症的发生；还应警惕发生哮喘持续状态，若发生应立即吸氧并给予半卧位，协助医师共同抢救。

6. 哮喘间歇期的护理　协助医生制订和实施个体化治疗方案，通过各种方式宣教哮喘的基本知识，提高患儿经常就诊的自觉性及坚持长期治疗的依从性，从而减少严重哮喘的发生。

7. 健康教育要点　如下所述。

（1）指导患儿学会正确的呼吸运动，以强化横膈呼吸肌；在执行呼吸运动前，应先清除呼吸道分泌物。

（2）介绍有关用药及防病知识：①增强体质，预防呼吸道感染；②指导患儿及家长确认哮喘发作的诱因，避免接触可能的变应原，去除各种诱发因素（如避免患儿暴露在寒冷空气中，避免与呼吸道感染的人接触等）；③教会患儿及家长根据患儿自身表现进行病情监测，辨认哮喘发作的早期征象、发作表现及适当的处理方法；④教会患儿及家长选用长期预防与快速缓解的药物，正确、安全用药；⑤在适当时候及时就医，以控制哮喘严重发作。

十二、护理评价

（1）患儿呼吸平稳，无哮鸣音，主观感觉良好。

（2）患儿不出现脱水征。

（3）患儿并发症得到及时诊断和处理，或无并发症发生。

（朱亚宏）

第三节　先天性心脏病

一、概述

先天性心脏病是胎儿时期心脏血管发育异常而导致的畸形，是小儿最常见的心脏病。发病率为活产婴儿的7‰~8‰，年龄越小，发病率越高。心脏在胚胎发育阶段，受到某些因素影响，导致心脏某个部位的发育停顿或异常，均可造成先天性心脏血管畸形。

致病因素可分为两类，遗传因素和环境因素。遗传因素，单基因突变在先天性心脏血管畸形中，可伴有心脏外畸形，占1%~2%。临床可见Marfan和Noonan染色体畸变，占4%~5%。多伴有心脏外其他畸形。临床可见唐氏综合征、13-15三体综合征。多基因突变多数为心血管畸形不伴有其他畸形。先天性代谢紊乱，体内某种酶的缺乏，如糖原贮积病等。环境因素很多，重要的原因有宫内感染（风疹、流行性感冒、流行性腮腺炎和柯萨奇病毒感染等），孕母缺乏叶酸、与大剂量放射线接触、药物影响（抗癌药、甲糖宁等）、患有代谢性疾病（糖尿病、高钙血症）或能造成宫内缺氧的慢性疾病。所以，先天性心脏病可能是胎儿周围的环境和遗传因素相互作用的结果。

根据左右心腔或大血管间有无分流和临床有无青紫，可分为3类。

1. 左向右分流型　在左、右心之间或与肺动脉之间具有异常通路，正常情况下，体循环的压力高于肺循环的压力，左心压力高于右心压力，血液从左向右侧分流，故平时不出现青紫。当剧烈哭闹或任何原因使肺动脉或右心室压力增高并超过左心室时，血液自右向左分流，可出现暂时性青紫。常见房、室间隔缺损或动脉导管未闭。

2. 右向左分流型　多见复杂性先天性心脏病，因右心系统发育异常，静脉血流入右心后不能全部流入肺循环，达到氧合作用，有一部分或大部分自右心或肺动脉流入左心或主动脉，直接进入体循环。出现持续性青紫。根据肺血流量的多少，将右向左分流分为肺缺血性（法洛四联症、三尖瓣闭锁）和肺充血性（完全性大动脉转位、总动脉干等）。

3. 无分流型　心脏左、右两侧或动、静脉之间无异常通路或分流。通常无青紫，只有在心力衰竭时才发生。梗阻型常见疾病如肺动脉口狭窄和主动脉缩窄等，反流型二尖瓣关闭不全、肺动脉瓣关闭不

— 168 —

全等，其他类型的心脏病少见，如主动脉弓畸形、右位心等。

二、常见先天性心脏病

（一）动脉导管未闭

动脉导管未闭（patent ductus arteriosus，PDA）是指出生后动脉导管持续开放，血流从主动脉经导管分流至肺动脉，进入左心，并产生病理生理改变。动脉导管未闭占先天性心脏病发病总数的9%~12%，女比男多，男女之比1：3。

1. 临床表现　临床症状的轻重，取决于导管管径粗细和分流量的大小。动脉导管较细，症状较轻或无症状。导管粗大者，分流量大，表现为气急、咳嗽、乏力、多汗、生长发育落后等。偶见扩大的肺动脉压迫喉返神经而引起声音嘶哑。严重肺动脉高压时，产生差异性发绀，下肢青紫明显，杵状趾。查体可见，胸骨左缘第1~2肋间有响亮的连续性机器样杂音，占据整个收缩期和舒张期，伴震颤，传导广泛。分流量大时心尖部可闻高流量舒张期杂音。P_2增强或亢进。周围血管征阳性：血压脉压增大≥5.3kPa（40mmHg）；可见甲床毛细血管搏动；触到水冲脉；可闻及股动脉枪击音等。常见并发症为充血性心力衰竭、感染性心内膜炎、严重肺动脉高压晚期艾森曼格综合征。

2. 辅助检查　包括X线检查、心电图及超声心动图。

（1）X线检查：分流量小者可正常；分流量大时左心房、左心室增大；肺动脉高压时，右心室也明显增大。

（2）心电图：导管细者，心电图无改变，分流量大左心房、左心室大；双心室增大；肺动脉高压者，以右心室肥厚为主。

（3）超声心动图：对诊断极有帮助，二维超声心动图可以直接探查到未闭合的动脉导管，常选用胸骨旁肺动脉常轴观或胸骨上主动脉常轴观。脉冲多普勒在动脉导管开口处可探测到典型的收缩期与舒张期连续性湍流频谱。彩色多普勒血流显像可直接见到分流的方向和大小。

3. 治疗要点　包括药物治疗、导管介入堵闭术及外科手术结扎。

（1）药物治疗：吲哚美辛（消炎痛），强心、利尿、抗感染。

（2）导管介入堵闭术

1）适应证：不并发必须外科手术的其他心脏畸形；年龄通常≥6个月，体重≥4kg，动脉导管最窄直径≥2.5mm。可根据大小及形状选用不同的封堵器。

2）禁忌证：依赖PDA生存的心脏畸形；严重肺动脉高压导致右向左分流；蚕症感染性疾病等。

（3）外科手术结扎：手术适宜任何年龄，<1岁婴儿反复发生呼吸道感染、心力衰竭等，并发其他心脏畸形者应手术治疗。

4. 预后　动脉导管的介入治疗或手术治疗效果良好，手术病死率<1%。

（二）房间隔缺损

房间隔缺损（atrial septal defect，ASD），占小儿先天性心脏病10%左右。男女比例为1：2~1：3。按缺损部位可分为原发孔（Ⅰ孔型），占所有房间隔缺损15%，缺损位于心内膜垫与房间隔交接处；常累及房室瓣等结构，引起二尖瓣前瓣裂、三尖瓣隔瓣裂也称部分型心内膜垫缺损；静脉窦型房间隔缺损，占所有房间隔缺损5%，分上腔型和下腔型。上腔型房间隔缺损，缺损位于上腔静脉入口处，右上肺静脉常经此处异位引流右心房；下腔型房间隔缺损，缺损位于下腔静脉开口处，常伴有肺静脉畸形引流入右心房。冠状静脉窦型房间隔缺损，占所有房间隔缺损的2%，缺损位于冠状静脉窦上端与左心房间，造成左心房血流经冠状静脉窦缺口分流右心房。

1. 临床表现　房间隔缺损的临床表现随缺损的大小而不同。缺损小者，仅在体检时发现胸骨左缘第2~3肋间有收缩期杂音，婴儿和儿童期多无症状。缺损大者，由于体循环血量减少，表现为气促、乏力和影响生长发育，当哭闹、患肺炎或心力衰竭时，右心房压力可超过左心房，出现暂时性青紫。查体可见生长发育落后、消瘦，心前区较饱满，心尖冲动弥散，心浊音界扩大，胸骨左缘第2~3肋间可闻见 3~4 级收缩期喷射性杂音，肺动脉瓣区第二音增强或亢进，并呈固定分裂。

2. 辅助检查　常用的有 X 线检查、心电图及超声心动图。

（1）X 线检查：心脏外形呈现轻 - 中度扩大，以右心房、右心室增大为主，肺动脉段突出，肺门血管影增粗，可见肺部"舞蹈"征，肺野充血，主动脉搏影缩小。

（2）心电图：电轴右偏 +90°~ +180°不完全性右束支传导阻滞，部分患儿尚有右心房和右心室肥大。

（3）超声心动图：M 型超声心电图可显示右心房和右心室内径增大和室间隔矛盾运动。二维超声心动图可见房间隔回声中断，并可显示缺损的位置和大小。多普勒彩色血流显像可观察到分流的位置、方向且能估测分流的大小。

3. 治疗要点　包括内科治疗、导管介入堵闭术及外科治疗。

（1）内科治疗：强心、利尿、抗感染、扩张血管及对症治疗。

（2）导管介入堵闭术

1）适应证：年龄≥3 岁，直径≥4mm，不并发必须外科手术的其他心脏畸形。

2）禁忌证：静脉窦型房间隔缺损，活动性感染性心内膜炎；出血性疾病；重度肺动脉高压导致右向左分流，左心房发育差等。

（3）外科治疗：原发孔型及静脉窦型房间隔缺损，一般外科手术治疗。

4. 预后　自然关闭：小型房间隔缺损（直径 <3mm 甚至 <3~8mm），1 岁前有可能自然关闭。儿童时期大多数可保持正常生活，常因杂音不典型而延误诊断。缺损较大时，分流量较大，分流量占体循环血量的 30% 以上，不经治疗活至成年时，有可能出现肺动脉高压，一旦出现艾森曼格综合征即为手术和介入治疗禁忌证。

（三）室间隔缺损

室间隔缺损（ventricular septal defect，VSD）是最常见的先天性心脏病，占先天性心脏病的 25% ~40%，单独存在约占 25%，也可与其他心脏畸形同时存在。按缺损的部位、缺损边缘组织性质，最多见为膜周部缺损，占 60% ~70%，位于主动脉下，由膜部与之接触的 3 个区域（流入道、流出道或小梁肌部）延伸而成。肌部缺损，占 20% ~30%，又分为窦部肌肉缺损（肌部流入道）、漏斗隔肌肉缺损（嵴上型或干下型）及肌部小梁部缺损。其临床表现与缺损的大小有关。

1. 临床表现　见表 8-1。

表 8-1　室间隔缺损临床表现

缺损程度	缺损直径	临床表现	杂音程度
小型缺损	≤0.5cm	生长发育基本正常	胸骨左缘第 3~4 肋间响亮粗糙的全收缩期杂音，肺动脉第二心音稍增强
中型缺损	0.5~1.0cm	生长发育缓慢，可见乏力、气短、多汗	左缘第 3~4 肋间可闻 3~4 级粗糙的全收缩期杂音，肺动脉第二心音增强
大型	>1.0cm	生长发育迟缓，喂养困难，可见呼吸急促，常出现心力衰竭	左缘第 3~4 肋间可闻 3~5/3~6 级全收缩期反流性杂音，伴有收缩期震颤肺动脉高压者肺动脉第二心音亢进

2. 辅助检查　包括 X 线检查、心电图和超声心动图。

（1）X 线检查：小到中型缺损者心影大致正常或轻度左心房、左心室增大。大型缺损者，肺纹理明显增粗增多，左心室、右心室均增大。重度肺动脉高压时，右心室大为主，肺动脉段明显凸出，肺门血管呈"残根状"。

（2）心电图：小型室缺心电图正常。分流量大者左心房大、左心室肥厚或双心室肥厚，重度肺动脉高压时以右心室肥厚为主。流入部隔瓣下缺损者心电图改变常有类似心内膜垫缺损，电轴左偏，aVF 导主波向下及Ⅰ度房室传导阻滞。

（3）超声心动图：二维超声心动图及彩色多普勒血流显像示，室间隔连续性中断可判定室间隔缺损的部位和缺损的直径大小；心室水平有左向右分流束（晚期肺动脉高压可出现右向左分流）；可探测跨隔压差并计算出分流量和肺动脉压力。

3. 治疗要点　包括内科治疗、导管介入性堵闭术和外科治疗。

（1）内科治疗：强心、利尿、抗感染、扩张血管及对症治疗。用抗生素控制感染，强心苷、利尿药改善心脏功能。对并发肺动脉高压者，应用血管扩张药，合理应用抗生素，控制肺部感染，争取手术时机。

（2）导管介入性堵闭术

1）适应证：膜部缺损：年龄≥3岁，室缺距主动脉瓣≥3mm；肌部室缺≥5mm或术后残余分流。

2）禁忌证：活动性感染性心内膜炎；心内有赘生物、血栓；重度肺动脉高压伴双向分流者。

（3）外科治疗：小型室间隔缺损不需手术治疗，一般不影响寿命。中到大型可手术治疗。

4. 预后　30%～60%膜部室缺和肌部室缺可自行关闭，多在5岁以前，小型缺损关闭率高。中、重型缺损者，婴儿期可反复出现呼吸道感染，形成重度肺动脉高压，逆向分流形成艾森曼格综合征而危及生命。

（四）法洛四联症

法洛四联症（tetralogy of fallot）是一种常见的青紫型先天性心脏病，占先心病的12%～14%。本病4种病理改变为肺动脉狭窄、室间隔缺损、主动脉骑跨和右心室肥厚。其中以肺动脉狭窄为主要畸形。

1. 临床表现　①青紫：主要临床表现为青紫，其程度和出现早晚与肺动脉狭窄程度有关。多于生后3～6个月逐渐出现青紫。见于毛细血管丰富的部位，如唇、指（趾）、甲床、球结膜等处。因患儿长期处于缺氧状态中，可使指、趾端毛细血管扩张增生，局部软组织和骨组织也增生性肥大，出现杵状指。因血液中血氧含量降低，活动耐力差，稍一活动，即可出现气急、青紫加重。②蹲踞症状：是法洛四联症活动后常见的症状。患儿活动后，常主动蹲踞片刻，蹲踞时下肢屈曲，体循环阻力增大，右向左分流减少。蹲踞时下腔静脉回心血量减少，体循环血氧饱和度增加，使缺氧症状暂时得到缓解。③缺氧发作：婴儿期常有缺氧发作史，其机制可能为机动刺激右心室流出道的心肌使之发生痉挛和收缩，右心室流出道阻塞。临床可见患儿呼吸急促、烦躁不安、发绀加重，重者发生晕厥、抽搐、意识丧失，甚至死亡。发作可持续数分钟或数小时。哭闹、排便、感染、贫血或睡眠苏醒后均可诱发。

查体：可见患儿发育落后，口唇、面部、外耳郭亦有青紫，舌色发暗，杵状指（趾）。心前区略隆起，胸骨左缘第2～4肋间有2～3级收缩期喷射性杂音，杂音响度与狭窄程度成反比；肺动脉第二心音减弱。

常见并发症：脑血管意外（栓塞、出血）；脑脓肿；感染性心内膜炎；红细胞增多症或相对性贫血。

2. 辅助检查　常用辅助检查如下所述。

（1）外周血常规：血红蛋白、红细胞计数、血细胞比容均升高。

（2）动脉血氧分压：降低，动脉血氧饱和度低于正常。

（3）X线检查：心影呈靴形心，肺血减少；2.5%病例并发右位主动脉弓；约5%病例并发永存左上腔静脉畸形。

（4）心电图：典型法洛四联症电轴右偏，右心室肥厚，右心房肥大。

（5）超声心动图：二维超声心动图左心室长轴切面可见主动脉内径增宽，骑跨在室间隔上，室间隔中断，可判断主动脉骑跨程度；大动脉短轴切面可见右心室流出道及肺动脉狭窄。右心室、右心房、内径增大，左心室内径缩小。彩色多普勒显示收缩期以蓝色为主的血流束从右心室通过室间隔部位进入左心室及主动脉内。

3. 治疗要点　如下所述。

（1）缺氧发作：①立即予以膝胸体位；②吸氧、镇静；③吗啡0.1～0.2mg/kg，皮下或肌内注射；④β-受体阻滞药普萘洛尔每次0.05～0.1mg/kg加入10%葡萄糖注射液稀释后缓慢静脉注射，必要时15min后再重复1次；⑤纠正代谢性酸中毒，给予碳酸氢钠1mmol/kg，缓慢静脉注入，10～15min可重复应用。

（2）每天摄入足够水分：出现腹泻、发热时，及时补充液体。对缺氧发作频繁者，应长期口服普萘洛尔预防发作，剂量为 2~6mg/（kg·d）。分 3~4 次口服。

4. 预后　本病未经治疗者，平均存活年龄 15 岁。施行根治术治疗预后较好。术后长期随访，远期生存率 80% 左右。患儿心功能达 Ⅰ~Ⅱ 级，能从事正常活动。

三、先天性心脏病患儿的护理

1. 休息　是恢复心脏功能的重要条件。因休息可使组织耗氧量减少，心率减慢，心脏负荷变小，心收缩力增强，射血增多，临床表现有所缓解。

（1）学龄前患儿：在接受治疗和护理中，依从性较差，易出现烦躁，剧烈哭闹，导致病情加重。可遵医嘱给镇静药、避免哭闹、减轻心脏负荷，避免病情恶化。

（2）学龄儿童：能部分服从治疗和护理计划，自我控制能力差，活动量相对较大，不理解休息有利于疾病恢复的原理，护理人员须对患儿耐心讲解疾病知识，使其认识到休息重要性，自觉地遵守作息时间。

（3）青少年患儿：对疾病有部分了解，思想负担重，护理人员须做认真细致思想工作，使患儿树立战胜疾病的信心，积极配合医疗、护理。

（4）对心功能不全的重症患儿，如出现呼吸困难、心率加快、烦躁不安、肝大、水肿等症状，须立即报告医师，遵医嘱给镇静药，须绝对卧床休息、密切观察尿量、严格记录出入量。

2. 病室环境要求　①室内温度适宜，20~22℃，湿度 55%~60%，空气新鲜，环境安静。②根据患儿病情程度，室内备有抢救设备，如急救车、吸痰器、吸氧设备、心电监护仪等。

3. 体位要求　①无心力衰竭时，可采用舒适的任何体位，使身心处于放松环境中，利于疾病恢复。②发生心力衰竭时，可采用半坐位或坐位，使回心血量减少，减轻心脏负荷，减少心肌耗氧量，防止心力衰竭加重。

4. 注意观察病情，防止并发症发生　观察患儿情绪、精神、面色、呼吸、脉率、脉律、血压等。患儿突然烦躁、哭闹、呼吸加快，拒奶，听诊或数脉发现心律不齐，期前收缩，心率加快，立即报告医师，遵医嘱对症处理，详细记录病情变化。

5. 预防并发症　包括缺氧发作、血栓形成及心力衰竭。

（1）注意观察、防止法洛四联症患儿因活动、哭闹、便秘引起缺氧发作，一旦发生应将小儿置于膝胸卧位，给予吸氧，并与医生配合给予吗啡及普萘洛尔抢救治疗。

（2）法洛四联症患儿血液黏稠度高，发热、出汗、吐泻时，体液量减少，加重血液浓缩易形成血栓，因此要注意供给充足液体，必要时可静脉输液。

（3）观察有无心率增快、呼吸困难、端坐呼吸、吐泡沫样痰、水肿、肝大等心力衰竭的表现，如出现上述表现，立即置患儿于半卧位，给予吸氧，及时与医生取得联系并按心力衰竭护理。

6. 饮食护理　心功能不全的患儿需准确记录出入量，饮食应是高蛋白、高维生素、清淡易消化的食物，对喂养困难的小儿要耐心喂养，以少量多餐为宜。注意控制水及钠盐摄入，学龄儿入量按 60~70mL/（kg·d），婴幼儿按 70~80mL/（kg·d），盐量 0.5~1g/d。每日保证热量摄入。

7. 对症护理　包括呼吸困难、水肿、咳嗽的护理及防止便秘。

（1）呼吸困难的护理：呼吸频率增快，青紫明显或出现三凹征时，让患儿卧床休息，抬高床头，呈半坐位或坐位，低流量氧气吸入，烦躁者遵医嘱给镇静药。

（2）水肿的护理：①给无盐或少盐易消化饮食；②尿少者，遵医嘱给利尿药；③每周测量体重 2 次，严重水肿者，每日测体重 1 次；④定时翻身，预防压疮的发生；如皮肤有破损应及时处理。

（3）咳嗽的护理：抬高床头，备好吸痰器、痰瓶、必要时协助患儿排痰；详细记录痰量、性质、应送痰培养检查，咳嗽剧烈的，应遵医嘱给止咳药物；严重肺水肿，痰稠不易咳出，超声雾化稀释痰液，协助痰液排出，保持呼吸道通畅；病情发生变化，立即配合医师抢救。

（4）注意大便通畅，防止便秘：多食含纤维素丰富的食物。患儿3d无大便，应立即报告医师处理，遵医嘱给缓泻药，防止发生意外。

8. 药物治疗护理　如下所述。

（1）服用洋地黄药物前数脉搏1min，儿童<60次/min或>100次/min，婴儿<80次/min或>160次/min应停药。并通知医生。

（2）口服洋地黄药物时，剂量一定要准确。如为地高辛水剂药物，可用1mL针管抽取后，直接口服。应避免与其他药物同时服用，如服用维生素C药物时，应间隔30min以上，以免影响洋地黄药物的疗效。

（3）应用利尿药物时，应熟悉利尿药物的药理作用，注意水、电解质的平衡，防止低钾引起药物的毒性作用。

（4）用药后，应观察药物的作用，如心音有力、脉搏减慢、脉搏搏动增强、呼吸平稳，口唇、指甲发绀好转等。

（5）观察中毒反应，应注意观察以下几项指标的变化：①胃肠反应；食欲缺乏、恶心、呕吐、腹泻；②神经反应：头昏、嗜睡、黄视、复视；③心血管反应：房室传导阻滞、房性及室性期前收缩、室性心动过速、心室颤动、心律失常。

9. 预防感染　注意天气变化，及时加减衣服，避免受凉引起呼吸系统感染。

10. 健康教育　指导家长掌握先天性心脏病患儿的日常护理，建立合理的生活习惯，合理用药，预防感染和其他并发症。

（朱亚宏）

第四节　病毒性心肌炎

心肌炎是指因感染或其他原因引起的，局灶性或弥散性的心肌间质炎性渗出的心肌纤维的变性或坏死，导致不同程度的心功能障碍和周身症状性的疾病是小儿时期较常见的心脏病之一。能引起心肌炎的病原有很多种，主要是病毒，现已知病毒有20余种，常见的有柯萨奇病毒、脊髓灰质炎病毒、流感病毒、EB病毒、腺病毒等，大多数无症状，但极少数重症者可暴发而致命。

一、病因与发病机制

本病的发病机制尚不完全清楚。随着分子病毒学、分子免疫学的发展，揭示病毒性心肌炎的发病机制，涉及病毒对感染的心肌细胞直接损害和病毒触发人体自身免疫反应而引起心肌损害。

二、临床表现

病毒性心肌炎患儿出现心脏症状前2~3周有上呼吸道感染或其他病毒疾患史。根据临床症状和客观检查指标其分期为：

1. 急性期　病程在6个月以内，病毒性心肌炎分型见表8-2。

表8-2　病毒性心肌炎急性期分型

	临床表现	体格检查	心电图	实验室检查
轻型	多汗、面色苍白、心悸、气短、胸闷、头昏、乏力	听诊第一心音低钝	ST-T改变	心肌肌钙蛋白↑
中型	除上述症状外，乏力为主要表现	心脏略大，心音钝，肝增大	心率过速或过缓，心律不齐	心肌肌钙蛋白↑，乳酸脱氢酶同工酶增高↑
重型	呈暴发型，起病急骤，病情发展迅速，烦躁、呕吐、心前区痛	心音低钝、心脏扩大、肝增大、尿量减少、水肿	各种室上性、室性期前收缩、房室传导阻滞等	心肌肌钙蛋白↑，乳酸脱氢酶同工酶↑

2. 迁延期　急性期过后，临床症状反复出现，客观指标迁延不愈，病程多在半年以上。

3. 慢性期　进行性心脏增大，反复心力衰竭或心律失常发生，病情时轻时重，病程长达 1 年以上。

三、治疗要点

1. 休息　一般应休息至症状消除后 3~4 周，心脏扩大者，休息应不少于 6 个月。在恢复期应限制活动至少 3 个月。

2. 保护心肌药物　包括维生素 C、1,6 - 二磷酸果糖、泛癸利酮和芪冬颐心口服液。

（1）大量维生素 C 治疗：维生素 C 是一种较强的抗氧化剂，有清除自由基的作用，从而保护心肌，改善心肌功能。开始时需大剂量维生素 C，加入葡萄糖液静脉滴注，1/d，1 个疗程为 3~4 周。

（2）1,6 - 二磷酸果糖（FDP）：可改善心肌细胞代谢，增加心肌能量，并可抑制中性粒细胞自由基生成，1 个疗程 1~3 周。

（3）泛癸利酮（辅酶 Q_{10}）：对受病毒感染的心肌有保护作用，持续应用 2~3 个月。

（4）芪冬颐心口服液：主要成分有黄芪、麦冬、金银花、龟甲等。它对柯萨奇病毒有明显的抑制作用，能增强心肌收缩力和改善心肌供血。

四、护理措施

（1）卧床休息至热退后 3~4 周，病情基本稳定后，逐渐增加活动量，但休息不 <6 个月。有心脏扩大的患儿，卧床休息半年至 1 年以上。

（2）给以高热量、高蛋白、高维生素、清淡易消化营养丰富的饮食，少量多餐，多食新鲜蔬菜及水果（含维生素 C），但不要暴饮暴食，以免胃肠负担过重，机体抵抗力下降，易外感风寒，引发疾病。

（3）遵医嘱给予营养心肌药物，向患儿及家长讲明药物治疗的重要性，嘱患儿按时服药，坚持服药，不能因自觉症状好转，认为疾病痊愈，而放松治疗，使疾病复发。

（4）保持大小便通畅，防止便秘发生。

（5）保持情绪稳定，避免情绪紧张及激动，调动机体的免疫系统，发挥自身的抗病能力，使疾病得以恢复。

（6）保护性隔离，应积极预防各种感染，避免去人多的公共场所，防止各种感染的发生。

（7）出院后 1 个月、3 个月、6 个月、1 年到医院检查。

（朱亚宏）

第五节　腹泻

一、概述

小儿腹泻又称腹泻病，是一组由多病原、多因素引起的以大便次数增多和大便性状改变为特点的儿科常见病，是我国婴幼儿最常见的消化道综合征。6 个月至 2 岁婴幼儿发病率高，1 岁内约占半数，是造成小儿营养不良、生长发育障碍和死亡的主要原因之一。

二、病因与发病机制

1. 感染因素　包括肠道内感染和肠道外感染。

（1）肠道内感染：可由病毒、细菌、真菌、寄生虫引起，尤以病毒、细菌多见。

（2）肠道外感染：因发热及病原体毒素作用使消化功能紊乱，或肠道外感染的病原体同时感染肠道，故当患中耳炎、肺炎、上呼吸道、泌尿道及皮肤感染时，可伴有腹泻。

2. 非感染因素　主要为饮食因素和气候因素。

（1）饮食因素：如喂养不定时、食物的质和量不适宜、过早给予淀粉类或脂肪类食物等均可引起腹泻。个别婴儿对牛奶、大豆及某些食物成分过敏或不耐受引起腹泻。

（2）气候因素：本病好发于夏秋季。气候突然变冷、腹部受凉使肠蠕动增加；天气过热致消化液分泌减少或口渴喝奶过多，都可诱发消化功能紊乱而引起腹泻。

三、临床表现

病程在 2 周内称为急性腹泻，病程 2 周～2 个月称为迁延性腹泻，>2 个月为慢性腹泻。根据大便次数、性状及有无全身症状等，腹泻可分为轻、中、重度（表 8 - 3）。

表 8 - 3　腹泻程度分级

临床表现	轻度	中度	重度
大便次数（次/天）	5 ～ 8	8 ～ 15	>15
脱水现象	无	轻度	显著
酸中毒	无	无	显著
症状	不明显	可有发热及呕吐现象	出现高热、昏迷等

1. 急性腹泻　分为轻型腹泻和中重型腹泻。

（1）轻型腹泻：多由饮食不当或肠外因素引起，也可由肠道内病毒或非侵袭性细菌感染引起。主要表现为食欲缺乏，偶有恶心、呕吐或溢乳。一般大便少于每天 10 次。呈黄色或黄绿色，有酸味，粪质少，内有白色或黄白色奶块和泡沫，可混有少量黏液。排便前常因腹痛而哭闹不安，便后恢复安静。一般无脱水和全身中毒症状。

（2）中重型腹泻：多为肠道内感染所致，起病比较急。不仅胃肠道症状重，且伴随水、电解质和酸碱平衡失调，以及全身中毒症状。患儿食欲低下，常伴呕吐，有时进水即吐，严重者可呕吐出咖啡样液体。大便每天 >10 次，甚至几十次。每次量多，呈黄绿色或蛋花汤样水样便，可伴少量黏液或血液。严重腹泻和呕吐导致患儿出现不同程度脱水、酸中毒、低钾血症，还可出现发热、烦躁、嗜睡等。

2. 常见肠炎的临床特点　见表 8 - 4。

表 8 - 4　常见肠炎的临床特点

	分类	临床表现	传播途径
病毒性肠炎	原发性嗜肠道病毒 （1）轮状病毒	此类病毒是引起小儿腹泻的主要病原体。具有高度传染性，又称为秋季腹泻，多见于 6～24 个月，4 岁以上者少见。起病急，常有发热和上呼吸道症状，无明显中毒症状，可有恶心、呕吐和不同程度腹泻。患儿大便次数多、量多，呈黄色水样或蛋花样黏液便，无腥臭味。常并发水、电解质失衡。该病具有自限性，数日后呕吐渐停，腹泻好转，不喂乳类的患儿恢复更快，自然病程 3～8 天。感染后 1～3 天即有大量病毒从大便中排出，最长可达 6 天	消化道、呼吸道传播
	（2）肠病毒	此类病毒可暂时存在于人类肠道中，引起脑膜炎、心肌炎、皮疹、呼吸道等感染，并产生腹泻。病毒随粪便排出体外	消化道传播
	（3）腺病毒	感染后出现上呼吸道与肺炎症状。呕吐、高热持续时间短，而腹泻持续时间较长	呼吸道、消化道传播，眼分泌物接触传播
	非原发性嗜肠道病毒：流感病毒、副流感病毒、腮腺炎病毒、麻疹病毒	侵入人体后常产生非胃肠疾病，但偶尔也会产生呕吐和腹泻	呼吸道传播

	分类	临床表现	传播途径
细菌性肠炎	沙门菌属	好发于5岁以下儿童，特别是2岁以下，常见于夏秋季。患儿可出现黏液血便，并伴随恶心、呕吐、腹痛及腹泻	消化道传播
	志贺菌属	出现高热、腹痛、全身中毒症状。大便呈水样，伴里急后重，并可伴随神经系统症状	消化道传播
	霍乱弧菌	出现淘米水样腹泻，有明显呕吐，可伴随腹痛。起病数小时后即发生脱水，重者出现休克	消化道传播
	出血性大肠杆菌	大便次数增多，开始为黄色水样便，后转为血水便，有特殊臭味。伴腹痛，个别患儿可发生溶血尿毒综合征和血小板减少性紫癜	消化道传播
原虫性肠炎	阿米巴原虫	数人无症状或出现轻微胃肠症状，少数有类似痢疾的临床表现。严重者可出现肠穿孔、肝脓肿等肠外器官的感染	消化道传播
抗生素诱发的肠炎	金黄色葡萄球菌肠炎	多继发于大量抗生素应用后，有些继发于慢性病基础上。症状、病程与菌群失调的程度有关。表现为发热、呕吐、腹泻、不同程度中毒症状、脱水、电解质紊乱，甚至休克。典型大便为大量绿色黏液便，少数呈血便	
抗生素诱发的肠炎	伪膜性小肠结肠炎	除万古霉素和肠道外用的氨基糖苷类外，其余抗生素几乎都可引起该疾病。可在用药1周内至停药4~6周发病，也可见于外科术后、肠梗阻等体弱患儿。表现为腹泻，轻者每日数次，停用抗生素后很快痊愈；重者大便次数多，呈黄绿色水样便，可有伪膜排出；黏膜下出血可出现大便带血。同时可伴有腹痛、腹胀和全身中毒症状，出现水、电解质、酸碱平衡失调，甚至休克	
	真菌性肠炎	白色念珠菌感染常见，多发生于2岁以下小儿。常并发于其他感染或肠道菌群失调时。患儿多同时伴有鹅口疮，病程迁延。表现为大便次数多，呈泡沫较多的黄色稀便，并带黏液便，有时可见豆腐渣样细块	

3. **迁延性腹泻和慢性腹泻**　多与营养不良和急性期未彻底治疗有关。表现为腹泻迁延不愈，大便次数和性质不稳定，重者出现水、电解质紊乱。营养不良患儿容易发生腹泻迁延，同时长期腹泻又会加重营养不良，最终产生免疫功能低下，继发感染，形成恶性循环，影响多脏器功能。

4. **生理性腹泻**　多见于6个月内的婴儿。除大便次数增多外，无其他症状，不影响生长发育。添加辅食后，大便逐渐转为正常。

四、治疗要点

总的治疗原则为调整饮食；合理用药，控制感染；纠正水、电解质和酸碱平衡紊乱；预防并发症的发生。

1. **调整饮食**　除呕吐严重者，一般都应鼓励进食补充营养，以促进疾病的恢复。但腹泻期间需要调整饮食，根据病情给予易消化和清淡的饮食。

2. **控制感染**　病毒性肠炎以饮食疗法和支持疗法为主，一般无须应用抗生素。细菌感染选用有效抗生素。而抗生素诱发肠炎需要停用原来抗生素，改用万古霉素等抗生素。

3. **纠正水、电解质和酸碱平衡失调**　没有脱水或轻中度脱水者可以采用口服补液盐预防和纠正脱水，中重度脱水伴周围循环衰竭者需要静脉补液，纠正水、电解质和酸碱失衡。

4. **预防并发症的发生**　长期腹泻患儿常并发营养不良等并发症，需要积极采取措施。

五、护理评估

1. **现病史**　有无腹痛、腹部有无反跳痛及肌紧张、有无腹胀及肠鸣音是否亢进等症状。另外，有无发热、前囟是否凹陷，以及哭时无泪，少尿，皮肤干燥、弹性差等脱水表现；有无消瘦，慢性营养不良等表现。

2. 健康史 性别、年龄、家族史等，重点了解病儿的饮食习惯。既往有无反复腹泻类似发病史，有无过敏史。

3. 辅助检查 包括血常规、大便检查和血液生化检查。

（1）血常规：一般来说白细胞和中性粒细胞计数增加提示细菌感染，若降低则提示病毒感染，嗜酸性粒细胞增多则常见于寄生虫感染或过敏性病变。

（2）大便检查：大便中有较多白细胞常提示侵袭性细菌感染，其他原因导致的腹泻大便常规内含有较少白细胞或者没有白细胞。大便培养可检查相应细菌。真菌感染的肠炎，大便涂片可发现菌丝和孢子。病毒感染者可行病毒检测。

（3）血液生化检查：患儿可有不同程度的电解质和酸碱平衡失调。

六、常见护理诊断/合作性问题

1. 腹泻 与喂养不当、肠道炎症有关。
2. 体液不足 与腹泻、呕吐丢失过多和摄入量不足有关。
3. 体温过高 与肠道感染有关。
4. 有皮肤完整性受损的危险 与大便次数增多刺激臀部皮肤有关。
5. 潜在并发症 酸中毒、低钾血症。
6. 知识缺乏 与家长缺乏合理喂养知识、卫生知识和腹泻时护理知识有关。

七、护理目标

（1）达到正常的排便次数和性状。

（2）维持正常的体重和尿量；增加进食或补液，维持摄入和排出液量平衡；动脉血气分析恢复正常。

（3）控制炎症，体温逐渐恢复正常。

（4）保持皮肤完整性，无红臀发生。

（5）电解质和酸碱度维持在正常水平。

（6）家长了解腹泻病因、易感因素和预防措施；掌握正确喂养知识；家长能正确洗手，养成良好卫生习惯，保持食物清洁；能正确护理小儿。

八、护理措施

1. 控制腹泻，防止继续失水 主要措施如下所述。

（1）调整饮食：维持良好的营养有助于疾病恢复，但严重呕吐和腹泻患儿需要暂时禁食（不禁水）。母乳喂养患儿，暂停辅食，给予单纯母乳喂养；人工喂养者，给予稀释牛奶或米汤，等腹泻好转后，逐渐给予半流质并过渡到正常饮食。病毒性肠炎常有双糖酶缺乏，不宜给予甜食，可疑病例暂停乳类，改豆制品或发酵奶。腹泻停止后，给予营养丰富饮食，并每日加餐一次，共2周。对于禁食患儿需行支持疗法，必要时静脉营养。

（2）控制感染：加强卫生，做好消毒隔离，并根据大便培养的结果选择有效抗生素。

（3）大便观察：评估患儿排便次数、性状（有无黏液、血液，是否为水样等）、颜色、气味、量，并根据医嘱及时留取标本，注意采集脓血黏液等异常部分。同时在护理记录单上呈现动态变化。

2. 补充液体，纠正水、电解质和酸碱失衡 脱水是急性腹泻常见死亡原因，合理液体疗法是降低病死率的关键。对于轻中度脱水不伴循环衰竭的患儿，以及需要预防脱水的患儿可选择口服补液盐。而重度脱水患儿或循环衰竭患儿选择静脉疗法。

（1）口服补液盐：用于预防和纠正轻中度脱水。一般轻度脱水需补充50～80mL/kg，中度脱水补充80～100mL/kg，在8～12小时内将累积损失量补足，脱水纠正后将余量按照病情随时口服。对于有明显腹胀、休克、心功能不全或其他严重并发症，以及新生儿都不适合应用口服补液盐。

（2）静脉补液：适用于中重度脱水或吐泻频繁的患儿。

第1天补液：①总量：轻度脱水90～120mL/kg，中度脱水120～150mL/kg，重度脱水150～180mL/kg，包括累积损失量、继续损失量和生理需要量，对少数脏器功能不全的患儿需要调整。②种类：脱水分为低渗、等渗和高渗，不明性质时按照等渗脱水处理。③速度：先快后慢。前8～12小时，每小时8～10mL/kg。有循环衰竭者，用2：1等张液20mL/kg，30～60分钟内快速输入。补充继续损失量和生理需要量速度减慢，于12～16小时内输完，每小时约5mL/kg。如果病情好转，可减少补液量，或者改用口服补液盐。

第1天以后补液：注意补充生理需要量和继续损失量，可改口服补液。一般生理需要量60～80mL/kg，用1/5等张溶液。继续损失量按照丢失量计算，用1/3～1/2等张溶液。然后将生理需要量和继续损失量的总量在12～24小时内均匀输入。

3. 维持皮肤完整性　采用柔软透气的棉质布类，不要应用橡胶，尽量减少一次性尿不湿的使用，必要时可以敞开。每次大便后用温水清洗臀部，保持清洁干燥，局部可以应用清鱼肝油、鞣酸软膏、氧化锌等保护皮肤。有条件者可以应用烤灯，但需注意防止烫伤。

4. 高热护理　对高热者，采取温水擦浴、冰袋等降温措施，必要时应用退热药物。保持皮肤清洁干燥，及时更换汗湿衣裤。同时注意补充水分，并做好口腔护理。观察患儿血压、心率，判断有无周围循环衰竭等严重表现。

5. 观察病情　①监测生命体征。②观察患儿脱水症状，包括神志、精神、囟门、眼窝、眼泪、皮肤湿度和弹性、尿量、血压等指标。③观察有无电解质和酸碱失衡表现，如有无腹胀、肠鸣音减弱甚至消失、心率加快等低钾血症表现，有无抽搐等低钙血症表现，以及有无呼吸深长、精神萎靡、口唇樱桃红等酸中毒表现。④观察有无并发症，观察患儿的营养情况，以及各项实验室检查指标，了解有无多脏器功能的障碍。

6. 健康教育　如下所述。

（1）指导家长合理喂养，母乳喂养者避免夏季断奶，按时逐步添加辅食，防止饮食结构的突然变动。

（2）指导家长配置和应用口服补液盐。

（3）告知家长注意饮食卫生，加强食具消毒，避免食物污染。教育儿童饭前便后洗手。

（4）及时治疗佝偻病、营养不良等，加强体育锻炼，适当户外活动。

（5）气候变化时，及时添加和减少衣物，避免感冒。

（6）避免长期滥用抗生素。

九、护理评价

（1）腹泻得到控制和缓解。

（2）家长掌握喂养方法。

（3）未出现电解质紊乱、酸碱失衡等严重并发症。

（薛红香）

第六节　胃炎

一、概述

胃炎是指由各种物理性、化学性或生物性有害因素引起的胃黏膜或胃壁炎性病变。根据病程分急性和慢性两种，后者发病率高。

二、病因与发病机制

1. 急性胃炎　病因包括感染、药物、应激、乙醇，以及变质、粗糙和刺激性食物，腐蚀性物质，碱性反流，缺血，放射，机械创伤等。其发病机制主要是由于有害因素直接或间接地削弱了胃黏膜防御机制的某些成分，即损伤因子与防御因子间的平衡遭破坏。

2. 慢性胃炎　是有害因子长期反复作用于胃黏膜引起损伤的结果。儿童慢性胃炎中以浅表性胃炎最常见，占90%~95%，萎缩性胃炎极少。病因迄今尚未完全明确，可能与感染、胆汁反流、长期服用刺激性食物和药物及精神紧张等有关。

三、临床表现

1. 急性胃炎　发病骤急，轻者食欲缺乏、腹痛、恶心、呕吐。上腹痛于正中偏左或脐周压痛，呈阵发性加重或持续性钝痛，伴腹部饱胀、不适。少数患儿出现腹部剧痛。严重者可出现呕血、黑便、脱水、电解质及酸碱平衡紊乱。有感染者常伴有发热等全身中毒症状。

2. 慢性胃炎　常见症状为反复发作无规律性的腹痛，疼痛轻者为间歇性隐痛或钝痛，严重者为剧烈绞痛。常伴有食欲缺乏、恶心、呕吐、腹胀，继而影响营养状况及生长发育。胃黏膜糜烂出血者伴呕吐、黑便。

四、辅助检查

1. 胃镜检查　为最有价值、安全、可靠的诊断手段。可直接观察胃黏膜病变及其程度，可见黏膜广泛充血、水肿、糜烂、出血，有时可见黏膜表面有黏液斑或反流的胆汁。Hp感染胃炎时，还可见到胃黏膜微小结节形成（又称胃窦小结节或淋巴结细胞样小结节增生），同时可取病变部位组织进行Hp和病理学检查。

2. Hp检测　常用检测方法如下所述。

（1）胃黏膜组织切片染色与培养：Hp培养需在微氧环境下用特殊培养基进行，3~5天可出结果，是最准确的诊断方法。

（2）尿素酶试验：尿素酶试剂中含有尿素和酚红，Hp产生的酶可分解其中的尿素产生氨，后者使试剂中的Hp值上升，从而使酚红由棕黄色变成红色。将胃黏膜中的活体组织放入上述试剂（滤纸片）中，如胃黏膜含有Hp则试剂变成红色。此法快速、简单，特异性和敏感性可>90%。

（3）血清学检测Hp抗体：IgM可在清除Hp几个月后仍保持阳性，限制了其诊断意义。

（4）核素标记尿素呼吸试验：让患儿口服一定量的放射性核素^{13}C标记的尿素，如患儿消化道内含有Hp，则Hp产生的尿素酶可见尿素分解产生CO_2由肺呼出。通过测定呼出气体中^{13}C含量即可判断胃内Hp感染程度。其特异性和敏感性均>90%。

五、治疗要点

1. 急性胃炎　去除病因，积极治疗原发病，避免服用一切刺激性食物和药物，纠正水、电解质紊乱。有上消化道出血者应卧床休息，保持安静，监测生命体征及呕吐与黑便情况。静脉滴注H_2受体拮抗剂，口服胃黏膜保护剂。细菌感染者应用有效抗生素。

2. 慢性胃炎　去除病因，积极治疗原发病。养成良好的饮食习惯和生活规律。饮食定时定量，避免服用刺激性食品和对胃黏膜有害的药物。药物治疗包括：①黏膜保护剂，如次碳酸铋、硫糖铝、蒙脱石粉剂等；②H_2受体拮抗剂，常用西咪替丁、雷尼替丁、法莫替丁等；③胃肠动力药，腹胀、呕吐和胆汁反流者多用潘立酮、西沙比利；④有幽门螺杆菌感染者应进行规范的抗Hp治疗，药物治疗时间视病情而定。

六、护理评估

1. 现病史　有无腹痛，腹痛的部位、诱因、性质，与饮食的关系，有无腹部反跳痛及肌紧张；有无食欲缺乏、消瘦、慢性营养不良，有无面色苍黄等贫血表现。

2. 健康史　包括性别、年龄、家族史等，重点了解患儿的饮食习惯，既往有无反酸、腹胀、嗳气和类似发病史，有无过敏史。

3. 辅助检查　胃镜检查和 Hp 检测。

七、常见护理诊断/合作性问题

1. 疼痛　与胃炎致腹痛有关。
2. 知识缺乏　患儿及家长缺乏预防 Hp 感染及治疗的相关知识。

八、护理目标

（1）患儿疼痛减轻。

（2）家长可描述 Hp 防治要点。

九、护理措施

1. 一般护理　多休息，劳逸结合。学龄期儿童适当减少作业，避免玩刺激性游戏，使身体和心理均获得有效放松，利于疾病健康。对于呕吐较剧或呕吐带血的患儿则严格卧床休息，以减少机体能量的消耗。呕吐后及时更换清洁衣被，做好口腔护理，减少不良刺激。

2. 饮食护理　急性期如频繁呕吐、恶心、上腹疼痛者暂禁食，给予静脉补充液体，让胃肠得到充分休息。出血者遵医嘱适当延长禁食时间。待症状缓解后，可进食清淡温流质饮食，如米汤、稀藕粉，逐步添加牛奶。指导患儿细嚼慢咽，勿急食，使食物与唾液充分搅拌均匀，以减轻胃的负担。如临床症状无反复，可予温软易消化食物，如粥、烂面、鸡蛋羹等，要少量多餐规律进食。恢复期可结合患儿饮食习惯逐步增加饮食种类，但应少食甜食，避免辛辣刺激性、粗糙食物和油炸类食品。勿食过冷过热易产气的食物和饮料。注意饮食卫生。

3. 对症护理　如下所述。

（1）呕吐：注意观察和记录呕吐物的性质、量及色泽，呕吐时给予患儿侧卧位，防止呕吐物误吸。呕吐严重者暂禁食，开通静脉输液，遵医嘱给予 H_2 受体阻滞剂和维生素 B_6 缓解症状，详细记录患儿的出入液量，合理安排输液顺序和输液速度，防止发生脱水和电解质、酸碱平衡紊乱。

（2）腹痛：上腹隐痛者予调整卧位，按摩局部，促进舒适。采取各种方式转移患儿的注意力以缓解疼痛。对于疼痛剧烈者暂禁食，明确诊断后遵医嘱应用解痉止痛药。注意观察和记录疼痛的部位、性质和程度，患儿对疼痛的耐受能力和身心反应及应用解痉止痛药的效果，是否伴有腹泻等。

4. 内镜检查的护理　如下所述。

（1）术后留观 30 分钟，注意有无腹痛等不适症状。术后数日内注意大便颜色，教会患儿及其家长观察方法，若有消化道出血及时来医院就诊。

（2）术后禁食、禁水 2 小时，当日以温凉半流质为宜。行活检的患儿防止粗糙饮食对胃黏膜的摩擦导致出血。

（3）术后 1～2 天内患儿可有短暂咽喉部轻微疼痛或异物感，有些患儿可有咳痰的症状，指导其勿反复用力咳嗽，以免损伤咽喉部黏膜，可含服清凉润喉片。

5. 心理护理　急性期因起病突然，频繁呕吐和腹泻，患儿及其家长易产生恐慌心理。此时，医护人员要耐心细致地给他们讲解小儿急性胃炎的病因、治疗和预后，告知诊断明确后，通过控制饮食和药物治疗，症状一般会缓解。等到病情控制，食欲恢复后，患儿想进食各种自己喜好的食物，而家长也迫切想补充孩子的营养，此时医护人员要反复强调遵循饮食指导对防治该病的重要性。年龄稍大的患儿和家长会担心病情反复，此时需要予以安慰，告知其小儿正处于生长发育阶段，新陈代谢快，组织修复能力比成人强，治愈后不易复发。但同时也要告诫家长不要给孩子过多的压力，平时要多表扬、鼓励，心护理相结合更有利于疾病的康复。

6. 健康教育　如下所述。

（1）根据饮食护理内容指导家长规律喂养患儿，注意饮食卫生。禁食生冷、刺激性食品。

（2）患儿生活规律，并注意劳逸结合，避免不良情绪刺激影响胃的功能。

（3）指导患儿正确服药：许多药物有刺激胃肠的不良反应，如非甾体类抗炎药、某些抗生素、制霉菌素等，应避免使用。感冒时应尽量选择中成药。

（4）Hp 防治：预防 Hp 感染要把住病从口入关。不共用餐具，饭前便后洗手，尽量吃高温加热的熟食，喝开水，生吃的瓜果蔬菜要洗净。联合应用抗生素，是治疗 Hp 相关疾病的有效措施，Hp 的根除率达 90% 以上，无明显不良反应，患者耐受性好。判断 Hp 感染的治疗效果应根据 Hp 的根除率，而不是清除率。根除是指治疗终止后至少在 1 个月后，通过细菌学、病理组织学或放射性核素示踪方法证实无细菌生长。

7. 出院指导　生活规律，放纵心情，避免应激因素。勿暴饮暴食，做好饮食卫生，控制冷食，遵循住院期间的饮食指导原则。慎用水杨酸盐类药物。胃镜检查异常者应遵循医嘱按时复查，正确服药。

十、护理评价

（1）胃炎相关症状减轻。

（2）家长情绪稳定，了解疾病相关知识，积极配合治疗。

（3）顺利完成胃镜检查。

（薛红香）

第七节　肠套叠

一、概述

肠套叠是指近端肠管及其系膜套入远端肠腔所致的疾病，是婴幼儿时期常见的急腹症之一。多发生在 2 岁以内的小儿，尤以 4 ~ 10 个月的婴儿发病率最高。男女婴之比约为 3 : 1。健康肥胖儿更多见，春季发病率高，可能与上呼吸道感染及淋巴结病毒感染有关。

二、病因与发病机制

肠套叠分为原发性和继发性两种。95% 为原发性，多为婴幼儿，病因尚未完全清楚，不存在显著性器质性病变。有学者认为婴幼儿回盲部系膜尚未完全固定、活动度较大是原发性肠套叠的原因。约 5% 病例为继发性，多为年长儿，发生肠套叠的肠管可见明显的机械性原因，如美克尔憩室、肠息肉、肠肿瘤、肠重复畸形等可牵引肠壁而发生肠套叠。

有些促发因素可导致肠蠕动的节律发生紊乱，从而诱发肠套叠，如饮食改变、腹泻及肠道发生病毒感染等均与之有关。其中，病毒感染后可以导致末端回肠集合淋巴结增生，局部肠壁增厚，甚至突入肠腔，构成套叠起点，加之肠道病毒感染后蠕动增强导致发病。

肠套叠依据套入部位不同分为回盲型、回结型、回回结型、小肠型、多发型。以回盲型最为常见。大多数肠套叠在最初 24 小时内不引起肠绞窄，但以后可逐渐发展为肠坏死，甚至休克。肠套叠的鞘部尤其是颈部挤压套入肠管，肠系膜遭牵拉和压迫，使静脉和淋巴回流受阻，套入部肠管瘀血、水肿、肠壁增厚、颜色变紫，并有血性渗液及腺体黏液分泌增加，产生血便。病情进一步进展，可影响动脉血运，最后肠管发生坏死，出现全身中毒症状。重者出现肠穿孔和腹膜炎。

三、临床表现

随着年龄不同而临床表现不同，2 岁以下患儿肠套叠多为急性肠套叠，年长儿多为慢性。

1. 急性肠套叠　临床表现如下所述。

（1）阵发性腹痛：常突然发作，表现为剧烈的肠绞痛，哭闹不安、屈膝缩腹、面色苍白、拒食、出汗，持续数分钟后腹痛缓解，小儿恢复安静或入睡。间歇 10～20 分钟后又反复发作。阵发性哭吵是由于鞘部强烈收缩，肠系膜受牵连所致。

（2）呕吐：在腹痛后数小时发生，开始为胃内容物，如乳汁、乳块和食物残渣，后可含胆汁，晚期可呕吐粪便样液体。

（3）果酱样黏液血便：出现症状的最初几小时大便可以是正常的，以后大便少或者无便。约 85% 病例在发病后 6～12 小时排出果酱样黏液血便，或在做直肠指检时发现血便。

（4）腹部包块：多数病例在右上腹季肋下可触及有轻微触痛的套叠肿块，呈腊肠样包块，光滑不太软，稍可移动。晚期病例发生肠坏死或腹膜炎时，出现腹胀、腹腔积液、腹肌紧张和压痛，不易扪及肿块，有时腹部扪诊和直肠指检双合诊可触及肿块。

（5）全身情况：患儿早期一般情况好，体温正常，无全身中毒表现。随着病程延长，并发肠坏死或腹膜炎时，全身情况恶化，常有严重脱水、高热、嗜睡、昏迷及休克等中毒症状。

2. 慢性肠套叠　年龄越大，发病过程越缓慢。主要表现为阵发性腹痛，腹痛时上腹或脐周可触及肿块，不痛时腹部平坦柔软无包块，病程有时长达十余日。由于年长儿肠腔较宽阔可以不出现肠梗阻症状，肠管不易坏死。呕吐少见，血便出现也较晚。

四、辅助检查

1. 腹部 B 超　在套叠部位横断扫描可见同心圆或靶环状肿块图像，纵断扫描可见"套筒"征。

2. B 超监视下水压灌肠　可见靶环状肿块影退至回盲部，"半岛"征由大至小，最后消失，诊断治疗同时完成。

3. 空气灌肠　可见杯口阴影，能清楚看见套叠头的块影，并可同时进行复位治疗。

4. 钡剂灌肠　可见套叠部位充盈缺损和钡剂前端的杯口影，以及钡剂进入鞘部与套入部之间呈现的线条状或弹簧状阴影。只用于慢性肠套叠的疑难病例。

五、治疗要点

急性肠套叠属于急诊，可危及生命，一旦确诊需立即复位。

1. 非手术治疗　空气灌肠。适应证：肠套叠在 48 小时内；全身情况良好；腹部不胀，腹壁柔软。

2. 手术治疗　肠套叠超过 48～72 小时，或虽然时间不长但病情严重疑有肠坏死或穿孔者，以及小肠型肠套叠均需手术治疗。手术时根据患儿全身情况以及病变肠管病理变化选择进行套叠肠管复位术、肠切除吻合术或肠造瘘术。

六、护理评估

1. 现病史　有无腹痛或腹块，有无腹部压痛和肌紧张，直肠指诊手套上有血性黏液便。有无食欲减退、呕吐、腹胀等，有无体温升高、脉搏加速、精神反应差等。

2. 健康史　包括性别、年龄、现病史等，重点了解患儿的喂养情况。既往有无类似发病史，有无过敏史。

3. 辅助检查　腹部 B 超检查、空气灌肠、腹部平片、钡剂灌肠。

4. 心理－社会因素　包括家长心理承受能力、对疾病的认知程度以及社会支持系统等。

七、常见护理诊断/合作性问题

1. 疼痛　与肠系膜受牵拉和肠管强烈收缩有关。

2. 体液不足　与患儿呕吐有关。

3. 营养失调：低于机体需要量　与患儿禁食、胃肠减压有关。

4. 知识缺乏　与患儿家长缺乏疾病治疗及护理知识有关。

5. 潜在并发症　肠坏死、肠穿孔、腹膜炎。

八、护理目标

（1）患儿腹痛缓解或减轻。

（2）患儿脱水得到纠正。

（3）满足患儿营养的需求。

（4）患儿家长了解疾病表现和治疗方法，能够正确观察和护理患儿。

（5）患儿并发症得到及时诊断和处理，或无并发症发生。

九、护理措施

（一）非手术治疗的护理

密切观察患儿腹痛、呕吐、大便情况。非手术治疗患儿行空气灌肠，遵医嘱给予苯巴比妥镇静，阿托品解痉。如灌肠成功，应有以下表现：①安静入睡，不再哭闹，停止呕吐；②腹部肿块消失；③口服活性炭在6~8小时后排出体外；④肛门排气及排出黄色大便，或者可先有少量血便后转为正常颜色大便。如果灌肠后，患儿仍哭闹不安，腹部包块未消失，应考虑复位失败或肠套叠复发，还需注意有无肠穿孔的表现。应及时通知医生，必要时行急诊手术。

（二）术前护理

1. 密切观察病情　指导患儿卧床休息，取舒适卧位，加强生命体征和腹部体征的观察。观察患儿意识、反应和生命体征，如果出现精神萎靡或嗜睡，面色苍白、体温升高、脱水，甚至休克等症状，提示病情加重，可能已出现中毒性休克或肠道穿孔等并发症。给予及时抢救并做好术前准备。

2. 心理护理　耐心倾听家长的诉说，讲解有关疾病、手术的基础知识，给予家长心理支持和鼓励。

3. 给予患儿禁食、胃肠减压　妥善固定胃管，做好胃管护理；建立静脉通路，根据医嘱静脉补充液体，准确记录出入液量，纠正水盐失衡；做好皮肤准备；完成术前血尿粪常规、凝血功能、肝肾功能、测定血型等检查。

（三）术后护理

1. 生命体征　观察血压、呼吸、脉搏，观察腹部体征及肠功能恢复情况。

2. 伤口护理　观察敷料有无渗血、渗液，保持敷料清洁干燥。腹带包扎，减轻伤口张力。

3. 导管护理　术后带回胃肠减压管和导尿管。导管给予妥善固定，并保证引流通畅，避免扭曲滑脱，观察和记录引流液的色、质、量。留置导尿管者每日尿道口以生理盐水棉球护理2次。集尿袋固定不可高于患儿耻骨联合。

4. 饮食与营养　禁食期间遵医嘱给予静脉补充水、电解质，记录出入液量，保证出入平衡。手术未切除肠管者，可在术后1~2天恢复饮食。切除肠管者，根据病变肠管部位和切除肠管的长短调整饮食。肛门排气、排便后，拔出胃管后患儿可以进食流质，逐步过渡到半流质、正常饮食。少部分患儿可有造瘘，此时应该根据肠管情况进行饮食指导。营养不良者，遵医嘱补充白蛋白，促进伤口愈合。

5. 体位和活动　鼓励患儿早期活动，以防肠粘连。手术后当天即可床上活动，病情稳定后，应及早下床活动。

6. 疼痛护理　患儿手术后有伤口疼痛，根据年龄使用评估量表，轻度疼痛可根据患儿年龄的大小及病情，选择安慰奶嘴、玩具等分散注意力，以缓解其疼痛。中度疼痛以上需报告医生，遵医嘱给予镇痛药物。

（四）健康指导

（1）告知家长肠套的好发人群、临床表现和治疗方法。

（2）空气复位的目的，胃肠减压的目的，口服活性炭的目的及大便的观察。

（3）手术后早期活动的意义，饮食的选择和喂养方法，注意饮食卫生，不食不洁的食物，不暴饮暴食，进食后不做剧烈运动。

（4）保持大便通畅，有便秘者应及时给予缓泻剂，促进排便。避免腹泻、肠炎、高热等诱发肠套叠的因素。

（5）注意观察患儿有无出现呕吐、腹痛、便血等表现，异常者及时就诊。

十、并发症的观察与护理

（一）肠穿孔

1. 临床表现　患儿剧烈腹痛、腹胀、呕吐。X线片检查有膈下游离气体。

2. 处理　禁食、胃肠减压，积极完善术前准备，进行手术治疗。

（二）肠坏死

1. 临床表现　剧烈腹痛、腹胀，消化道出血倾向，患儿一般情况差。B超检查显示腹腔积液，或腹腔穿刺抽出血性液体。

2. 处理　禁食、胃肠减压，积极完善术前准备，对症治疗，进行手术治疗。

十一、护理评价

（1）疼痛缓解或得到控制。

（2）患儿水、电解质平衡，营养状况良好。

（3）家长情绪稳定，了解疾病相关知识，积极配合医务人员的诊治和护理。

（4）未发生肠坏死、肠穿孔等并发症，或发生后及时得到治疗和处理。

（薛红香）

第八节　营养性缺铁性贫血

一、概述

贫血是指外周血液单位容积中血红蛋白（Hb）、红细胞计数（RBC）和（或）血细胞比容（HCT）低于相同年龄、性别和地区正常值低限的一种常见临床症状。其中，血红蛋白浓度是诊断贫血和判断贫血严重程度最为可靠的依据，其正常值随年龄而不同（表8-5）。贫血可由红细胞生成不足、破坏过多或失血造成。本节主要讨论缺铁性贫血。

表8-5　贫血诊断标准

年龄	血红蛋白（g/L）	年龄	血红蛋白（g/L）
<14 日	<140	6~14 岁	<120
14 日~12 月	<100	>14 岁	男<130，女<120
1~6 岁	<110		

缺铁性贫血是指体内铁缺乏导致血红蛋白减少而产生的贫血，是婴幼儿常见疾病之一，特别是2岁以下的小儿更为多见，尤其是早产儿、双胎儿。铁缺乏是缺铁性贫血的根本原因。

二、病因与发病机制

铁不仅是合成血红蛋白的重要原料，也参与细胞代谢，构成人体内必需的酶。铁的功能为：①合成血红蛋白：血红蛋白中的铁约占体内总铁量的80%，血红蛋白占红细胞蛋白质的99%以上，铁缺乏影响血红蛋白的合成而致贫血。②合成肌红蛋白：肌红蛋白内的铁约占小儿体内总铁量的3%。③构成机体需要的各种酶。缺铁性贫血的主要原因见表8-6。

表8-6 缺铁性贫血的病因分类

病因分类	说明
铁摄入量不足	婴儿以乳类食品为主,此类食品中铁的含量极低。婴儿处于生长发育的最旺盛时期,铁的需要量也相对较大。人乳中含铁量不足,不能满足婴儿的需要,4个月后不及时添加含铁辅食,则易导致缺铁。牛奶中的铁吸收率比人奶低,人工喂养的婴儿比母乳喂养的婴儿更容易发生缺铁性贫血
体内储存铁不足	正常新生儿体内储存铁,以及出生后红细胞破坏释放的铁一般只够生后4个月的需要,早产或双胎新生儿体内储存铁少,因而更容易发生缺铁性贫血
铁的丢失过多	长期慢性失血时,每失血4mL,约等于失铁1.6mg。虽每天失血量不多,但铁的消耗量已超过正常的1倍以上,即可造成贫血。1岁内婴儿少量的失血也能导致贫血。长期少量出血(如钩虫病)、慢性腹泻等,会使铁的丢失增多或铁吸收障碍
其他原因	长期腹泻和呕吐、肠炎、脂肪痢等均可影响营养的吸收。急性和慢性感染时,患儿食欲减退,胃肠吸收不好,也能造成缺铁性贫血

三、临床表现

由于贫血时血红蛋白含量减少,血液携氧能力下降,故其临床表现是以全身组织器官缺氧和功能障碍为病理生理基础;长期严重贫血时会导致贫血性心脏病,甚至心力衰竭(图8-1)。根据血红蛋白浓度能判断贫血严重程度及其相关临床表现,并预估其发生严重并发症的风险(表8-7)。

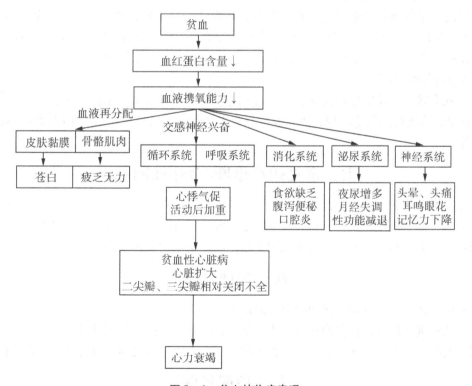

图8-1 贫血的临床表现
表8-7 贫血严重程度的划分标准

贫血的严重程度	血红蛋白 (g/L)	临床表现
轻度	>90	症状轻微
中度	60~90	活动后感心悸、气促
重度	30~59	静息状态下仍感心悸、气促
极重度	<30	常并发贫血性心脏病

四、辅助检查

1. 血常规　红细胞及血红蛋白均降低，呈小细胞低色素性贫血。网织红细胞正常或轻度减少。白细胞、血小板一般无改变。
2. 骨髓象　增生活跃，以中、晚幼红细胞增生为主，骨髓细胞计数稍增高。
3. 铁代谢　血清铁蛋白 $<12\mu g/L$，血清铁 $<10.7\mu mol/L$。
4. 其他　若有慢性肠道失血，大便潜血试验阳性，需行钡餐或 B 超检查。

五、治疗要点

治疗以补充铁剂和去除病因为原则。铁剂是治疗缺铁性贫血的特效药，一般以口服最经济、方便和有效。剂量需配成可达到吸收的最高限度，超过量可导致吸收下降，反而增加对胃黏膜的刺激，甚至产生中毒现象。

六、护理评估

1. 健康史　向家长了解患儿的喂养方法和饮食习惯，是否及时添加辅食，饮食结构是否合理，有无偏食、挑食等；小婴儿还应了解其母孕产史，如孕期有无严重贫血，有无早产、双胎、多胎等；了解胎儿有无生长发育过快，有无慢性疾病如慢性腹泻、肠道寄生虫、吸收不良综合征、反复感染等导致铁吸收减少，消耗、丢失过多的因素。
2. 身体状况　了解患儿贫血程度，观察皮肤、黏膜颜色及毛发、指甲情况，了解有无乏力、烦躁或萎靡、记忆力减退、学习成绩下降等，年长儿有无头晕、耳鸣、眼前发黑，贫血严重者要注意有无心率增快、心脏扩大及心力衰竭表现。了解血液及骨髓检查结果，有无红细胞、血红蛋白、血清铁下降，红细胞形态及骨髓增生情况。
3. 心理-社会状况　评估患儿及家长的心理状态，患儿有无记忆力减退、成绩下降或智力低于同龄儿而产生自卑、焦虑或恐惧等心理；患儿及家长对本病的病因及防护知识的了解程度，对健康的需求及家庭背景等。

七、常见护理诊断/合作性问题

1. 活动无耐力　与贫血致组织器官缺氧有关。
2. 营养失调　低于机体需要　与铁的供应不足、吸收不良、丢失过多或消耗增加有关。
3. 知识缺乏　家长与年长患儿的营养知识不足，缺乏本病的防护知识。

八、护理目标

（1）患儿疲乏倦怠有所减轻，活动耐力逐渐加强。
（2）家长能正确选择含铁较多的食物，能遵指导正确服用铁剂，保证铁的摄入。
（3）家长及年长患儿能叙述发病原因，积极配合治疗，纠正不良的饮食习惯，合理搭配饮食。

九、护理措施

1. 合理安排休息与活动　患儿应适当休息，以减少过度活动造成组织耗氧量上升。制订规律的作息时间表，避免日间过度睡眠和睡前大量活动；创造一个安静、无灯光刺激的良好睡眠环境，给予患儿玩具伴其入睡等；积极治疗及控制影响睡眠的症状；鼓励患儿参与自我照顾、锻炼和分散注意力的活动。
2. 合理安排饮食　多数发病的原因是饮食不当，故必须改善饮食，合理喂养。有些轻症患儿仅凭改善饮食即可治愈。在改善饮食时，首先应根据小儿的年龄给予合适的食物。由于患儿消化能力较差，更换和添加辅食必须小心。一般在药物治疗开始数天后，临床症状好转，逐渐添加辅食，以免由于增加食物过急而造成消化不良。1 岁左右的婴儿可加蛋类、菜泥、肝和肉末等。幼儿与儿童必须纠正偏食，给予富含铁质、维生素 C 和蛋白质的食物。对于因服用大量鲜牛奶而致的慢性肠道失血，应将牛奶的量减至每日 500mL 以下，或改用奶粉等。对肠道畸形、钩虫病等在贫血纠正后应行外科手术或驱虫。患儿应摄入高蛋白、高维生素、富含铁的饮食。并改正偏食、挑食和厌食的坏习惯，食谱要广，适当多食含铁较多、营养丰富的食品，如肉类、蛋类、鱼类、多种海产品（如海带、紫菜），动物肝、血、荞麦、红薯等粗粮，豆制品、蘑菇和黑木耳及多种新鲜果蔬。已患缺铁性贫血的患儿，单靠饮食疗法效果不大，但可作为辅助治疗，以防止复发。

3. 指导正确应用铁剂　包括应用方法、疗程及注意事项，同时观察疗效与不良反应。

（1）口服铁剂：①口服方法：应将药物放在舌面上，直接用水冲饮下肚。不要咀嚼药物，以免染黑牙齿。宜同时服用维生素 C 或果汁，因为酸性环境有利于铁的吸收。不宜同时喝浓茶或咖啡，或者含钙类食品（如豆腐）、锌、碱性类食物，以及四环素族抗生素等，因其能与铁剂生成不溶性络合物，而妨碍铁的吸收。若两者必须应用，应间隔 3 小时以上。②服用时间：应在饭后或两餐之间服药，避免空腹，以减轻药物对胃肠的刺激而引起恶心、呕吐。③疗程：铁剂治疗一般需继续应用至红细胞和血红蛋白达到正常水平后至少 6~8 周，以补充体内的储存铁，防止贫血的复发。补铁应坚持"小量、长期"的原则。严格按照医嘱服药，切勿自作主张加大服药剂量，以免铁中毒；也绝不能一次大剂量给药，否则易致急性铁中毒。铁中毒表现为头昏、恶心、呕吐、腹泻、腹痛、休克等，严重者可致昏迷、惊厥等，甚至死亡。

（2）注射铁剂：对于不能耐受口服铁剂、腹泻严重而贫血又较重的患儿，方考虑用铁剂注射。常用的铁注射剂有：右旋糖酐铁，每毫升含铁 50mg，肌内注射；含糖氧化铁，每毫升含铁 20mg，静脉注射。肌内注射铁剂局部可产生疼痛及荨麻疹，还可见发热、关节痛、头痛或局部淋巴结肿大等。铁剂注射时，应采用"Z"字形注射方法，并每次更换注射部位。静脉注射铁剂还可发生栓塞性静脉炎。注射铁剂的治疗效应并不比口服快，故需慎用。

（3）治疗效果：服用铁剂 12~24 小时后，细胞内含铁的酶开始恢复，首先是临床症状缓解尤其是烦躁等精神症状减轻，食欲增进。36~48 小时后，骨髓出现红细胞系统增生现象。网织红细胞于用药 48~72 小时后开始增长，4~11 日达高峰。此时血红蛋白迅速上升，一般于治疗 3~4 周后贫血被纠正。心脏杂音于 2~3 周后减轻或消失，脾逐渐缩小。用药 1~3 个月，储存铁达到正常值。

十、护理评价

（1）患儿乏力、倦怠症状减轻，活动耐力逐渐增强。

（2）能正确选择含铁较多的食物，并正确服用铁剂。

（3）家长及年长患儿知道本病的发病原因，并积极配合治疗，纠正不良饮食习惯，合理搭配饮食。

（孙彩芹）

参考文献

[1] 孟共林，李兵，金立军. 内科护理学. 北京：北京大学医学出版社，2016.

[2] 潘瑞红. 专科护理技术操作规范. 武汉：华中科技大学出版社，2016.

[3] 赵艳伟. 呼吸内科护理工作指南. 北京：人民卫生出版社，2016.

[4] 丁淑贞. 心内科护理学. 北京：中国协和医科大学出版社，2015.

[5] 姚景鹏，吴瑛，陈垦. 内科护理学. 北京：北京大学医学出版社，2015.

[6] 游桂英，方进博. 心血管内科护理手册. 北京：科学出版社，2015.

[7] 徐锦江，梁春光. 血液、循环和呼吸系统疾病护理. 北京：科学出版社，2016.

[8] 丁淑贞，丁全峰. 消化内科临床护理. 北京：中国协和医科大学出版社，2016.

[9] 李娟. 临床内科护理学. 西安：西安交通大学出版社，2014.

[10] 丁蔚，王玉珍，胡秀英. 消化系统疾病护理实践手册. 北京：清华大学出版社，2016.

[11] 强万敏，姜永亲. 肿瘤护理学. 天津：天津科技翻译出版公司，2016.

[12] 刘梦清，余尚昆. 外科护理学. 北京：科学出版社，2016.

[13] 李卡，许瑞华，龚姝. 普外科护理手册. 北京：科学出版社，2015.

[14] 王洁，陆秀珍. 骨科疾病护理实践手册. 北京：清华大学出版社，2015.

[15] 唐英姿，左右清. 外科护理. 上海：上海第二军医大学出版社，2016.

[16] 宁宁，朱红，陈佳丽. 骨科护理手册. 北京：科学出版社，2015.

[17] 许蕊凤. 实用骨科护理技术. 北京：人民军医出版社，2015.

[18] 王琼莲，龙海碧. 妇产科护理学. 镇江：江苏大学出版社，2015：24 - 53.

[19] 刘玲，何其英，马莉. 泌尿外科护理手册. 北京：科学出版社，2015.

[20] 黎梅. 妇产科护理. 北京：科学出版社，2015.

[21] 武君颖，王玉玲. 儿科护理. 北京：科学出版社，2016.